Why We Eat (Too Much)

The New Science of Appetite

我們為何吃太多？

全新的食慾科學 ———— 與 ———— 現代的節食迷思

DR. ANDREW JENKINSON

安德魯·詹金森醫師 ———— 著　吳國慶 ———— 譯

目錄

第二部
致胖因子的學習　環境如何決定你的體重

前言

減肥手術門診、倫敦、2012 年 12 月

K 診所是人們討論胃部切除手術的地方。

這個辦公室占據了大學學院醫院（University College Hospital）一樓的整個角落區，大落地窗背後是倫敦街景。當我看著尤斯頓路（Euston Road）上的紅色巴士和黑色計程車時，我看到一位認識的病人正慢慢走向醫院大門，在暴風雨中試圖將她龐大的身軀隱蔽在一柄劇烈抖動的雨傘下，徒勞無功地想為自己保持乾燥，我看著她的狀況感到有點難過。

幾分鐘後她進門了，恐懼和絕望寫在臉上。她終於舉起白旗屈服，在與體重的戰鬥中投降了，因為她打輸了節食之戰，希望我可以動手術切除她大部分的胃。接著，她坐到我們診間超大號椅子上，含淚講述她多年來減重失敗的經驗。當她娓娓道來時，我不但聽到也學到了很多東西。

《我們為何吃太多》一書的靈感來自像這位女士一樣的患者，亦即多年來一直承受體重過重之苦的「正常人」；也就是那些來找我尋求減肥手術治療的人。

這些病人激勵我寫這本書。因為多年來我一直在傾聽他們的敘述，他們所說的內容與我對肥胖的理解並不相符。因此我想縮小科學家、醫生和營養師對於肥胖成因以及如何解決肥胖問題，與一般肥胖者「實際經歷」之間的差距。這兩種故事的版本無法相互吻合，所以一定有人搞錯了。

如果像科學家告訴我們的，只要透過節食和運動就能減肥，而且減肥的好處如此之大，能為你帶來幸福感、自信心、健康和省錢等，那麼人們為何難以做到呢？在接下來的五年裡，我開始對這個問題產生興趣：為何看起來如此簡單的方法，事實上卻很難成功？人們為何無法持續減肥？透過節食減肥為何如此困難，以至於人們不得不採取局部切除胃（或胃繞道手術）之類的極端措施？

倫敦大學學院醫院擁有一個很棒的代謝研究部門，由我同事瑞秋·巴特漢（Rachel Batterham）教授管理。她的創新研究，讓我開始想要瞭解人體到底如何透過強烈的荷爾蒙（來自胃和腸的荷爾蒙）來控制食慾，這些荷爾蒙對我們如何吃以及吃多少影響極大。食慾似乎無法受我們意識的控制，相反地，它是由這些新發現的荷爾蒙所控制。

因此，我的研究從食慾轉向了新陳代謝。人類如何控制能量的消耗？這點似乎涉及到更多的荷爾蒙。但奇怪的是，許多解釋人體代謝的開創性研究都被主流醫學所忽略，為何如此？

如果我們的食慾和新陳代謝受到強大的荷爾蒙所控制，那就可以解釋為何我的患者僅憑簡單的「意志力」很難減重成功。而這些促使我們進食和休息的「荷爾蒙觸發」因素，似乎會受到環境變化的影響。

在本書中，我將運用對代謝和食慾的新興科學理解，將這些知識與肥胖族群多年來一直試圖告訴我們的內容結合起來，向各位解釋由於肥胖研究的不足與既得利益者的影響，讓大多數關於肥胖的事聽起來都像神話一樣。我將在本書裡為各位解釋以下的事：

- 你明明聽從了醫學和營養專家的最新建議，為何減肥仍舊如此困難？
- 為何某些飲食建議會適得其反，讓減肥變得更加困難？
- 為什麼許多肥胖的人無論如何努力，都會有「被困住無法逃脫」的感受？

- 無論你想減掉 5 磅或 5 石（stone，英制度量單位，1 石＝ 14 磅，5 石約等於 32 公斤）的體重，都能持續減肥並保持健康的最佳策略。

讀完本書之後，應該就能理解為何醫學專家這麼多年來，在減肥方面一直無法提供更好的建議。更重要的是，你將能利用這些知識來改善自己的健康和幸福。希望看到本書結尾時，你會有如釋重負的感受，而且不僅得到關於肥胖原因的解釋，也知道了解決方案。我會盡量避免使用過多醫學術語（所有用到的術語均會加以解釋），也會以容易理解（有時輕鬆）的方式來呈現我的想法，讓你有興趣繼續閱讀下去。

首先我要做一點背景說明，我是倫敦大學學院醫院的外科醫生，我的工作是治療那些無法靠節食減肥而且已經無計可施的人。他們已經接受過對自己來說完全不可能辦到的各種減肥治療方法。他們也知道除非使用一些極端的方法，否則一輩子都將被困在脂肪層下，慢慢病得更重、更沮喪也更不開心。在過去的十五年裡，我已經看過超過兩千多位處在這種狀況下的肥胖症患者。

這些患者尋求的極端解決方案就是「手術」。減肥手術並不是透過抽脂術來吸收脂肪，而是透過改變腸和胃的做法來減輕體重的手術。你可能在各種媒體上聽過這類手術。常見的減肥手術是「胃束帶」（gastric band）手術，也就是在胃的上部周圍放置一個可以調節的帶子（用塑料製成）。束帶的原理是讓你無法吃很快，亦即吃一點點就會感到飽足（有時也會感到不舒服）。胃束帶現在已被另外兩種方式給取代：一種是胃繞道（讓食物永遠進不到原來的胃裡），另一種則是切除 3/4 的胃，剩下的胃形成窄管般大小，這種手術稱為胃袖狀切除術（sleeve gastrectomy，在第六章會有更詳細的介紹）。

2004 年，我第一次執行減肥手術，那是一個透過腹腔鏡（鑰匙孔

切口）進行的胃繞道手術。這是很難執行的手術，雖然我接受過良好的訓練，但手術當天早晨來臨時，我仍然感到有點焦慮。因為手術的風險很高：病人的體重超過 160 公斤，這是一位叫做賈克（Jac）的年輕正統猶太廚師。

手術進行的非常順利，一共開了兩個半小時（但感覺沒那麼久）。一旦手術程序開始進行，你就會變得非常專心，彷彿進入另一個世界。手術開始時，你通常不會對必須負起所有責任而感到緊張，因為你知道如果出現問題，應該都有能力解決。執行一項手術時，尤其如果是自己已經相當熟悉的手術，幾乎就像一場進入沉思、深刻的放鬆體驗。

賈克復原得不錯，而且由於腹腔鏡手術讓他的腹部不會有太大的傷口（事實上只有很小的傷口），所以疼痛感並不強烈。令人高興的是，他在手術後不久就無痛地出院了。

我的許多醫生同事都認為減肥手術不僅不必要，而且也很傷身。他們會說：「為何你的患者不能透過節食與更強的意志力來減肥呢？」而且不光醫生會這樣認為，許多擁有真正權力的政治家和新聞工作者，也會認為這種手術事實上是不必要或無效的。但我認為他們的想法是錯誤的，本書便是要解釋我們對肥胖症病因和治療方法的「基本誤解」。正是由於許多專家和減重顧問的錯誤思維，讓肥胖危機變得更加嚴重，也讓任何遭受肥胖困擾的人更加沮喪。如果每個社會的一份子都能瞭解肥胖症成因，並且團結起來一起解決肥胖問題，那麼各位根本就不需要我的服務，也不再需要任何減肥醫生的手術。

在 2004 年首次成功手術後，我開始執行越來越多這類減肥手術：胃繞道手術、胃束帶手術和胃袖狀切除術。隨著越來越精通減肥手術，也讓荷默頓大學醫院（我第一個擔任顧問的醫院）逐漸成為倫敦最繁忙的減肥手術中心。憑著豐富經驗，我執行手術的時間減少為一小時，而且大多數患者只要住院一晚加上在家一週的休息時間，即可恢復工作。

隨著時間流逝，我在診所的門診裡也有越來越多、程度不一的肥胖症患者。我跟數百名患者談論了他們對肥胖症的看法及親身經歷後，突然得到一個啟示：他們似乎都在反覆對我說著同樣的故事（這些患者之間不可能串通，也決不會知道別人說了什麼）。他們的觀點和肥胖經歷，都跟醫生、營養師和其他衛生專業人員的傳統觀點背道而馳。於是，當他們表達自己的意見時，我便開始聆聽和思考。

我回想起大衛‧麥克林（David Maclean）的教學，他是一位衣著整齊的外科醫生，曾任職於倫敦皇家醫院（Royal London Hospital）。他今年六十八歲，一直工作到過了退休年齡，因為院方始終找不到合適的替代者。我記得他會看著我的眼睛說：「一定要仔細聆聽患者說的話。」這個建議一直伴隨著我，所以我會仔細聆聽患者的話，以下這些便是我一再聽到的典型內容：

- 「我可以減肥，醫生，但我永遠無法維持體重」
- 「跟其他人相比，我的新陳代謝一定比較慢」
- 「我認為肥胖存在我的基因裡」
                        或
- 「節食對我無效，我已經嘗試了所有的節食方法，但最後體重還比開始節食時更重」
- 「我只要看一眼奶油蛋糕，就會變胖」
- 「我無法控制飢餓感，如果不吃飯我就會變得虛弱」

剛開始門診時，我是靠著醫學院所提供極為有限的肥胖症訓練來看診。我已經非常擅長進行手術來治療這種疾病，但正如許多醫生面對肥胖患者一樣，剛開始我也不太有同情心，因為無法真正理解他們的病情。我當然瞭解「能量平衡」的簡單原理：如果以卡路里的形式攝入的能量（食物），多於消耗掉的能量（運動），人體便會將這些

多餘的能量以脂肪的形式儲存在體內。因此在我看來，減肥非常簡單。你只要少吃一點、多做運動，就可以做到，這就是我們的醫生所理解的肥胖症。不過對我的患者而言，情況似乎沒那麼簡單。

在治療肥胖的最初幾年裡，令我震驚的是這些患者在手術後的轉變，他們的生活都徹底改變了。一生都在奮戰的肥胖狀況不再存在，許多人說他們回到了「從前的自我」，亦即肥胖前的自己。多年來嘗試解決的問題，一次次節食又一次次失望的情形，現在完全消失了，他們已經從肥胖的桎梏中釋放出來。

由於意識到每位患者在動手術之前，幾乎都告訴了我相同的肥胖經驗，然而他們在手術之後卻變成完全不同的人，因此我開始懷疑這些病人先前所說的才是正確的，而醫生所瞭解的肥胖病因則是錯誤的，亦即我們對肥胖的「傳統理解」是否存在著缺陷，如果患者不動手術來控制病情發展，是否也能有機會出現這種「回復自我」的情況？換句話說，肥胖真的是一種「疾病」，而非生活方式的選擇嗎？我想尋求這些問題的答案。

小報記者、醫生、政策制定者、公眾和政客，都會用他們的手指指著我的病人說：「這是你的問題，是你自己造成的，如果你有足夠的意志力，就可以解決肥胖的問題。」然而我的病人給出了不同的訊息：「我願意做任何事情，但我被困住了。」因此，我認為應該嘗試建立真實情況：如果患者的說法是正確的，而醫療機構是錯誤的，那怎麼辦？於是我回到書上，努力閱讀並研究新陳代謝、體重調節和食慾的整個領域，並且將多年來與肥胖症患者交談和治療中所聽到和看到的內容，與醫學研究文獻中的內容相互對照。我也更進一步地深入代謝學領域的研究，包括肥胖症基因及表觀遺傳學（epigenetics），加上人類學、地理學和經濟學如何影響我們的食物，以及科學家和說客們如何影響我們對食物的各方面理解。

一旦研究完成後，我便為這些肥胖症患者提供了答案。患者們喜

歡聽我仔細解釋為何他們會被困在這種情況下，例如由於體重的控制並不受意識控制，因此他們無法透過節食來控制體重。或是如何透過變更大腦接收的日常訊號，來鼓勵身體減輕體重等……這些答案都是本書的立論基礎。

我希望有興趣控制體重但厭倦各種節食法的任何人，都來閱讀這本書。我希望那些想全面瞭解肥胖成因和體重調節的人，也來閱讀這本書，並幫助任何在肥胖中掙扎而無法控制的朋友或親戚。最後，我希望當權者、政治家、新聞記者甚至醫生，都能研讀本書的內容。它將改變你對肥胖的看法，也許就能幫助我們的後代子孫，避免肥胖帶來的痛苦。

第一部
能量學

你的身體如何控制你的體重

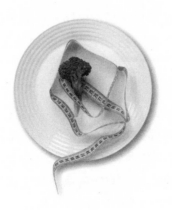

第一章
寫給初學者的「代謝學」
你的身體如何控制你的體重

> 人類在說話、寫作、走路和愛情裡，每秒鐘所使用的能量，都跟只會發光變熱的燈泡相同。這項驚人的事實並非貶低人類，而是要證明人體的高效率。不過更重要的是，它同時也證明了我們身體奧妙的複雜性，只需利用很少能量就可以做到很多事。
>
> ——彼得‧霍夫曼（Peter M.Hoffman），
> 《生命的棘輪：分子機制如何從混沌中萃取秩序》（2012）

　　我清楚記得進醫學院第一天的第一堂課。

　　我們都穿上學校發的澱粉白實驗衣，遮住身上寒酸的學生毛衣和破爛的牛仔褲。院長帶大家進入一間明亮的霓虹燈房間裡，房裡冷的像是走進冰箱一樣。沿著房間長邊平均分置了多張狹長的桌子，每張桌子上都有一條大棉布蓋住下面的物品。我們兩人一組選好桌子坐下，相互笑鬧地抓起乳膠手套戴上。一個小時過後，如果你有機會觀察這群剛從第一堂課走出來的十八歲孩子，便會發現他們跟走進課堂時的情況已經有所不同。有兩位同學需要攙扶才能走出房間，而且他們這輩子都不會再考慮從事醫學行業。其他同學則面無表情，因為每張桌子的大棉布下各放著一具屍體。這些屍體已被理光頭髮、抽乾血液，顯得灰黯無色，而且都已注入難聞的福馬林加以保存。這就是我進醫學院的第一堂課：解剖學。

　　在當年的解剖學課程裡，我們解剖並檢查了維持人體運作的所有

不同器官，也學到了身體的各個組成部分如何維持人類的健康。我們學到的器官系統包括：

- 心臟血管系統：心臟和血液循環的工作方式
- 呼吸系統：肺臟如何為血液充氧
- 消化系統：食物如何消化與吸收
- 泌尿系統：腎臟如何維持體內的水份平衡
- 內分泌系統：腺體和荷爾蒙如何運作

這些系統為我們瞭解人體完整運作的原理提供了基礎，我們也以此為本，繼續學習疾病到底如何對這些系統產生影響。所有課程的用意，都在涵蓋未來醫生職涯裡會面對的所有疾病。不過當中遺漏了一個重點，就是我們學習到的所有器官系統知識中，均未能充分的解釋「肥胖」的成因，而這種疾病將持續影響我們在整個職涯裡所接觸到的四分之一病患，並引發前所未見的糖尿病、血壓和心臟等各種問題。

當我們拿起鋒利的手術刀解剖屍體時，首先掀開的部分的是皮膚和脂肪。這些滿手沾黏的人類脂肪，最後都被扔進垃圾桶裡送去焚化。當時我們並未意識到丟棄脂肪的動作，就是在丟棄身體的重要組成。是哪個器官在控制人體新陳代謝和食慾，協調並儲存我們的能量儲備？當我們忙於解剖肺臟、心臟或腎臟時，這個重要的能量控制器官，正被丟棄與遺忘在垃圾桶裡。

現在的醫學院課程補上這個重要環節了嗎？當我向學生詢問他們為了治療肥胖而接受的醫學培訓內容時，答案仍然與 1980 年代的課程相似，只是稍有變化而已。因此，目前的肥胖專家等於是自學而成，而且他們的觀點經常與正規醫生大不相同，那些正規醫生靠的仍是在醫學院接受過的有限培訓內容。

在本書中，我將帶領各位到我的「虛擬」醫學院，學習這門應該

包含在課表內、但目前很遺憾仍被忽視的課程。因此，讓我們為這門課賦予一個全新的醫學名稱：代謝學（metabology）。這個專有名詞前半的 metabo- 來自「新陳代謝」（metabolism），也就是與能量有關、在細胞裡發生的化學過程；後半的 -logy，則代表一門學問的研究。

> 代謝學——食慾和代謝、儲存脂肪或消耗脂肪的研究；
> 人體能量流入和流出的學問。

這門代謝學相當簡單，你只需記住兩個主要規則即可精通。而且各位已經知道第一條規則，亦即「攝入的能量（食物）減去消耗的能量（活動）等於儲存的能量（通常是脂肪）」。然而另一條規則鮮為人知，亦即身體會透過一種稱為「負回饋」（negative feedback）的過程，試圖維持體內環境的健康。這是身體阻止你過快失去（或增加）體重的方法。只要記住這兩個規則，你就能比多數人更瞭解肥胖的成因和治療方法，甚至會比大多數醫生都更懂肥胖症。如果你過去一直掙扎於體重的控制，這些努力的成效也將變得更為清晰易懂。

在更進一步研究「代謝學的兩個規則」之前，讓我們先看看那些被扔到解剖學教室待焚化箱裡的東西，亦即過去在醫學上被認定為肥油、脂肪或脂肪組織，現在則被我們認定為重要的生命器官。「器官」一般定義為生物組成的一部分，與身體其他部分單獨分開且具備特定功能。而脂肪的特定功能即在於「調節能量」，你將看到脂肪不僅可以儲存能量，還能控制能量的使用程度。

輕便隔熱的能量來源

脂肪由稱為脂肪細胞的一群單一細胞組成。這些細胞在任何哺乳動物物種（從海豹到駱駝再到人類）的生存中，都扮演了極為重要的

角色。它有三種主要屬性。首先，脂肪與肌肉或骨骼相比輕得多，因此利於隨身攜帶。其次，它提供了防寒隔熱的功能，可以防止過多體溫或熱能逸散到空氣中，這點在寒帶氣候中特別有利。如果你是隻裹著一層厚厚脂肪的海豹，在冰冷的海中游動起來相當方便；而如果你是在 40℃ 高溫沙漠裡的駱駝，可就沒那麼方便，除非你能將所有脂肪儲存成一個大腫塊，亦即「駝峰」內，以便讓身體的其餘部分有呼吸的空間。第三，脂肪可用來儲存大量的能量。因此脂肪確實是一種高效率、輕便又隔熱的能源。

每個脂肪細胞都具有獨特的能力，可以在「必要」時儲存能量。儲存的能量越多，脂肪細胞就會越膨脹，亦即膨脹的脂肪細胞數量也越多。在剛開始變胖的過程中，你並不會長出更多脂肪細胞，亦即細胞數量維持不變，但每個細胞都隨著能量的儲存而膨脹，膨脹到原始體積的六倍。而當細胞內沒有更多可供膨脹的空間時，體內的脂肪細胞數量就會增加——從平均的四百億個，增加到某些情況下超過一千億個。不幸的是，如果你透過「抽脂術」（整形外科醫師所進行的一種常見的短期修復手術）將脂肪細胞抽出，人體便會產生更多脂肪細胞來填補。

脂肪作為器官的最重要功能是儲存能量。在飢荒和糧食短缺時期，具有生存所需的足夠能量是最重要的事。大腦的運作必須仰賴血液中恆定濃度的葡萄糖（糖分），否則便會感到暈眩不適，甚至陷入昏迷與死亡。沒有食物可供食用時，便會由脂肪細胞不斷補充食物。包括人類在內的許多哺乳動物，不需遇上真正的飢荒就可使用脂肪儲存的能量，例如在遷徙期、保衛領土、競爭伴侶、交配、懷孕和哺乳等行為下，即使由食物攝入的能量減少，仍能增加所需的能量，這便是脂肪儲存功能發揮作用之處。脂肪形式的能量庫存就像汽車中的油箱一樣，對於我們的生存、繁衍與扶養下一代的能力來說相當重要。

因此，你可能會認為擁有大型儲能裝置，將會具有重大的演化

優勢。然而，隨身攜帶像油輪般的大型能量裝置並不符合效益，因為它會限制你進行正常生存活動的能力（例如打獵或逃離飢餓的掠食者等）。所以你必須具有一種控制這些脂肪容器大小的機制：亦即非常聰明且有效的脂肪「自我調節」能力。

代謝學規則一：能量的使用和儲存

你必須記住的第一條規則已明載在醫學院的課程中。從多數人的觀點看，這個規則等於就是肥胖的定義：亦即簡單、準確地解釋了能量的使用和儲存法則。不過，這個規則讓那些難以控制體重的人產生了極大的誤解，因為它被冠上了「熱力學第一定律」（The first law of thermodynamics），也就是物理學家用來計算儲存在任何給定物體（從岩石、植物、動物及人類）中的能量。它的基本前提是：儲存在該物體中的能量，等於吸收的能量減去消耗的能量。

若簡化這種說法，就是把人視為一個盒子。這個盒子會將食物中的化學能轉化為熱量、行為和思想活動，然後把剩下的能量儲存起來。

（攝入能量）－（消耗能量）＝被儲存的能量

對人類而言，「攝入能量」就是我們吃下肚子的食物，包括蛋白質、脂肪和碳水化合物的組合。然而「消耗能量」的部分同樣重要卻也常被誤解，因為人們通常認為自己消耗的大部分能量，是依據白天的活躍程度及是否有去健身房而定，但事實並非如此。人類主要的能量消耗並不涉及任何類型的運動，如果你從早到晚都躺在床上，仍然會消耗掉接近 70% 的正常能量，其中包括呼吸、心跳、控制體溫以及所有細胞的化學反應等用途。我們用來執行這些潛意識下的任務能量便稱為「基礎代謝率」（或 BMR）。若要瞭解我們的新陳代謝，亦即如何控制體重或某些人為何變胖的原因，便需掌握一個重要概念，亦

即人類每天有 2/3 以上的日常能量消耗，並不在你的意識控制範圍內。

那剩餘 30% 有意識使用的能量呢？這些會由兩個部分所組成：

1. **消極能量消耗**：用於日常生活的能量。這一切包括從散步到上班、打掃環境、在辦公室裡走動或做業餘嗜好等。對大多數人（那些不去健身房或不做體力勞動的人）來說，這些幾乎就是剩餘 30% 能量的用途。

2. **積極能量消耗**：也就是我們進行積極運動所消耗的能量。對某些人來說，可能就是去健身房運動或慢跑。對其他人而言，例如英國的建築工人、印度的人力車司機或非洲大草原的獵人，這是他們日常生活的一部分。相反地，對久坐不動的人，亦即在城市裡工作的大多數人來說，積極的能量消耗可能就只是趕

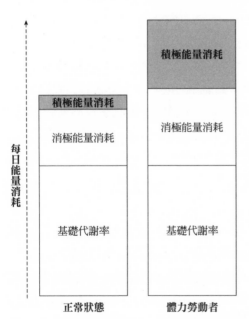

體力勞動者或健身愛好者將比久坐的人消耗更多能量，但其基礎代謝率仍占每天主要的能量消耗

圖 1.1　久坐的人與活躍的人每天消耗的能量比較

搭公車或爬幾段樓梯而已，這些只占人體每日能源總使用量的2% 或 3% 而已。

事實資料庫

肝臟中的糖能量需要水分加以保存，這使其成為非常「重」的能量來源（水比脂肪重得多）。因此當你進行低熱量減重時，會先消耗肝臟儲存的能量。而且因為肝臟裡的糖被用掉之後，水分便跟著被帶走，所以你很快就會認為自己在幾天內減掉不少體重，但被減掉的主要是水而非脂肪。這也是減重飲食吸引人們的主要招數之一：我們會認為減輕體重有了進展，但因為減掉的是流體，所以體重只是短暫減輕。

規則等式裡的「儲存能量」部分比較簡單。任何多餘的能量都會先儲存在肝臟中（以一種糖的形式），然後儲存在脂肪細胞中（以脂肪的形式）。肝臟只能容納幾天的能量，而且經常是處於滿載的情況，因此多餘的能量通常會被儲存成脂肪。脂肪中的能量可協助我們在沒有食物的情況下持續使用約三十天。一旦知道了這點，我們便可進展到一般解釋肥胖症時常被大家忽略的規則。

代謝學規則二：負回饋系統

第二條規則被稱為「負回饋系統」（negative feedback system）。你可能會想，莫非這是我上班遲到被老闆逮個正著，然後得到的那頓「負面回饋」嗎？是的，在某種程度上正是如此。負回饋代表了具備修正能力的系統：可以是辦公系統、機械系統（如機器）或生物系統（如

人體的系統）。這些系統具有固定的工作規則（如上班時間是上午九點到下午五點），如果它察覺到工作方式偏離了設定好的規則，便會自動進行修正。

負回饋系統很簡單，只需一個與開關連接的感應器，即可將系統切換回原來的位置。例如在辦公室範例中，老闆是你遲到時的感應器，而他對你的警告，便是改變你未來行為的開關。

如果是機器系統，以家用恆溫器為例，它的用途是在維持設定好的溫度。當房間溫度低於設定溫度時，感應器就會打開中央暖氣系統，而當溫度高於設定值時，它便自動停止加熱。

在醫學院學習過的器官系統中，我們可以看到許多生物負回饋的案例。這些都屬於「保護機制」，可讓人體保持平穩（醫學語言稱為體內平衡〔homeostasis〕），亦即可以感知並自動抵消對人體有害的變化，因為負回饋的作用就在於維護體內秩序和健康。接著我們就來示範幾個人體中的例子，例如為了使人體有效運作，我們必須維持適當的體溫，並且在體內擁有比例適當的水分，以下便是人體內的負回饋如何自動進行調節的範例。

好悶熱（流汗）……或好冷……

人類的體溫必須保持在 37℃ 左右，我們體內的所有化學反應，都需依賴特定速率的熱運動（原子的連續運動）。這項速率是由你的體溫所控制，如果體溫上升到 40℃，我們就會中暑；如果體溫下降到 35℃，我們就會出現體溫過低的情況。

人體內部的恆溫系統會將體溫控制在相當狹窄的溫度範圍內。我們都經歷過覺得太熱或太冷的情況，人體到底如何修正體溫呢？當體溫系統的感應器覺得太熱時，人體便會啟動冷卻模式，開始流汗（因為汗液蒸發會吸收熱量以冷卻身體）；而當體溫系統的感應器覺得太冷時，便會打開加熱模式，開始發抖（發抖的肌肉活動會在體內加熱體溫）。

口渴？

負回饋的另一個範例便是人體的「水合系統」（hydration system）。一旦我們瞭解人體如何調節水分的含量，便更容易理解人體如何調節能量的含量以及如何儲存脂肪，因為水分和能量儲存系統極為類似。雖然所有醫生都瞭解人體如何調節體內的水分，也在醫學院裡學過，但我想只有少數醫生瞭解人體到底如何調節體內的能量。

讓我們先來看水合系統，這種負回饋系統等於是用一個感應器連接兩個開關。由於水占身體組成的 70%，亦即在皮膚表面下方，人體等於泡在 37℃ 的鹽浴中。因此我們需要確保體內的水不要太濃或太稀。如果人體水分過多，可能會導致癲癇發作（甚至死亡），而如果水分太少，就會變得虛弱、暈眩（嚴重時也會死亡）。

感應器：腎臟

用於檢測血液中缺水或過多水分的感應器位於腎臟之中。一旦感覺到水分變化時，就會分泌一種荷爾蒙（稱為腎素〔renin〕），將信號傳送給兩個開關。這兩個開關分別控制：

1. 人體攝入的水：控制口渴程度
2. 人體排出的水：控制排尿量多寡

我們只需要 700 毫升，但卻想喝下更多水

腎臟透過產生尿液來排除血液中的廢物（尿素），每天大約只要產生 700 毫升的尿液即可辦到。[1] 如果排泄的尿液低於此尿量，我們就

---

1 就重症患者而言，其最低尿量應為每小時 30 毫升，才能防止腎衰竭並維持生存，加起來就相當於每天 700 毫升。雖然我們還經由呼吸（400 毫升）、流汗（400 毫升）和糞便（100 毫升）流失水分，不過這點會被人體自身代謝產生的水量（400 毫升）和飲食中所含的水分（500 毫升）給抵消。

會感到不適並開始腎衰竭，此時腎臟會發出信號，告訴我們至少要喝到兩倍於尿量的水分，以維持人體健康。所以我們每天喝大約 1.5 公升的水，並產生相同數量的尿液。但其實人體並不需要喝到 1.5 公升的水，每天大約只要喝 700 毫升即可，但作為一種保險機制，人體的止渴開關會提高要求，以便在我們的系統裡保有更多水分。

由於生物系統喜歡更「安全」的做法，因此會讓人們習慣喝下比所需更多的水分。這種生物系統的做法就像一個「安全緩衝器」，當你把水分調節系統與能量調節系統進行比較時，請牢記這點。如果我們幾個小時內不喝任何東西，腎臟就會感知到這件事，於是發送信號打開位於大腦中控制口渴的開關，亦即進水開關。大腦得到口渴的信號後，你腦中所能想到的就是盡快喝水。人體水分越少，口渴的信號就越強，腎臟也會在同時傳送信號關閉排水開關，因此接下來人體便只會產生極少量的深色濃縮尿液，亦即讓排出的水分減少，以保留更多水分來解決脫水問題。

這種感應器也可反向操作。如果你喝了過多水而讓血液過度水合時，它便會關閉向大腦發出的第一個信號，讓你不想喝水。它也會稍微打開腎臟中的二號開關，產生大量的稀尿。如此更少的進水量和更多的出水量，便可修正血液中過多的水合作用。

計算卡路里的攝取量？我們從來不必計算水的攝取量！

這個負回饋系統不斷調節人體中的水分含量，而且是在潛意識狀態下進行的。一整年下來，我們一共喝下超過 550 公升的液體，相當於每年有五個完整浴缸的水流過我們的身體。不過我們並不需要測量水量，來確保自己是否飲用了正確的水分。醫生也不必警告我們：如果攝入的水超過排泄的水 6 公升時，就可能會因為水合作用過多而喪生，因為他們知道水的感應系統強大，無需費心。在我們腦中並沒有「進水－出水＝儲水」這個公式。因為人體水平衡受到生物負回饋機

制的控制，這項機制非常精確，每年消耗的 550 公升液體中，會有相同數量的水分從我們體內排出，而且一切都是在潛意識的情況下自動進行的。

當然人類偶爾也會有因為喝水過多而死亡的案例（短時間內喝下 6 公升的水），但通常是有意識下「過度」補充水分所致。這些罕見的案例包括：經驗不足的馬拉松運動員因為害怕脫水而強迫自己喝下過多水分，或是調皮的年輕學生玩喝水遊戲等，任何一種情況都可能致命。

如同水合作用系統一樣，能量的代謝作用（亦即吸收的能量、使用的能量和儲存的能量）對於任何物種的生存都相當重要。所有物種也都曾經歷過豐年和荒年，可以準確預測求生或豐足時期需要多少能量，而且會為了即將面臨的嚴苛環境而儲存能量。

六個大麥克……配上六包薯條……以及六杯可樂

讓我們再回到代謝學規則一，也就是大多數人用來理解肥胖的規則：（能量輸入）－（能量輸出）＝能量儲存。科學家已經計算過，若要儲存 1 公斤的脂肪，必須額外攝取 7000 大卡的熱量（見參 1，即書末所附「參考來源」裡分章對照的本章第一個參考期刊、文章、研究報告或報導等，以下皆同）。這相當於在每天需要正常補充的熱量以外，再多吃六個大麥克漢堡加六包薯條和六杯可樂。因此，在一週（不包括週日）的正常飲食基礎上，每天再多吃一份大麥克套餐，你就會增加 1 公斤的體重。

過去的三十年中，對於肥胖人數急速上升的傳統解釋，通常會說我們吃了太多美味的西方食品，以及太多像大麥克套餐這類的速食。除此之外，我們還有更多汽車、洗碗機、電視遊樂器等設備，因此不再像以前那樣需要四處走動。基本上，傳統的知識會說我們創建了一個容易變得過於貪食且懶得運動的社會，因而導致了肥胖，這是我們

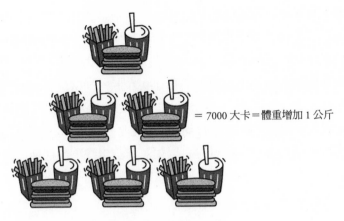

= 7000 大卡＝體重增加 1 公斤

圖 1.2　7000 大卡換算為體重增加 1 公斤

自己的錯。如果只用代謝學規則一來解釋肥胖，那麼這個結論當然是
正確的。

爲何不是所有美國人都超過 300 公斤？

　　如果檢查一下歷史數據，這個結論似乎是正確的。肥胖率的上升
始於 1980 年代初期，大約與人口卡路里消耗的上升相互吻合。事實上，
如果查看美國的統計數據，在食物供應中卡路里的增加率，恰好與肥
胖率的增加相對應（參 2）。[2] 1980 年的美國人平均每天消耗 2200 大卡，
到 2000 年時，每天消耗 2700 大卡（參 3）。而在 1990 年時，美國人
平均體重為 82 公斤，過了十二年後，美國人的平均體重達到 88 公斤。
這些數據似乎支持了傳統的肥胖理論：一個簡單的能量輸入／輸出公

---

2 從食物供應中獲取的卡路里，必須加入被「浪費」掉的食物來進行調整，才是確定人群卡
　路里消費量的最準確方法，不過大部分研究都使用食物攝入量的報告，直接拿來估計消費
　量。英國國家統計局（Office for National Statistics）最近也確認這一點，認為這些報告
　中有多達 70% 是不正確的。

式，不過這個故事當然還有後續。

因此，乍看之下似乎很明顯：卡路里會導致肥胖。但請等一下，如果我們更仔細檢查這些數字，它們並沒有被加在一起計算出來。如果在這段期間的美國人平均每天多吃 500 大卡，那麼每年會有多少大卡呢？500 大卡 ×365 天 = 182,500 大卡。也就是用新陳代謝法則一來看，美國人平均每年應該增加多少體重呢？

如果我們假設身體活動量沒有增加（應該也找不到任何相關的證明數據），那麼以一年為單位，運用新陳代謝法則一可以得出以下結論：

一年內每天 500 大卡：

多餘的能量輸入─多餘的能量輸出＝儲存的能量

182500 大卡─0 大卡 = 182500 大卡

1 公斤脂肪 = 7000 大卡

一年以後的預期體重會增加 = 82500／7000 = 26 公斤

一年的體重預計增加 26 公斤，因此在十二年期間，普通美國人的體重將達到 312 公斤！但根據實際數字顯示，這段期間的美國人平均只增加了 6 公斤，或者說是每年只增加 0.5 公斤，而非每年增加 26 公斤。所以，代謝學規則一到底是怎麼了？

這讓我想起最初幾次造訪美國的經驗，我通常是去參加會議或外科手術教學。剛到美國時，一切似乎都變得比較大（包括人民）。我觀察了美國人吃的食物份量和種類，也去過他們的加油站和超級市場，親眼目睹一切都變得超級巨大，他們的食物裡也添加了大量的糖和脂肪。當時我的想法是：「為何美國人並沒有變得超級胖？」現在看這些數字：每年增加 182,500 大卡的熱量，讓我再次想要瞭解為何正常美國人的體重沒有全都超過 300 公斤？

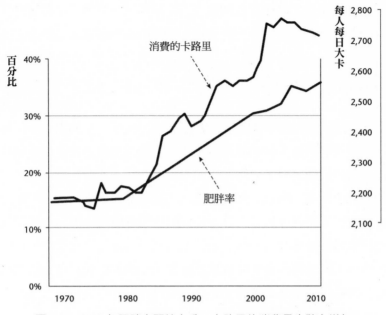

圖 1.3　1980 年肥胖率開始上升，卡路里的消費量也隨之增加

資料來源：C. L. Ogden 和 M. D. Carroll（2008）。成人過重、肥胖和極端肥胖的患病率：美國 1960 至 1962 年以及 2007 到 2008 年的趨勢。全國健康和營養檢查調查（NHANES），6 月，國家衛生統計中心。

　　從總體人口來看，每天額外消耗 500 大卡的美國人，實際體重增加僅為每年 0.5 公斤。相當於一年多儲存 3500 大卡（以脂肪形式儲存），或者每天僅 11 大卡，等於每天超過卡路里基準而多吃了一片洋芋片（不是一整包洋芋片，而是只有一片洋芋片）。這意味著儘管美國人的平均卡路里消費量超出了所需的水平，但他們也將自己的能量平衡控制在完美的 0.4% 以內。一項單獨的驗證研究，更準確地測量了一年的能量消耗和體重增加數量。他們更精確地發現人類體內的平衡系統作用，只有攝入卡路里的 0.2% 被儲存為脂肪。（參 4）

　　那麼每天剩下 489 大卡的「遺失能量」到哪去了？

為了回答這個問題，我們必須回到解釋肥胖時經常被忽略的另一個規則：負回饋。

囤積能量

　　請記住，負回饋規則旨在透過開啟「阻止變化」的過程，保護人體避免不健康的變化。我們知道人體有許多這類機制在作用著，有助於保持體內的健康狀態。例如我們的體溫調節和水合作用，只是這些系統的其中兩種。我們也知道能量的調節和儲存是動物生存的關鍵，你必須在需要時儲存能量，但不能無限地囤積能量，因為一旦如此，人體就會變得像囤積狂一樣，一切東西變得混亂而沒有可供移動的空間。所以，如果體內儲存的能量（就像水一樣）也受到負回饋機制的控制，我們就不該感到驚訝。而且這點也可以解釋為何在大量的食物被過度消費下，美國男人體重的增加幅度遠小於預期。

　　但是，負回饋系統如何阻止體重大量增加呢？我們知道這些多餘能量已進入人體，但人體並未完全儲存這些能量，因此它一定被用掉了，但用到哪裡呢？讓我們回顧一下能量消耗的解釋：

$$能源消耗＝積極能量消耗（健身房）$$
$$＋消極能源消耗（步行／移動）$$
$$＋基礎代謝率（呼吸／心跳／溫度調節）$$

　　如何消耗掉這些多餘的能量呢？人們是否會在飲食過量後覺得自己需要運動？雖然大多數人可能會花幾秒鐘思考一下，但通常不會真的採取行動。因此我們可以不必考慮把這種「積極能量消耗」的運動，當成最可能的解決方案。而某些科學家說，人們在過度飲食後可能會感覺「煩躁」，這也只像是以「消極能量消耗」的形式來消耗一點點

能量而已（參5）。如果是以散步的方式來消耗掉每天近 500 大卡的熱量，一定會讓你的腳嚴重抽筋，因為走路一英哩用不到 100 大卡，而且我認為自己也不願意花那麼多時間，走五英哩以上來消耗掉多餘能量。所以如果從「基礎代謝率」來看呢？身體是否會介入阻止我們儲存過多能量？

佛蒙特監獄盛宴

要開始回答這個問題，必須追溯到五十年前一次意義非凡的實驗（參6）。這是由伊森西姆斯（Ethan Sims）帶領的一組美國科學家，在佛蒙特州伯靈頓市的佛蒙特州立監獄所做的實驗。他們正在研究肥胖症，並且希望能觀察分析一群男人在三個月內「故意」過量飲食，讓體重增加 25% 時，到底會發生什麼狀況。由於這種暴飲暴食需要一段長時間，因此必須進行有效的監控。原先這些科學家是以學生來進行研究，但學生在學習期間很難監督其暴飲暴食的情況，因而研究被迫中止。後來發現囚犯更適合這項研究，因為他們沒別的事可做，而且要監測他們的活動很容易（甚至還可以禁止他們做任何體能活動）。科學家也為了願意增加體重來達成實驗目標的囚犯，商議了「提早出獄」的承諾。

科學家為囚犯雇用專門的廚師，並將監獄裡的餐具從錫製餐盤升級為瓷器。早餐是全套美式早餐：雞蛋、薯餅、培根和吐司，午餐是無限量的三明治，晚餐則是牛排或雞肉以及馬鈴薯和蔬菜。晚上睡前的宵夜也提供了另一頓完整的美式早餐餐點。這些男人一開始的卡路里攝取量從每天 2200 大卡增加到 4000 大卡。最初科學家觀察到囚犯的體重果然穩定上升，但隨後發生了奇怪的事情，令科學家感到非常困惑：儘管每天進食的熱量高達 4000 大卡，但囚犯的體重並未繼續增加。就算他們一直都有吃完餐點，體重卻停滯不前，因此距離體重增加 25% 的目標還很遙遠。

2,200 至 4,000……到 10,000 大卡

因此科學家決定提高熱量。為了能夠繼續增加體重，大多數囚犯每天必須吃下8000到10000大卡的熱量，這是科學家原先計算的四倍。令人驚訝的是，即使每天吃下10000大卡，某些囚犯似乎仍無法進一步增加體重。為何他們的體重不再增加了呢？科學家測量這些被過度餵食、體重過重囚犯的新陳代謝率時找到了答案：每個囚犯的新陳代謝率都大幅增加。這些人似乎透過燃燒更多能量來適應暴飲暴食的環境，以保護自己免於體重增加所造成的失控狀況。聽起來很熟悉嗎？這點似乎可以解釋為何美國男性平均體重增加為6公斤，而非我們根據1980年代和1990年代加工食品消費量的增加所計算而得到的200公斤以上。

1995年時，紐約洛克菲勒大學醫院的一個研究小組，研究體重增加10%對兩組測試者的影響（參7）。一組測試者剛開始是正常體重，另一組測試者則本來就是肥胖的人。有趣的是，在研究開始之前，肥胖組的「靜態代謝率」（resting metabolic rate）高於正常體重組。實驗中，用來增加體重的是由蛋白質、脂肪和碳水化合物組成的高熱量飲料，因為可以讓科學家更精確計算吸收的能量。當兩組都達到了體重增加10%的目標時，他們的能量消耗發生了什麼變化？答案與佛蒙特監獄研究一樣，洛克菲勒研究中所有受試者的「基礎代謝率」（BMR）都增加了。正常體重組每天的基礎代謝率超過600大卡，肥胖組甚至每天可以超過800大卡。

後來在2006年的另一項研究中，明尼蘇達州羅切斯特市梅奧診所的研究人員，分析了二十一個以前曾做的「過量飲食」實驗（也包括他們自己的實驗，參8），證實了基礎代謝率確實平均增加大約10%，以應付過量進食。過量攝入的食物越多，身體越會嘗試消耗掉更多卡路里來阻止體重增加。

越多木頭，越多火

這些過度進食的研究證明人體確實存在「負回饋機制」來控制我們的體重，阻止我們過快增加體重。請想像一下，你家裡有個壁爐，每年冬天你都會叫來一批木頭，讓自己每晚都坐在爐火旁放鬆，慢慢燒木頭取暖。請再想像一下，現在變成每天收到三批木頭時，你該怎麼辦？你沒有足夠的空間儲存木頭，因此只好快點燒掉多餘的木頭，讓整間房子暖烘烘，等於以更多能量來避免寒冷。

在暴飲暴食後，這種人體透過燃燒更多卡路里進行「補償」的科學證據，確實令人信服。而且這也與流行病學的證據相符：亦即你每年並不會增加 26 公斤，而是只會增加 0.5 公斤。不過如果你問大多數營養學家或醫生，是否知道「人體會主動適應過量飲食而加速新陳代謝」這種機制，他們可能滿臉疑惑，因為在他們的醫學訓練裡不曾涵蓋這種內容。為何沒有？我們希望醫學界能夠理解如此重要的根本問題，而且應該廣為宣傳。

某些科學家仍然認為體重增加時所看到的能量消耗增加，是因為你的身體變大了，而更大的身體當然會燃燒更多能量。但當我們分析測試數字時，這種理論並未被計算在內。大多數體重增加者，尤其是在過度進食實驗或在日常生活中，都會把多餘體重變成脂肪而非肌肉。脂肪消耗的能量非常少，與肌肉相比是非常有效率的器官。在佛蒙特州的研究裡，囚犯必須攝入比預期多 50% 以上的熱量，才能讓體重繼續增加。由於他們的新陳代謝率變得非常「高」，因此他們都在實驗結束後的十二週之內，全都失去了實驗額外為自己增加的體重，也恢復為正常飲食。也就是說，他們不需要任何節食過程，就恢復了研究進行之前的正常體重。

在來自亞利桑那州的一項研究，讓十四位受試者的卡路里攝入量比正常人多一倍。這項研究發現，在開始過度飲食之後的四十八小時內（亦即體重尚未明顯增加之前），他們的 BMR 平均每天增加了 350

大卡（參9），其結論便是暴飲暴食者會透過增加新陳代謝速率來燃燒能量。因此，當我們比較大多數器官系統所受到的負回饋影響，藉此來理解人體內確實存在某種「負回饋」，以防止身體儲存過多熱量，應該就能說得通了。

所以當你攝入過多食物時，身體是否會試圖燃燒更多能量來保護自己免受傷害，就像喝下過多水分時，腎臟會排出這些多餘的水一樣呢？這點似乎也可以解釋為何有些人儘管進食過多熱量，似乎也能抵抗體重的增加。

不過這點也是代謝學規則二所提出的一個重要問題：如果負回饋機制努力阻止某些人增加預期的體重，那它應該也會阻止人們減少預期的體重（例如節食），這真的也可以用來解釋為何節食經常失敗嗎？

「我可以減肥，但無法繼續減下去！」

在我工作過的每家診所裡都聽過這種說法。過去十五年中，我所見過努力控制體重的患者裡，每個月甚至每週在每個診所中，至少都會有一位說過這句話。有時我會告訴診所裡實習的醫學生說：下個病人一定會告訴我這些話。結果幾乎都證明我猜對了，以下就是一個典型的例子：

> 從我十幾歲開始就一直在節食。我已經嘗試了所有的節食方法，Weight Watchers、Slimming World、LighterLife（以上均為減肥法名稱）、紅綠飲食、蔬菜湯減肥法⋯⋯我試過所有方法。[3] 我可以減掉一些體重，但無法繼續減下去。節食雖

---

3 在本書第十二章，我們將會研究最常見的一些節食方法，其執行步驟以及如何失敗的原因。

然可以讓我減掉 5 或 10 公斤，但經過兩週到三、四週後，體重就無法再減下去。我現在仍然在節食，也仍然在計算卡路里、忍耐飢餓、疲倦和脾氣暴躁。但是過了一陣子之後，節食似乎就不再有效。而當我去看醫生並告訴他節食不再有效時，他立刻告訴我這是不可能的，我一定偷偷吃了什麼。基本上，他不相信我的話。因此，我停止了節食，體重也立刻回復，而且相當……快。通常我會恢復所有減掉的體重，然後增加更多體重！

這是我在診所不斷聽到的經典故事，其內容跟簡單的「卡路里輸入和卡路里輸出」規則不符。很難理解為何有人可以限制卡路里到一天為 1200 大卡，卻在持續節食一段時間後，體重無法再減輕下去。

讓我們來研究一下，發生在維持身體水分的同類型系統（即負回饋系統）如果應用在體重控制和能量儲存（變成脂肪）上，會有什麼情況。我們以「代謝學規則二」代入，如果負回饋系統可以回應我們的水合作用系統，我們也知道所有生物系統都以類似的方式運作，那麼這個系統很可能具有一個傳感器和兩個開關。

傳感器將檢測體內以脂肪形式儲存的能量，一旦感覺到儲存的脂肪量發生了變化（無論是上升還是下降），它就會分泌一種荷爾蒙，該荷爾蒙會將訊息發送給兩個開關。這兩個開關分別控制：

1. 攝入的能量：透過控制食慾
2. 消耗的能量：透過控制我們的基礎代謝率

如果人體內的能量儲存系統真的像水合作用系統的話，那麼它也會讓我們吸收比真正需要的更多的安全能量。請記住一點，雖然人體每天可以只依賴 700 毫升的水／液體來維持生存，但是人體的水合作

用系統卻會要我們喝下 1500 毫升的水。

　　內建在人體中的保險機制，會讓我們的飲水量比生存所需的最低量多上一倍。由於生物系統傾向於尋求安全，因此會讓我們習慣喝下比身體所需更多的水。同樣地，也許我們的能量調節系統也會引導我們攝入比身體所需更多的熱量，然後再燃燒掉多餘的卡路里。這也就意味著當你限制熱量攝入時（節食），你的身體可以從容地應對。拿水合作用系統來做比較，這就相當於每天改成只攝入 1 公升液體（節水），而非身體想要的 1.5 或 2 公升。你每天仍然可以毫髮無傷地依靠 1 公升的水來生存，只不過你的生物負回饋系統會發出強烈的口渴感受，並將尿液排出量降至最低，讓你尖叫著渴望更多的水。所以你的身體依舊可以適應並生存下來，只是感覺會很糟糕。當我們節食時，人體的能量調節也會發生類似的事情嗎？

　　讓我們看一下證據，證明人體也是以與限制飲水類似的方式來適應限制熱量下的飲食。

明尼蘇達州飢餓實驗

　　1944 年時，明尼蘇達大學的研究人員，在剛嶄露頭角的年輕營養學家安塞爾・凱斯（Ancel Keys）的帶領下，進行了一項研究，觀察人們在飢餓期間的新陳代謝變化（參 10）。當二次大戰接近尾聲時，美國認為數百萬歐洲人可能面臨飢荒問題，因此他們想瞭解維持最低基本生存的最佳「節食」法。明尼蘇達州飢荒實驗（The Minnesota Starvation Experiment）便因這項研究而廣為人知。該實驗招募了三十六名男性志願者，他們是一群拒服兵役但仍希望可以為戰後和平盡一份心力的人。因此他們簽署了協議，限制居住在大學足球場內被分配的生活區中，在研究人員觀察下住了一整年。

　　科學家先對他們進行了為期十二週的監測（研究指出，此時每天

3200 大卡的攝入熱量似乎過高，但受試者當時正在進行體力勞動）。接著，在持續進行體力勞動的情況下，每天限制飲食為大約 1500 大卡的熱量，並持續節食約二十四週，然後測量他們的體重、情緒和新陳代謝率。接著在節食期之後，改成在不限制飲食的情況下繼續觀察他們二十四週。

按照原訂計畫，在二十四週的節食中，受試者的體重果然都減輕了約 25%。然而根據科學家的觀察指出，這些人的新陳代謝幅度驟降，遠遠超過他們身體變瘦的程度，因為他們的 BMR 平均下降率是起始值的 50%（原先期望較瘦小的人 BMR 值應該比較肥胖的人低 25%）。這些受試者的體重變化，無法解釋其新陳代謝率多降低了一倍（本來應該跟體重一樣剩下 75%，但現在只剩 50%）的原因，彷彿他們的身體正在試圖適應自身所處的飢餓環境：將能量消耗降到最低限度（BMR 降低為體重降低的兩倍）。因此他們的心跳和呼吸變得更緩慢，體溫也變低了。

而當這些受試者恢復正常飲食後，其體重增加的速度也比預期快得多。科學家將體重快速增加歸因於強制飲食產生的新陳代謝緩慢所致。所有受試者的體重不但恢復，也都超過研究開始時的初始體重。不過他們的體重分布發生了變化：受試者失去了一些肌肉沒有長回來，所有的體重恢復都是以脂肪堆積的形式出現（嘗試過極端節食的讀者可能會對這種結果感到相當熟悉）。

任何對這種節食實驗感興趣的人，可以參考一下強迫節食帶給受試者心理變化的報告。這些受試者開始患有憂鬱症和焦慮症，難以集中注意力。他們的個性變得憂鬱，擔心自己的健康。有些人還會晝夜幻想著高熱量食物，而且會完全失去性慾。其中一名受試者變得非常沮喪，據報導他竟然用斧頭砍下了三根手指。經常節食的人應該會同意節食所帶來的瘋狂心態。明尼蘇達州飢餓實驗是第一個證明當你限制一個人攝取的卡路里時，他們會透過降低 BMR 來回應或說「適應」

的一項研究。亦即你攝入的能量變少，會導致你的能量消耗變得更少。

近期的研究也證實了這些現象（參 11）。哥倫比亞大學人類營養研究所的魯迪·雷貝爾（Rudy Leibel）教授（之前是在紐約洛克菲勒大學）及其團隊，從 1980 年代中期開始，一直在研究節食和飲食過量所引起的代謝率變化。他的實驗室進行了一項開創性研究，招募學生到醫院住上三個月到兩年的時間不等（我希望他們後來都有得到不錯的成績）。他的研究非常仔細，並使用最新技術來準確測量新陳代謝率，例如當一個人暴飲暴食讓體重增加了 10%，其新陳代謝率會如何變化。以及節食並減少體重 10%，或節食更久直到體重減少 20% 之後的變化。在實驗室中的每次新陳代謝測試成本為五百美元，因此這項實驗的運作成本很高，所以並沒有其他實驗室重複進行這項研究。雷貝爾發現，當一個人暴飲暴食並增加 10% 的體重時，其新陳代謝每天會增加 500 大卡，其結果就如同佛蒙特監獄所進行的暴飲暴食實驗。而當學生節食並持續減重到體重比最初減輕 10% 時，他發現這些學生的 BMR 降低了 15%（或說每天約 250 大卡），同樣超過減輕體重所能解釋的比例。

這項實驗說明了人體對於攝入熱量限制的反應是「減少」能量消耗，就像在明尼蘇達州做的飢餓實驗一樣。從我們觀察到的這些實驗結果來看，能量調節是否具有天然的負回饋機制，以阻止失控的體重增加或體重減輕呢？雷貝爾在學生減重 20% 後，測量他們的新陳代謝時發現，每天只會繼續降低至 300 大卡（如表格所示），彷彿人體的保護機制（負回饋開關）在體重減輕 10% 時被開啟了。

關於暴飲暴食和節食的研究都得在封閉環境中進行，而且因為許多志願者不得不長期放棄正常生活，因此這類研究很難招募到夠多的受試對象，導致相關研究不僅極少，而且也很少被引用。

有許多研究會觀察節食對代謝的短期影響，但它們與我們解釋真

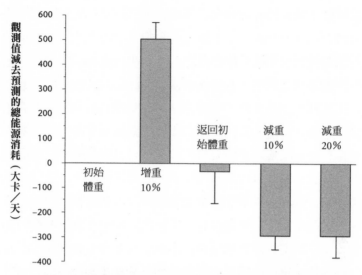

圖 1.4　體重增加和減輕後，意料之外的新陳代謝變化

資料來源：Rudy Leibel 等，1995。〈體重變化導致能量消耗的變化〉（'Changes in
energy expenditure resulting from altered body weight.'）。新英格蘭醫學雜誌，332（10）
期，頁 621-628，3 月號。

實節食者的經歷無關。長期研究才是驗證和以科學解釋節食者經歷的
重點。不過，這樣也只算看到真實情況的一半，因為到目前為止，我
們只討論了體重調節負回饋機制中的兩個開關之一：新陳代謝開關。

　　第二個開關的本質意味著，直到現在只有囚犯、反戰拒服兵役者
和絕望的研究生，才可能同意參加這種研究。因為這個開關的功能太
過強大而難以控制，因此人們必須被限制住所或真的被監禁，才能防
止他們私底下偷偷行動。

飢餓開關

　　明尼蘇達州飢餓實驗最引人注目的重點，是志願者減輕體重、

克服飢餓感所帶來的心理變化。受試者失去熱情並對周遭環境失去興趣，他們會沉迷於食物，並不斷盯著食譜，像渴望某種另類情色作品一樣幻想著食物。如果分配給他們的這些少量食物遲到的話，他們就會變得焦慮易怒。其中一名受試者甚至開始出現想吃人的妄想症，而且當主試的科學家「逮到」有囚犯在活動時間偷偷跑去購買食物時，囚犯甚至威脅要殺死他。因此這名囚犯立即從研究的監禁中被釋放出來，轉移到精神病房裡。經過幾天的正常進食後，他的病情就迅速復原了。

當人體試圖保護我們防止體重減輕時，「飢餓感」可能是比新陳代謝更強大的開關。我們現已知道，飢餓開關是大腦控制體重的一部分，其位置在大腦底部一個豌豆大小的區域，就在眼睛後面，稱為下視丘。但我們千萬不能因為它的體積很小就產生誤解，因為它包含了強大的基本需求開關，包括產生絕望的口渴感和旺盛的食慾。一旦低估這兩個開關的能力，它便可能將人類帶到極端危險的行為中，以確保能夠完成為身體提供水或能量的目標。大多數生活在已開發國家的人，只有在自願節食的情況下才會感到飢餓。我也對某些患者的自我控制能力感到驚訝，他們有時甚至能把自己餓上幾週。飢餓信號的強度對於已減掉相當體重的人來說，就像強烈口渴的感受一樣，其心理影響甚至可以控制你的生活。如果你所處的環境充滿著美味的高熱量食物圖像、廣告或氣味，那麼在節食比賽裡只會有一個贏家，就是你的「飢餓感」。

我所描述的這些主要研究，很少提及體重增加和減輕在新陳代謝方面的影響。因為當受試者必須面對貪婪的飢餓感或噁心的腹漲感時，確實很難招募到持久的研究對象，這也就是為何這類研究的志願受試者少之又少的緣故。然而有許多動物研究，都證實了面對飲食過量和飲食不足的代謝適應性，亦即負回饋也會作用於許多物種上，以防止極端的體重增加或體重減輕。

1990 年時，科學家發現由脂肪細胞產生的一種荷爾蒙，似乎在下視丘中起了作用，可以打開或關閉飢餓感和新陳代謝，這項發現也讓我們對代謝適應的理解有了突破。現在我們終於在整片拼圖中有了最後一塊拼圖，可以用來證明代謝存在負回饋機制，科學家發現的這種荷爾蒙被稱為瘦素（leptin）。

案例研究：飢餓感永遠是贏家

幾年前，有家教學醫院的某個部門，治療了兩名狀況完全相同的青少年患者。他們都患有腦下垂體（位於下視丘內）腫瘤，也就是控制我們飢餓和口渴的那個豌豆大小的腺體。兩名患者都是青少年，他們都在腫瘤變大之前，為避免壓迫視神經而導致失明，因此接受了腦部手術以切除腫瘤。這些少年在接受腦部手術之前體重正常，但腦下垂體在開刀之後無法正常運作，亦即無法關閉飢餓信號。因此無論吃了多少食物，他們仍然感到飢腸轆轆，體重也迅速增加。直到最後，他們終於來到代謝外科部門時，體重已分別為 180 公斤和 200 公斤，經診斷後二人被認為有自覺意識、有動機，也適合進行手術（胃袖狀切除術）以縮小胃部。手術做法是讓胃部變成管子或袖子般的形狀，大幅縮小胃部大小。兩人也都在手術第一年中，成功減輕了體重。然而，他們的腦下垂體開關仍未得到治療，亦即胃部手術並未改變他們的飢餓感，只改變了胃的大小而已。而且體重 200 公斤的男孩曾在手術前坦承，有時會吃下一整箱洋芋片（一箱四十包）。因此很不幸地在一年之後，由於父母放鬆了監督，在食慾的驅使下，他又恢復每天吃一箱洋芋片的習慣。儘管胃容量很小，但這兩個患者都在兩年內就恢復了原來的體重。飢餓感確實可以克服一切。

肥胖控制器

瘦素是由脂肪細胞所釋放，並非為了回應任何信號，就只是被釋放出來而已。這意味著你身上擁有的脂肪越多，血液中的瘦素就會越多。瘦素等於是在告訴下視丘「我們正攜帶多少脂肪」，就像汽車上的油量表告訴你車子還可以開多遠，油箱中還有多少能量一樣。

發現由脂肪產生的荷爾蒙信號「瘦素」之後，我們便有了能量消耗的負回饋系統。而且正如預測，它看起來非常像水合作用的負回饋機制。信號來自脂肪，透過瘦素傳達給位於下視丘，控制能量輸入和能量輸出，作用於飢餓感和新陳代謝的兩個開關上。

這就是瘦素的作用。在經過一段時間的暴飲暴食後，脂肪量增加，因此瘦素在脂肪細胞內產生，直接進入血液。下視丘（大腦中的體重控制中心）讀取瘦素訊息，並意識到有足夠的能量儲存，已不再需要更多能量，便透過降低食慾和增加飽足感（減少攝入的能量）和提高人體的新陳代謝效率（增加能量的燃燒）來發揮作用。這些因素便可將體重保持在預期的範圍內（請參閱下面的體重設定點說明）。

瘦素亦可有效阻止體重下降。如果在節食（或飢荒／疾病）後體重減輕，身上可利用的脂肪量便會減少，血液中的瘦素濃度也會隨之降低。下視丘感知這點後，便透過增加食慾、減少飽足感（增加能量的攝入）和減少基礎代謝（減少能量消耗）來阻止能量繼續流失。這些動作會減緩或停止體重減輕。而當食物再次自由供應時，體重就會立刻增加。整個負回饋系統很清楚地說明了為何過去這麼多年來，人們似乎能夠自動控制體重，完全無需節食或計算熱量。

但是這個系統也存在著一個疑問，即它並未解釋為何有些人會變胖？如果系統運行良好，肥胖就不該成為普遍性的問題。我們可以接受該系統幾近完美的工作成果：大約只有 0.2% 的誤差，也就是在整個人口中，平均只會把多攝入 0.2% 的「過量」卡路里儲存起來而不用光。然而如果負回饋系統如此強大，在實驗中可以使新陳代謝上升

或下降 25%，並且會透過改變飢餓感來影響我們攝入的食物量，那它為何不發揮百分之百的效能呢？為什麼它跟在這方面總是精確到百分之百的水合作用系統會有所不同？更何況，在人的一生當中，水合系統可以非常完美地控制體內的水分平衡。因此，這點必須有生物學上的解釋才行。

計算下的脂肪儲存量

讓我們從側面思考一下。因為生物系統幾乎可以不自覺地正常運作，假設它確實可以達到百分之百的效率，但大腦已經決定儲存更多脂肪，因為大腦從環境中感覺到攜帶更多脂肪可以達到最大的利益。更清楚來說，能量（脂肪）儲存的負回饋系統正在努力運作時，大腦卻根據來自環境的資料輸入，計算出應該「增加」能量的儲備。我們認為大腦會使用過去和現在的訊息來做出這項決定，以預測未來的能源需求。大腦甚至還可能參考來自基因裡藉由前幾代遺傳而來的數據。

為飢荒預作準備

為何我們的大腦會計算出要攜帶更多能量才更安全？為何我們的身上需要有更大的能量儲存？最明顯的解釋便是大腦覺得未來食物可能會短缺，感受到飢荒或漫長嚴冬即將來臨。也許它在過去曾收過嚴重的食物短缺信號（從歷史上講是飢荒，在今日則可能是節食時的低熱量飲食）。大腦記錄下這些經驗，並計算出為了安全起見可能需要儲存更多脂肪，以預防下次食物短缺嚴重的情況。

或者，也許大腦已感覺到環境中的食物質量類似於秋天時的食物質量，因此是時候告訴人體在冬天之前儲存更多的卡路里了，這就像棕熊秋天時會自動產生旺盛的食慾一樣。棕熊根據環境的暗示，在冬眠前的短短幾週內，把自己的體重增加 30%（參 12）。

我們的能量儲備實在太重要了，因此不能光靠自由意志進行。雖

然從表面上來看，食量似乎可以受意識控制，但事實上你的大腦潛意識正控制著潛在的飢餓感與進食行為。如果大腦想保有更多能量，它就會表現出更多的飢餓感和更少的新陳代謝消耗，而讓你的體重逐漸增加。

我們之所以認為能量儲存可以被自己的意識控制，是因為你可以刻意停止進食一段時間。不過這種說法就像在說呼吸可以靠意識控制一樣，這只是因為你有暫時停止呼吸的能力。而我們不必記得呼吸，因為大腦潛意識會替我們做到。如果你改變環境，跑到空氣稀薄的高山上生活，也不必告訴大腦我們需要更快或更深的呼吸，因為大腦的潛意識會感知到環境的變化，並主動為我們進行更深長的呼吸。同樣地，我認為對某些人而言，只要出現某些環境信號（例如即將發生飢荒或漫長冬季即將到來，我們將在稍後提到），就會導致大腦想要儲存更多的脂肪。

體重設定點

大腦計算出來的生存所需能量（脂肪）儲存水平稱為「體重設定點」（weight set-point，參 13），就像房屋恆溫器所設定的溫度一樣。透過人體的負回饋系統，它將達到並保持其設定的體重水平。

體重設定點是代謝學規則一和二的領導人，負責驅動它們的行為。如果你的體重「小於」體重設定點（例如你正在生病或進行減重節食時），代謝學規則二（負回饋）便開始起作用，導引你攝入更多食物，並讓新陳代謝降低。接著代謝學規則一將使體重往上走（更多能量輸入＋更少能量輸出＝能量儲存）。同樣地，如果我們的體重「超過」設定點（也許在度假時飲食過量），規則二便會導引我們少吃點東西，新陳代謝也會增加（亦即代謝法則一：較少的能量輸入＋更多的能量輸出＝減肥），因而達到體重設定點。

不幸的是，人類的體重設定點並非設定為「健康體重」。如果你

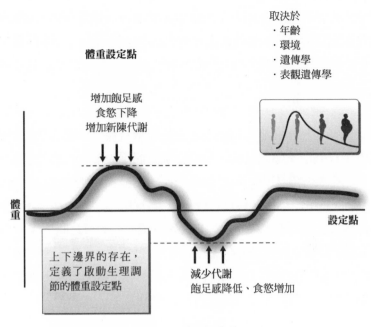

圖 1.5　體重設定點

患有肥胖症，那麼你的體重設定點可能就是造成肥胖的原因。如果你有意識地透過傳統方式減肥（即少吃、多運動而不改變所吃食物的性質），那麼強大的負回饋機制，將迫使你的體重增加。在你有意識想減成的特定體重數字和大腦潛意識下想恢復的體重設定點之間，將變成一場意志之戰。毫無疑問地（對所有節食者而言是不幸的），生物學總是最後的贏家。雖然可能要花上一週、一個月、一年甚至幾年的時間，但你的大腦潛意識最後總會把體重拉回它想要的位置。

　　體重設定點理論加上負回饋系統控制了你的體重，既符合理智上的生物學模型，也符合患者告訴我們的肥胖經歷：他們感到被困住了，完全無法控制自己。雖然可以減肥一段時間，但當大腦潛意識加入意志之戰後，它總是有辦法恢復體重。如果透過節食減肥，便是向大腦

發送了「未來可能發生飢荒」的信號，那麼你的體重不僅不會減輕，體重設定點還會上升，最終甚至會變得比開始節食之前來得更重。

小結

　　成功且可持續減肥的秘訣，便在於瞭解身體如何調節我們的體重設定點，它完全不像能量輸入和輸出那麼簡單。現在我們知道設定點是體重的主要控制因素，所以你必須找出大腦到底如何計算體重設定點。我們的環境、歷史和家庭背景中的各種因素，也會決定每個人最初的體重設定點，亦即設定為苗條、肥胖或介於兩者之間。

　　後面的章節將探討如何「識別」控制體重設定點的信號（並從我們所吃食物類型及生活方式來看）。一旦瞭解了這些信號，你的體重設定點及自己的體重，便能處在自己的控制之下。

第二章
聖牛

遺傳學、表觀遺傳學和食物，
如何控制我們的體重設定點

　　我坐在印度農村塵土飛揚的路邊茶店裡，一邊做白日夢，一邊看著夕陽下山，突然發現交通已完全癱瘓，卡車、汽車、自行車和嘟嘟車的混亂交錯都完全停下。一般發生這種情況時，大街上會充滿嘶啞的喇叭聲，大家都怒罵著造成阻塞的源頭，即使塞車是因為發生事故也一樣。但這次卻有反常的靜默，我很想知道到底發生了什麼事。結果五分鐘過去，車流又重新開始移動，但是速度要比之前來得慢。然後，就在與行進方向相反的路上，我看到了交通阻塞的源頭，一頭母牛。被印度教徒尊崇的聖牛，在馬路中央平靜地走著。[1]

　　這隻動物在熱氣與噪音中看起來濕濕髒髒的，不過令我感到好奇的是牠的身體大小。我知道牠的主人一定會餵飽牠，並在牠的脖子掛上五顏六色的花環。但儘管如此，跟我過去在英格蘭細雨草地中看到的牛相比，牠看起來既苗條又瘦削，我記憶中牛的體型應該是牠的兩倍。這個差異讓我感到困惑，與英國的同類動物相較，為什麼飼養良

---

1 到印度旅行的人應該都會注意到，牛隻被允許在街道上自由漫步。早期的印度教吠陀經（Hindu Vedic）鼓勵人與牛和平共處。牛因其平和氣質與母性特質而備受尊崇（如提供牛奶，這是該國非常重要的食物來源）。他們不僅食用牛奶，還會使用酥油（從牛奶提煉的奶油）做飯，並在祝會期間點焚。牛生產的所有東西都被認為有用（糞便亦可當作冬天的燃料或夏季的肥料），在鄉下地區，甚至可以看到人們啜飲牛尿或用牛尿沐浴的現象（這是無菌液體的方便來源）。

好的印度母牛會維持苗條的體型呢？

　　這個問題的答案雖然簡單，卻可以讓我們更容易理解與人類有關的因素，亦即環境和遺傳如何決定我們的體重設定點。一旦真正理解這個概念，便可以戰勝肥胖。

　　請想像一下你是一家養牛場的主人，想讓自己的利潤最大化，那麼該如何讓自己的農場和牛群比鄰居的更好呢？如何才能讓牛長得更大，以便在出售時獲得更大的利潤？第一個明顯答案是確保夏季（牧草）和冬季（乾草）都有足夠的食物供應。這點肯定可以優化牛隻的體型，讓所有的牛都得到很好的營養。但是等等，印度那些苗條的聖牛不也是一年四季都吃飽喝足嗎？因此，這個顯而易見的答案，很可能不是正確答案。

　　農民會使用兩種常見策略，讓他們的牛長得比非農場牛或野生牛更壯。而當我們把這些做法應用在人群身上時，你猜對了，卻會導致肥胖，以下就是原因。

牛群得來速

　　第一種策略是不餵牛吃幾千年來世世代代牛群都吃的一般食物，也就是「不餵牛吃草」。如果把牛的食物從草改為穀物和植物油的混合物，就可以讓牠們快速增肥。這樣一來，當你出售牛隻時，牠們的價格就會更高。大家可能聽過這種商業農場裡經常發生的事，這些食用包括穀物（如玉米和大豆）和油（如棕櫚油）的乳牛體重，將比在草地上放牧的牛隻增加得更快。

　　為了能再加速增加牛的體重，農場引進了「飼料通道」，也就是讓動物被圈限在圍欄中，只能吃掉鼻子前面的玉米或混油飼料，一次連續數小時，長達數個月之久。如果跟人類世界類比的話，就像是開車進得來速（車上禁用所有娛樂系統，但會免費提供食物），[2] 但汽車

不駛出車道，而是一直停留在服務窗口旁邊。開車的人會感到無聊，以至於每天都會繼續吃完眼前美味的高碳水化合物以及油膩的食物。請想像一下，在你成長的十年裡一直陷於這種情況時，你的腰圍會有什麼變化？

不只牛隻會因為飲食變化而讓體型變大，我們也從囓齒動物的研究中瞭解到，如果你希望牠們生長得更快、更肥壯，就不能只餵牠們吃更多天然食物（或囓齒動物飼料）。因為改變體重設定點的不是食物的數量，而是食物的「質量」。如果給囓齒動物提供高熱量、高脂肪的食物（科學家將其稱為「食堂食物」〔canteen food〕），其體重設定點將會提高。（參1）

因此，餵牛吃高熱量穀物和油脂混合物，並用圍欄圈養牠們，可以使牠們更快生長。這可不是什麼高深的火箭科學，其重點在於如果在人群中模仿這種飲食方式，以更多穀物混合油基食物的方向發展的話，同樣會引起類似的體型變化，也就是人們會變得更大、更胖，而且所有哺乳動物都一樣。總而言之，人體的代謝生物學在這方面，與那些農場牛及實驗小鼠沒什麼不同。

一旦提供人類像餵食老鼠一樣的「食堂食物」，人們就會開始變得肥胖。這些年來我注意到會出現這種飲食變化的有趣因素，就是多數人難以買到「正常」的新鮮食物（即未經加工的食物）。當你走出辦公室尋找健康的午餐，想要找到未被加工處理或是非高熱量替代食物，會發現這件事非常棘手。西方人的大街就像是一片「健康食物沙漠」，天然食物就像稀有且難以發現的綠洲一樣。天然食物的海市蜃樓就出現在我們四周，但並非真實的存在。

---

2 得來速（Drive-through）是一種商業服務，常見於餐廳。顧客將車輛駛入，但仍留在車內而無需下車，透過麥克風或一扇窗戶直接向服務人員點餐及提出服務需求，服務人員會向顧客結帳並提供商品服務。

最胖者生存

　　現在我們來談談第二種策略，也就是農民用來讓自己的牛群變得比鄰居牛群更大、更有利可圖的方法。在每群牛中，當然會存在著個體差異，體型顯然並非完全相同。這些個體差異在醫學術語中稱為異質性（heterogeneity），對於物種的生存非常重要。如果某些物種更高或更矮、更大或更小、動作更快或更慢，那麼處於光譜端點的個體，更有可能在環境發生意想不到的變化時生存下來。例如發生飢荒時，在飢荒開始之前就已攜帶更多能量儲備（脂肪）的牛，便更有可能生存下來。由於有更多牛傾向於承受這些額外增加的重量，因此牠們在飢荒中倖免於難，所以與上一代相比，下一代的母牛更容易發胖。換句話說，這就是達爾文關於物競天擇或適者生存（在此為最胖者生存）理論的一個實例。

　　因此，農民可以利用牛群之間的特性差異，透過人工誘導的「天擇」，讓所有牛隻都變得肥大（應該說是不是「天擇」，因為遺傳給下一代的並非自然環境的「選擇」，而是農民的「選擇」）。舉例來說，他們可以「選擇」那些會在肌肉中沉積脂肪的牛，讓最終產出的牛肉具有肋眼牛排那種美味的大理石花紋脂肪，因為這種脂肪肉對農民更有價值。在牛隻成年後，農民便會選擇具有這些特徵的母牛繁殖下一代。而體型無法長到那麼大或胖的牛隻，牠們的「苗條」基因便沒有機會傳給下一代。如果一代又一代繼續這種不自然的「選擇」，那麼比起那些只專注於讓牛耕作、正常照顧和餵養牛群的農民而言，使用這種「選種」法的農民，將可在十代之內擁有一群生長更快、更大且具有更多大理石油花脂肪的牛群。這種操縱牛群基因、讓它們更可能出現對農民有價值特徵的方法，稱為「選擇性育種」（selective breeding）。這也就是為何在地球上十四億頭乳牛中，存在著一千多個不同品種的原因，這些品種各自表現出對農民有利的不同特點。

誰可以養出最大的母牛？

母牛的飲食控制和選擇性育種，可用來告訴我們有關人類肥胖症的哪些訊息呢？讓我們假設一下，有三個圍欄裡的牛群彼此相鄰，這些牛分別來自三個不同的農場，每個農場皆採用不同的餵食方式：

- 第一個圍欄裡的牛群被餵食牧草和乾草
- 第二個圍欄裡的牛群被餵食堂食物（玉米和棕櫚油）
- 第三個圍欄裡的牛群除了以食堂食物餵養，還經過十代的選擇性育種，能讓肌肉富含脂肪的牛隻快速生長

不同圍欄的牛群比較結果如何？

圍欄一：餵草食

用草餵養的母牛，看上去跟我在印度看到那隻阻礙交通的聖牛相似，沒有太多多餘的脂肪。而且由於沒有經過選擇性育種，因此牛隻間的個體差異更大，有些較大，有些較小，但大多數牛隻都是正常大小。

圍欄二：餵玉米

平均而言，以玉米和油餵養的牛，會比隔壁以草餵食的牛大得多。牠們的飲食設定增加了牠們的體重設定點。但是跟圍欄一的牛一樣，牠們並沒有經歷選擇性育種，因此該牛群的性狀仍存在著明顯差異。如果把牠們放在圍欄一中，儘管兩者的飲食內容完全不同，但處於牛群大小範圍低點的那些母牛，往往看不出有何不同。

圍欄三：選種＋餵玉米

與圍欄一的牛相比，經過選擇性育種和玉米餵養的牛隻看起來更

巨大，平均而言要比圍欄二的牛大上許多。但如果把圍欄二中較大的牛放進圍欄三中，儘管圍欄二裡的牛並未經過選擇性育種，看起來也不會明顯不同（如果在他們的農場中出現這種牛，應該就會被選擇為育種之用）。

　　如果三群不同圍欄下的牛隻，彼此之間的差異可以轉移到人類特徵上，是否可以讓我們更清楚肥胖問題，並且瞭解到底哪種人會受到影響呢？

　　這個例子說明了，如果一群人處於僅食用天然食物的環境中，那麼他們並不會遭受肥胖症的困擾。我們將他們稱為第一組人。

　　而如果人類接觸食堂類食物（即高熱量穀物／油基食品），那麼與吃天然食物的人群相比，這群人的平均體重會更重，體型也更肥胖，我們將他們稱為第二組人。

　　最後，如果我們選擇了一群人，挑出其中最大和最肥胖的人（進行繁殖），而且供應的食物也是食堂類食物，那麼平均而言，他們將會是體型最大的一群人：我們將他們稱為第三組人。

　　所以，到底農場牛群模型能否做為揭開人類肥胖根源的好方法呢？讓我們看看關於人類方面的證據。

哈扎族獵人

　　現在已經很難找到像千年前的遠古祖先一樣，吃著跟過去相同食物的人類。我們知道從近百年來的工業食品革命以降，「西方」人口可獲得的食品類型已發生了巨大的變化（第七章和第八章會對這點有更詳細的介紹）。在農業行為出現後，人類習慣食用的食物，在大約二萬年前開始發生變化，因此必須追溯到我們的祖先只吃獵物或採集食物的時候。而為了瞭解人類現在的情況，以及人類如何對變化的環

境做出反應，就必須瞭解狩獵／採集者的生活。當今世上還存在的游牧部落和狩獵部落非常少，其中包括亞馬遜地區隱密的熱帶雨林部落、剛果叢林的俾格米人（Pygmies）、納米比亞沙漠的叢林人（Bushmen）以及坦桑尼亞大草原的哈扎人（Hadza）等。

由於進行本書研究之便，我很幸運地能與哈扎部落共度一段時光，並以最直接的方式瞭解這些仍以人類最古老、最純樸形式來代表人類的獨特部落。我所認識的部落是由幾個家庭所組成，這些哈扎人是純狩獵的部族，他們為自己的文化和傳統感到自豪。西方研究人員的來訪並不會影響他們的生活方式，他們也不喜歡接受禮物或金錢，而且他們更喜歡將任何資金和資源用來保護他們的土地和生活方式，以免受到一般耕種農民的侵擾。我們當然不會因為哈扎人未受肥胖症困擾而感到驚訝，因為他們食用的是肉、漿果、水果、塊莖（如地瓜），其中最喜歡的食物是來自蜂窩裡的天然蜂蜜。這些都是他們吃了十五萬年的食物，他們認為沒有理由改變自己的生活方式。而且他們可能也很好奇，食物明明可以免費獲得（就他們而言，直接從大草原上取得），為何農民還要種植糧食作物？

當你分析狩獵／採集者部落中的每人體重和體型大小時，你會發現所有動物都有一種共同模式，這些動物都食用本身在演化之下所食用的天然食物（就像圍欄一中的牛群一樣）。有些人體重不足，有些人則比正常人和過重人群體型大一些，但大多數人（80%）的體

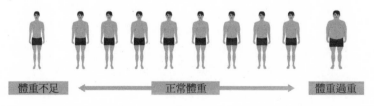

體重不足　　　　　　　正常體重　　　　　　　體重過重

圖2.1　狩獵／採集者部落的人們在體重不足、正常體重和體重過重上的比例

重和體型都在正常範圍內（參 2）。他們具有統計學家所說的對應於人口數的體重「正常分布」或「對稱分布」（參見下面的事實資料庫）。

從黑猩猩到獅子再到牛，所有以天然食物為食的動物，其身體類型的分布都相同。即使這些動物吃下大量的天然食物，你也不會看到牠們變得肥胖。這點說明了只要熱量來自天然食品，再高的食物熱量也不會影響體重。

事實資料庫：什麼是健康體重？

醫生和科學家通常會使用「身體質量指數（BMI）」來判斷某人的體重是否過輕、過重、肥胖或正常。因為這不能只靠體重來判斷，而是必須取決於體重和身高兩項。例如身高 170 公分的 70 公斤婦女 BMI 為正常，而身高 158 公分的 70 公斤婦女，其 BMI 便在過重的範圍。

BMI 的計算是將一個人的體重（以公斤為單位）除以其身高（以公尺為單位）的平方來計算，亦即 $BMI = kg／m^2$。BMI 的正常健康範圍是 18~25 $kg／m^2$。如果 BMI 低於 18 $kg／m^2$，則體重過輕；如果 BMI 為 25~30 $kg／m^2$，則體重過重。如果某人的 BMI 超過 30 $kg／m^2$，便會被診斷為肥胖。而 BMI 超過 40 $kg／m^2$ 的人稱為「病態性肥胖」（morbid obesity，醫學術語中的 morbid 疾病的便是指「病態的」）。

BMI 是人體健康的重要預測指標，BMI 越高（超出健康範圍），罹患第二型糖尿病（Type 2 diabetes）、高血壓、高膽固醇（均會引發心臟病）和癌症的風險就越高。BMI 為 38 $kg／m^2$ 以上的人，比起體重在健康範圍內的人，平均壽命減少七年（參 3）。

然而如果 BMI 的計算並未考慮身材的話，便可能無法準確預測疾病風險。一位健美運動員（請想像阿諾・史瓦辛格在他黃金時期

的身材）的肌肉非常沉重，身上可能只有少量脂肪。如果你計算他的 BMI，他肯定會屬於肥胖類別（因為肌肉太重了）。BMI 只在具有正常體型（其實很難定義）的人之中才能準確測量。例如亞裔人士的肌肉質量平均較低，因此其 BMI 不足以預測其肥胖風險。在他們的情況下，BMI 在 28 kg／m^2 就應被定義為肥胖。

所以如果你是一個體重超出 BMI 範圍內的健康人，請不必太擔心，因為你的體重有可能很健康。但如果你身型細長而體重指數超過的話，就要擔心自己可能已經有肥胖的風險。

農業社群

　　如果狩獵／採集者部落賴以生存的天然土地被接管，他們被迫成為農民，那麼我去過的哈扎部落會變成什麼樣呢？從有農業出現時的化石證據中，我們可以判斷哈扎人會在幾代之內身體變得更瘦弱，平均身高也會下降。因為他們的飲食質量受到影響，他們會攝入更多穀物而且食物種類變少。不過他們的體重呢？如果我們觀察早期農業人口的體重比例，便可看到儘管大多數人仍然適重，但這些人口裡有更多人是過重而非體重不足，甚至還有少數人處於肥胖邊緣（參 4）。事實上，如果看一下人口權重曲線，就能發現某些人似乎比其他人受到「環境」變化的影響更大。

　　如果我們把從狩獵、採集食物到農產品的食物內容，轉換為「工

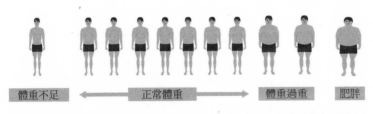

| 體重不足 | ← 　　正常體重　　 → | 體重過重 | 肥胖 |

圖 2.2　農業社群中的人們在體重不足、正常體重和體重過重上的比例

業食品」（西式飲食），[3]改變人們的食物類型，會發生什麼情況呢？亦即暴露於這種食物下的人口體重比例將會如何改變？

現在在全英國人口中，約有 1/4 的成年人屬於肥胖。在美國這個數字已達到 30~35%；在波斯灣地區，成年女性人口的肥胖率甚至已接近 50%（參 5）。平均而言，我們可以說暴露於加工食品或食堂食品下的人口體重占比約有 1/3 正常、1/3 過重以及 1/3 肥胖。

每個人面臨的風險都一樣嗎？

加工食品或西式飲食的食物變化，會以相同方式影響所有人嗎？所有人的肥胖風險都會變高，或是某些人比其他人更容易受到影響呢？整個人群的體重設定點是否都以相同程度增加，或者個體之間的變化存在著差異？

如果所有接受西式飲食的人都有相同程度的肥胖風險，那麼我們就會假設每個人都會受到類似的影響。我們接著要以居住在瑞士山腳下某個村莊的村民為例。當你測量這群村民的血紅素（haemoglobin，用來測量是否貧血的一種血液檢測）水平時，就會發現大多數人（約90%）的血紅素水平，維持在 12~16 g ／ dl 的正常範圍內。其中約有5% 的人貧血，另有 5% 的人紅血球過多，後者的情況稱為「真性紅血球過多症」（polycythaemia）。現在請想像一下，當地地方議會決定在山上修建一條隧道，很不幸地，這個小村莊就在隧道的路線上，所以他們必須將整個村莊搬遷到海拔 2000 公尺的半山腰上。一年之後，他們對村民重新進行檢測，結果發現只有一半的村民具有正常的紅血球水平，而且沒有人患有貧血。另一半的村民卻出現了紅血球過多症，

---

3 工業食品是指食品公司加工過的食物。加工過程會從食品中去除很多營養，使其方便運輸和儲存，同時也使它們變得更加可口，讓人們更想購買（優先於新鮮食品），因而讓食品公司賺的盆滿缽滿。這類食物就是我們所說的「西方」食物。

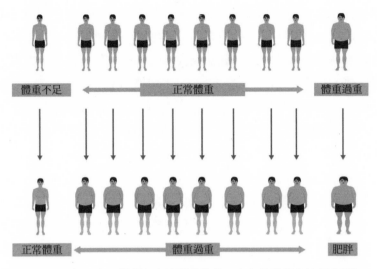

圖 2.3　如果加工食品對所有人的影響均等，大家的體重應該都會增加。

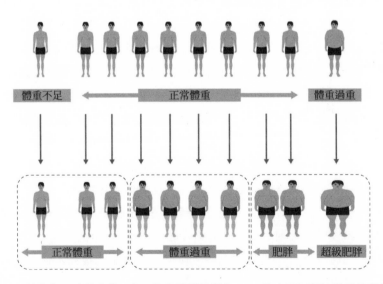

圖 2.4　轉換為西式飲食後，人口的實際體重變化。1/3 的人可以抵抗體重的增加，
　　　　1/3 的人容易肥胖，1/3 的人對肥胖高度敏感。

也就是紅血球（Hb）過多的現象。那麼村民的健康狀況如何呢？由於半山腰的空氣較為稀薄，導致人們透過增加血液中的紅血球來補償適應（紅血球會將氧氣從肺部運輸到我們的各個工作器官）。如果空氣變得稀薄，人體就需要更多紅血球。但檢測整體村民的血紅素水平「分布」情況時，卻與他們生活在山腳下的情況相同，都維持在 12~16 g ／ dl 的正常範圍內，只是每個人的紅血球數量都增加了。也就是空氣稀薄的環境變化，對所有人都產生了相同的影響。

在我們的人口當中，如果所有人都會受到食物環境變化的同等影響，那麼應該也會發生類似瑞士村民的情況。

圖 2.3（見上頁）清楚說明了大多數人都屬於體重過重、體重正常，肥胖占的比例很小。然而對照於我們目前的人口規模分布時，情況卻非如此。（參 6）

有些人免疫，有些人較為敏感

有些人（大約 1/3）維持正常體重，似乎不太會受到環境變化的影響。另有 1/3 已從正常體重變為過重，亦即受到這種環境變化的中等程度影響。而剩下 1/3 的人，會從正常體重變成了嚴重超重（肥胖），這些都是由於環境的變化。

為簡化起見，我們可以把接觸加工食品的所有人分成三類。其中包括：

1. 抗肥胖：仍為正常體重。這些人能輕鬆保持體重
2. 易肥胖：正常體重／過重。請注意，如果他們食用過多加工食品或沒有定期去健身房鍛鍊身體，便會增加體重
3. 肥胖敏感者：過重／肥胖。即使注意熱量且運動，也無法對抗體重的增加

自由意志、教育不足或遺傳基因不良？

想瞭解肥胖症時必須問的下一個問題，就是到底有哪些因素會導致某人對肥胖較為敏感（或抵抗力較弱）？或者，換句話說，是什麼原因導致某人發展出更高的體重設定點？

肥胖症就像多年來大部分媒體所暗示的，是在人類自由意志選擇下（多吃）所產生的疾病嗎？（許多科學家支持此觀點，我們稍後將探討其原因）還是由於家庭環境和養育子女的方式所造成？我們可以將兒童肥胖歸咎於育兒方式錯誤或家族性的遺傳嗎？當我向醫學院學生講授這個主題時，我會要求他們在確定某人如何變胖方面，從自己認為最重要到最不重要的因素進行排序。

請你對決定某人是否容易肥胖的風險，進行最重要因素到最不重要因素的排名。

- 自由意志／個性
- 家庭環境／父母教養的影響
- 繼承傾向／遺傳

如果詢問一般美國人，將會得到一個壓倒性的答案（參 7）。在2012 年對一千多名美國人進行的一項調查顯示，有 61% 的人認為飲食和運動的個人「自由意志」選擇，是造成肥胖症流行的主因。這種看法類似於我從醫學院學生那裡所得到的答案：肥胖與否，可以受自由意志控制（正如你所想到的一樣，因為他們只受過代謝學規則一的相關訓練），因此如果從這種定義上來看，任何遭受肥胖困擾的人必定都是意志軟弱。

在不同家庭成長的同卵雙胞胎

家庭因素呢？事實上會有完全不同的答案。珍·沃德（Jane Wardle）是倫敦大學學院的流行病學專家，她發表了相當有說服力的研究，其研究對象便是同卵雙胞胎們。這些雙胞胎在出生時分離，並被收養到不同的家庭裡（參 8）。她一共研究了兩千多對雙胞胎，並比較他們的 BMI（亦即考慮了身高和體重來測量肥胖程度）。眾所周知，同卵雙胞胎具有相同的 DNA，而且還有相同的眼睛顏色、髮色和膚色，身高也幾乎相同。

如果一對同卵雙胞胎其中一個在不健康的飲食和娛樂環境中（吃太多加工過的速食品，而且沒有太多戶外活動）被撫養長大，另一個則在健康環境中被撫養成人，結果將如何呢？如果問題的答案是「家庭環境」在觸發某人面對肥胖時能抵抗或敏感方面具有重要影響，那麼我們可以預期這些雙胞胎成年後的體重會大不相同。而如果答案是肥胖多半來自「遺傳基因」，那麼他們成年後的體重應該也會差不多（儘管他們並不認識）。如果確定體型大小來自「自由意志」的話，那麼我們可以預期這些同卵雙胞胎在成年以後的體重將相當隨機，並不會受到遺傳或家庭環境的影響。

研究結果可能會令許多人驚訝。這項研究發現同卵雙胞胎成年後，儘管他們終生分開，但肥胖水平（BMI）約有 75% 的一致性。她還發現「家庭環境」的影響在 BMI 數值上的一致性只占 10%。

因此這項研究清楚表明，決定一個人會是正常體重、過重或肥胖的主要因素，並非自由意志或養育方式，而是人體無法改變的東西：基因。

結論：遺傳占肥胖成因的 3/4

由這項研究的大多數案例來看，我們應該不能歸咎於父母的養育，因為當後代過於肥胖時，大家經常怪罪於父母的養育不佳，幸好

研究發現家庭環境對肥胖症的影響只占極少的 10%。亦即當一個孩子肥胖時，因為基因而肥胖的比例約為 75%，因父母養育和家庭環境的影響則為 10%。

我們也要在此強調「家庭環境」（home environment）和「鄉村環境」（country environment）之間的差別。如果一個國家採行了西方文化，其影響將比健康的家庭環境更強。研究證明，如果西式飲食文化滲透到家庭環境，對肥胖敏感的人即使成長在健康的家庭環境下，也無法保證不會變胖。珍‧沃德對雙胞胎的研究結果，已被世界各地許多獨立研究人員重複並證實（參 9）。這項研究也確實符合那些肥胖症患者多年來告訴我的：「醫生，這是我的基因……」，他們確實在這方面說對了。不幸的是，即使已經有很多人瞭解這項研究的重要性，但多年來卻非廣為人知或被經常引用。

第三組人

再回到乳牛的比喻，最大和最胖的乳牛在圍欄三，牠們都暴露在食堂食物下，並且具有肥胖的遺傳敏感性（因為經過育種的選擇）。現在，在肥胖症患者中，我們已確定了兩個主要因素，來判斷他們將來是否會掙扎於體重過重的問題。這些人屬於「第三組人」：居住在西方環境下（後面的章節會討論到）和遺傳敏感性的組合。

某些人肥胖的遺傳敏感性，並非源於人工或非自然的選擇（就像牛群的情況一樣），而更可能是大自然的選擇。不過所有人類、種族和部落都會一樣嗎？還是在西方環境下，某些人會比其他人更容易變得肥胖？

杜拜購物中心美食廣場

我定期會去波斯灣地區為病人看診，因此經常走在當地巨大的室

內空調商場裡。令我感到驚訝的是，與其他種族相比，儘管同樣接觸了西方食物，阿拉伯聯合大公國（Emiratis）的當地居民卻更容易變得肥胖。從漢堡王（Burger King）到塔可鐘（Taco Bell）到 Subway（潛艇堡）等，美食廣場上到處充滿了令人愉悅的西方食物。美食廣場座位區的人包括印度人、菲律賓人、白人、非洲黑人和當地的阿拉伯聯合大公國人。各個種族的人似乎都受到肥胖症的困擾，不過目前這個問題對阿拉伯聯合大公國的當地居民來說，情況更為嚴重和普遍。這點是否能得到研究數據的支持？讓我們來看一下目前的世界肥胖國家排行榜，就可以證實我的觀察，因為阿拉伯聯合大公國位列前三名內。

1. 太平洋島國：諾魯共和國以 94% 的體重過重者名列前茅，其中約有 71% 屬於肥胖（換言之，這個國家正常體重的人只有 6%）
2. 波斯灣國家（包括阿拉伯聯合大公國）：卡達（Qatar）和沙烏地阿拉伯（Saudi Arabia）的成年女性肥胖率已接近 50%
3. 美國：路易斯安納州的肥胖率為 36%，其他州緊隨其後
4. 歐洲：體重過重有 55%，肥胖率則為 25%

　　太平洋島民的肥胖率高得驚人，幾乎就像他們已被人為選擇具有肥胖敏感基因一樣，怎麼會這樣呢？

勇敢的玻里尼西亞人

　　當我寫這篇文章時，我看著書桌上的地球儀，對著這世界以及發生的現象做起白日夢，心想這到底是怎麼了？為何太平洋島民會遇到如此極端的肥胖情況？現代人類的起源，幾乎可以肯定是在現在衣索比亞附近的非洲東部。如果我把地球儀轉到與衣索比亞相反的地方，剛好就可以來到太平洋群島。

人類從非洲移民，幾千年來遷居於地球上各個區域。這些早期部落居民世代以來探索了中東，並穿越亞洲抵達中國。一般認為太平洋島民的起源，來自於現在的台灣和菲律賓人。這些人掌握了航海技術，發現了原始的太平洋島嶼，這很可能就是為什麼太平洋島民體型是全世界最大的線索，因為這些島嶼是地球上人類選擇遷居的最後地點，時間大約是在西元前 1000 年左右（參 10）。從海上航行到這些島嶼的距離相當驚人，約有數千英里之遙。玻里尼西亞水手會跟隨遷徙候鳥的飛行路線，並利用恆星來導航。他們可能必須連續幾天和幾週注視著地平線上的任何跡象，包括海鳥、海龜、樹枝、椰子浮木或遙遠島上的雲層堆積，以尋找附近土地的線索。這種航海經歷的困難程度相當於古代的登陸月球一樣，漫長而艱鉅，而且會受到不可預知因素的擺布。因此很正常地，必定會有許多船員和乘客無法倖免於難。正如由馮·登·施泰嫩（Von Den Steinen）的馬克薩斯群島神話（Marquesan Myths）裡的特雷爾（J. Terrell）所述：這趟旅途太長，食物和水都用罄。一百名划槳手死亡，只剩下四十人，最後這群航海人終於抵達費提努（Fitinui），然後到了奧圖納（Aotona，參 11）。

我們可以想像這些人安全到達太平洋群島的過程中涉及到的艱辛和風險，一定只有那些「足夠強大」到可以承受長途旅行飢餓的人，才能夠存活下來。因此，在那裡定居的任何人，都會自動產生體型巨大的選擇，因為只有那些在旅途之前有足夠脂肪儲備的人，或那些在飢餓狀態下可以減少新陳代謝的人，在長途旅行下的生存機會更大。而沒有這種能量保險的水手和乘客終將喪生，因此沒有機會把基因傳給下一代。

能在世界上這個遙遠地區定居下來的人，等於具有良好脂肪儲備或有效代謝的控制能力，其存活選擇的條件幾乎就跟農民在圍欄三裡對母牛進行「選擇性繁殖」一樣極端（請參考前面章節所述）。此外，一旦這些人定居下來，可能還會受到嚴重飢荒的影響，因為這些飢荒

經常發生在他們所處的小孤島上。與居住在大陸的人相比，遷居到這些受飢荒影響的地區要困難得多。同樣地，這種飢荒又會再次進行新的存活選擇，那些已建立足夠的脂肪儲備來維持健康的人，才能真的存活下來。

隱藏的肥胖基因

在這種情況下，太平洋島民為我們提供了一種獨特的見解，可用來瞭解遺傳如何選擇有利於優勝劣汰的情況（參 12）。然而，根據島上的歷史，從這些早期定居者到後來歐洲人殖民的時期當中，都沒有發生過重的情況，因為他們一直食用著新鮮的天然食物。他們營養充足，也能度過輕微的食物短缺，卻沒有肥胖症的問題。一直要到後來西式飲食引入島嶼之後，這些居民的遺傳基因才開始釋放出定時炸彈。太平洋島民為我們提供了第三組人的一個絕佳示範：一群暴露於高熱量加工食品，然後透過基因引發而增加體重的人。

生殖健康與節儉基因

遺傳學家詹姆士·尼爾（James Neel）於 1962 年時，首次描述了在飢荒和飢餓下，能夠成功存活的基因選擇（參 13）。這種現象被稱為「節儉基因假說」（thrifty gene hypothesis），可以用來解釋為何某些族裔罹患肥胖症的情況，會比相同環境下的其他族裔更多。

節儉基因假說是指，具有有效代謝或多餘脂肪儲備的人，會比沒有這些優點的人，更能熬過飢荒時期。其立論基礎是在每次飢荒期間，都會有一定人數死亡，從而使得人口減少，因此下一代將擁有更強韌的基因。這種理論為肥胖症在不同遺傳群體中的差異性提供了部分解釋。然而發展節儉基因的機制，事實上與尼爾所描述的機制並不相同。

這項理論做了一個很嚴苛的假設，亦即飢荒經常會「消滅」大量

人口。儘管歷史上經常出現生活困難和糧食短缺的情況，但人類的大量死亡通常並非飢餓所致。因此，節儉基因之所以發展出來，更可能是因為食物短缺影響了人口的「生育力」。如果你是一個擁有節儉基因的女性，也許可以比其他人儲存更多能量或脂肪，因而在食物短缺的情況下，你的生育力可以持續更長的時間；而那些沒有足夠能量儲備的婦女，可能會在生殖期間變得無法懷孕或流產。因此，節儉基因並非被飢荒下的存活與否所選擇，而是透過在艱苦時期代謝效率更高的人所擁有的更高「生育力」傳給下一代，這就是所謂的「生殖健康假說」（reproductive fitness hypothesis）。

不要越界！

生殖健康假說的一個主要例子是美洲印第安人的皮馬（Pima）族。一般認為，這個部落歷代以來已為其族群發展出極端節儉的基因圖譜。這是透過許多有紀錄的（沒紀錄的可能更多）的極端困難時期而得知。當時許多皮馬族美國人仍然生活在墨西哥，過著健康的戶外生活，以農耕和捕魚維生。這些美洲原住民並未採取西方生活方式，也沒有任何肥胖跡象，因此儘管擁有節儉基因，並未受到誘發肥胖症的環境所影響。

然而，現在大部分的皮馬人並非定居墨西哥，而是居住在美國亞利桑那州的吉拉河印第安人社區（Gila River Indian Community）。儘管皮馬人擁有自己的保留區，但他們的許多傳統生活方式，已被美國人的生活方式給侵蝕取代。在他們體內的節儉基因，若遇上美國陷入長期飢荒，將有利於他們的生存。然而不幸的是，這些基因完全不適合他們現在所處豐足的、高度加工的、快樂的食物環境。由於他們身上帶有過去的基因傳承，因此節儉基因讓現在的他們變成美國國內最胖、最不健康的族裔。回到我們的牛群做比較，他們便是第三組人的另一種實例：經過基因選擇和環境適應後的人類，具有較高的體重設

定點。

皮馬族人的肥胖率為 67%，是世界上第二高的肥胖率，僅次於太平洋島國諾魯的肥胖率（參 14）。而皮馬族人的糖尿病發生率為 50%，是全美平均水平的八倍。

非洲移民

為了進一步檢驗節儉基因理論，讓我們看一下另一種遷徙，亦即在新地點定居的過程裡造成高死亡率的遷徙。那些從非洲西部被運到美國的黑奴，必須忍受痛苦的橫越大西洋之旅。他們都擠在甲板下，被鏈條綁著，並被那些綁架者當成次級人類。不僅衛生條件差，還要忍受飢餓、毆打和疾病的侵襲。穿越大西洋這條「中間通道」的平均時間，要花上相當痛苦的兩個月。在這段時間裡，儘管只有年輕健康的人被選上這趟旅途，但仍有 20% 的奴隸無法存活（參 15）。[4]

在這種情況下，我們看到了另一個強大的淘汰選擇行為，這次是影響了抵達美國的黑奴。航海過程會消滅那些無法抵抗飢荒和能量消耗性疾病（例如痢疾）的基因，如同玻里尼西亞水手一樣，航海過程會偏愛那些具有足夠新陳代謝率，或有足夠脂肪儲備來維持生存的人（參 16）。這群一代代傳承下來的非裔美國人，一旦經歷美國人的西方生活後，將會發生什麼事？西式飲食對他們的影響是什麼呢？如果我們的理論認為肥胖是由遺傳基因所決定，那麼他們的肥胖風險，應該會比居住在美國的其他種族（皮馬族除外）祖先，亦即未曾遭受過這種自然淘汰風險的族群，受到更大的影響。而如果肥胖不是由遺傳所決定，那麼美國人群體之間的肥胖率，應該會是接近的，因為美國

---

4 根據估計，在 16 至 19 世紀間，約有兩百萬非洲奴隸在運送過程中死亡。在被捕但尚未登船前，還有四百萬人在非洲被強迫移動和拘留的過程中死亡，僅有一千零五十萬人熬過而抵達。

所有族群都同樣接觸了西方食物。讓我們觀察以下的統計：

目前美國國內依族群分類的肥胖率統計（參 17）

所有成年人：35%

黑人：48%

拉丁裔：43%

白人：33%

在美國居住的黑人女性肥胖率則是令人恐懼的 57%

令人難過的是，很諷刺地，在這些非裔美國人被奴役來增加農業的勞動力裡，有許多人被要求從事蔗糖的種植，讓糖以商品形式增加收益。換言之，這些蔗園種植下的副產品便是糖的降價與普及。而現在這一代的非裔美國人，仍留有新陳代謝高效強大的祖先傳承（以節儉基因為基礎），因此他們又再度陷入求生的掙扎，不過這次的困境卻是由糖業帶來的，也就是肥胖以及與糖尿病的對抗。

案例研究──原子測試

「弗里曼先生！」我的護士大喊，喚下一個病人進來看診。

房間突然變暗了。我從病患紀錄中抬起頭，弗里曼先生的體型和體重，遮住了穿過門框的光線。他是我見過最巨大的人，體重 300 公斤，BMI 指數 90 kg／m^2。他的年紀約莫四十歲，穿著有彈性的藍色燈芯絨褲和針織套頭衫，說話輕柔敏銳。在問診時，我問他何時開始肥胖，他告訴我他一直都很胖，從孩童時期就是如此，因為他的食慾旺盛。接著我問他相關家族史時，令人好奇的部分上場了。「家裡還有誰有肥胖症？」他回答「沒人」，他來自一個體重偏瘦至正常的家庭。「你不是被收養的？」我直覺

地問。「不，」這真是讓我感到震驚的回答，如果沒有某種遺傳關連因素，他是如何達到如此程度的巨大體重？不過他提到了一些奇怪的事：「我父親在發明原子彈的測試場裡工作過……」，因此，我們有理由認為他跟家裡的其他人具有很大的差異。

各位知道輻射會導致基因內突變的程度增加嗎？例如農民過去常會以輻射照射玉米，希望得到有利於培育的突變種。以弗里曼先生為例，他的父親在原子測試中曾受到輻射照射，導致他傳給兒子的 DNA 發生了遺傳突變，唯一合理的推論便是這種突變造成了嚴重的肥胖症……

貝都因人

讓我們再回到杜拜購物中心的美食廣場。我觀察到阿拉伯聯合大公國當地居民的肥胖問題，比起商場中其他也吃相同類食物的族裔更為嚴重。對此，我們都認為與太平洋島民、皮馬族人和非裔美國人比其他族裔容易發生肥胖症的原因相同。也許阿拉伯聯合大公國的祖先也曾遭遇過嚴重的飢荒，以至於擁有「肥胖基因」的人有更多生存機會，又或許他們比其他種族擁有更多的節儉基因。

我並不確定這是否就是阿拉伯聯合大公國居民的全部故事。我們知道他們的民族起源自游牧的貝都因（Bedouin）部落，當地居民仍自豪地繼承沙漠遺產。例如傳統阿拉伯聯合大公國的男性，他們的白色頭飾周圍的兩個黑帶，就是貝都因人在夜間用來繫綁駱駝的腳，防止牠們到沙漠中遊蕩的黑繩。雖然我們知道他們祖先的生活艱苦，但同樣也有許多其他族裔經歷過許多世代的艱辛和奮鬥，例如覆蓋北歐的冰河期曾迅速擴展且延續多年，但傳承自這種艱辛下基因的歐洲裔高加索人，其肥胖率僅為波斯灣阿拉伯人的一半。

來自綠洲而非來自美食廣場

　　為何波斯灣阿拉伯人會遭受如此嚴重的肥胖之苦，有另一種理論正在出現（參 18）。這項理論也逐漸被人們所接受，我個人也相信這是阿拉伯人當前健康問題一種更實際的解釋：有人認為環境變化的步伐，是造成他們難以應對肥胖的主因。阿拉伯聯合大公國居民並未比其他族裔帶有更多肥胖基因，但是他們的基因已準備好在惡劣的環境中生存，亦即度過沒有足夠食物的時期。這項理論是基於科學研究的新領域，也就是表觀遺傳學。

　　先前我們假設了從父母繼承而來的基因是固定的，認為它們不可能更改。不過現在這種觀念正在改變，而且也已證明了人體有辦法關閉選定的基因，醫學上稱此作用為「甲基化」（methylation，因為是由甲基分子來覆蓋該基因）。某些基因的關閉發生在你我仍在子宮裡生長時，我們認為之所以發生這種情況，跟成長中的嬰兒對於周遭環境的感知有關。

　　目前認為整個感知過程可使嬰兒更適應其所處環境，因此更可能生存和成長。整體而言，這點確實對嬰兒有益。因為在大多數情況下，母親在胎兒發展時所處的環境與嬰兒出生並成長的環境相同。因此在大部分情況裡，胎兒所預期到的未來環境是正確的，所以後代的表觀遺傳作用通常會是造福人類的好動力。不過如同所有的預測一樣，結果並不一定百分之百正確，這也是表觀遺傳學的缺點。一旦嬰兒出生在與預期環境完全不同的環境中，嬰兒將很難適應並可能出現健康問題。我認為波斯灣阿拉伯聯合大公國就是這種情形。

荷蘭飢荒研究

　　接著，讓我們看看當預測的未來環境錯誤時，一個表觀遺傳學上的著名範例。一份發表於 1975 年的研究論文「1944~1945 年荷蘭飢荒及後續生殖方面的研究」（參 19），研究了荷蘭的飢荒以及在飢荒下

度過孕期的母親對後代的影響。

　　從歷史角度看，飢荒發生在二次大戰即將結束的寒冷冬天裡。當時德軍正從荷蘭撤退，這段期間的戰事非常激烈，各種進攻與反擊都有，也就是戰事成敗的關鍵時刻。由於這場戰爭的性質，荷蘭國內有許多地區等於被隔離多月。嚴冬也讓運送食物到偏遠地區的運河結冰，因而加劇了飢荒的情況。在嚴格限制的食物配給下，每天只允許人們食用 500 大卡。受災地區不僅範圍大，飢荒也持續了六個月，這些遭遇飢荒的人口裡當然也包括懷孕中的年輕婦女。

　　這項研究是在飢荒發生三十年之後進行的，研究人員找出當時遭遇飢荒的婦女生下的孩子。然後再將這些飢荒時出生的孩子，與飢荒前和飢荒後出生的兄弟姐妹進行比較。同時研究這兩種人，分析他們在成年以後的健康狀況，結果有了令人驚訝的發現。正如預期，母親挨餓時期懷孕的後代比正常環境懷孕的後代，體型明顯小得多。一旦成年以後，他們發生肥胖症的機率也比兄弟姐妹高得多。

　　孕期挨餓的母親，其後代一旦罹患肥胖症，就會比一般肥胖症更危險。因為他們的肥胖比較容易發生以腹部周圍堆積脂肪，而非大腿或臀部堆積脂肪的情況。而且這類肥胖在男性中更為常見，也會有較高的糖尿病和高血壓風險。毫無意外地，這項研究也發現飢餓母親的後代中，第二型糖尿病的發生率更高。

押注飢餓的未來

　　為何會發生這種情況呢？子宮中的飢餓感，為何會導致胎兒在未來生活中，增高罹患肥胖症和糖尿病的風險？讓我們從另一個角度來看這個問題。飢餓的母親所生下的嬰兒，其食慾會比正常情況生下的嬰兒來得更強，因此會讓他們的體重增加，或者具有更高效率（耗能更少）的新陳代謝，如此他們就不必比別人消耗更多能量。這點有何好處？研究人員證明，這些特點並不具備任何優勢，反而是導致疾病

的風險更高。然而，如果這個有機體（胎兒）聰明到可以改變 DNA 行為的方式，而不改變 DNA（DNA 已經確定），怎麼還會有缺點呢？請想像一下，胎兒的行為就像變色龍，會根據環境的變化而改變，如果胎兒在子宮中感受到的飢餓環境，與他長大後所經歷的環境相同，例如長期戰亂的永久飢荒或食物短缺的情況，那麼食慾／覓食行為增加和新陳代謝耗能降低等特點，將為這嬰兒帶來顯著的生存優勢，這就是表觀遺傳啟動基因的經典例子，亦即預測未來環境的惡劣。然而在戰後復甦的情況下，這場賭注就押錯了：因為未來環境不是飢荒，而是有豐富的食物。在賭局失敗下，遺傳學上的改變就不是提供健康和生存優勢，而是帶來了肥胖症和糖尿病。

另一場可怕的飢荒發生在 1967~1970 年的比亞法拉戰爭（Biafran War，亦即奈及利亞內戰）期間，研究人員研究了在戰爭之前、之中和之後出生的一千三百多個嬰兒。在戰爭過後四十年，那些在戰爭期間出生的後代，其健康狀況也有類似的情形。這些在飢荒期間出生的嬰兒，更容易罹患中央型肥胖（指四肢不胖但腰圍過寬的肥胖類型）、糖尿病和高血壓（參 20）。

肥胖基因表觀特徵的變化（回應飢荒而產生的變化）可歸因於表觀遺傳學。這種對遺傳適應的理解，為我們的身體與環境之間的「相互作用」提供了全新的視角。它也提出了有關演化過程，以及「我們到底是誰？」的新問題。

前一代嬰兒發生的表觀遺傳變化，是否能夠傳遞給下一代呢？你的祖母在子宮內發育時，是否回應當時環境而啟動基因，並且傳遞給你的母親，然後再傳遞給你呢？儘管這些問題仍有待研究，但已有些研究人員指出，前幾代的某些表觀遺傳性狀確實可以存活超過四代（參 21）。

達爾文、拉馬克和長頸鹿

達爾文在 1859 年發表《物種源始》時，他所使用的詳盡研究和觀察物種與化石的方式，是極具開創性的科學做法。而在 1950 年代初期，法蘭西斯・克里克（Francis Crick）和詹姆斯・華生（James Watson）發現了 DNA 結構，證實了演化機制是由天擇和遺傳突變所驅動。雖然達爾文的理論現在已被廣泛接受為對物種起源的最佳解釋，然而最近發生了一些事情，困擾著相關演化領域的研究人員。他們已用達爾文的理論計算出動物和人類演化所需的「時間」，不過這些數字卻兜不起來，亦即透過簡單的天擇或罕見的遺傳突變而演化時，所需的時間並無法說明目前的演化情況（時間不足）。這也是表觀遺傳學介入，為我們提供令人著迷的演化論替代方案之處，不過這種理論多年來都難以被認可。

從表觀遺傳學研究中，我們知道回應環境（稱為 epimutation，表觀突變）而發生的基因變化，會比達爾文的老式基因突變發生頻率高上十萬倍。這些外在突變會影響並推動演化嗎？根據證據來說沒錯，這類基因可以被稱為「遺傳同化」（genetic assimilation）的過程而永久改變（參 22）。在這種情況下，由表觀遺傳驅動的遺傳演化，將可解決達爾文的演化論裡「時間不足」問題，因為加上了人類為適應周遭世界所做的步伐調整。

表觀遺傳學是個新興科學領域，大約只有幾年的歷史而已，但卻挑戰了人類如何與環境相互作用的傳統理論，讓我們先來為兩百年前就已提出表觀遺傳類型說法的科學家們，分享一下思路過程。

演化論起源

尚—巴蒂斯特・拉馬克（Jean-Baptiste Lamarck）是法國博物學家，比達爾文還早五十年提出演化論。他認為動物演化是對環境的直接反

應，而非像達爾文後來所說的是天擇下的副作用。他的著名範例是長頸鹿之所以演化出長脖子，是因為牠們的直系親屬一生都在伸長脖子上吃樹上高處的葉子和果實。

身為第一個提出演化相關理論的人，拉馬克對宗教創世論的質疑，遭到最高權威的天主教教會嚴厲批評。他的想法也被當代學者批評和詆毀。原應受到舉世尊崇的他，卻在後來的生活中不斷被嘲笑。反觀達爾文比他晚提出演化論，卻能成為世上最著名的科學家。拉馬克在貧窮和默默無聞中於 1829 年去世。幸好他的理論和他的名譽一樣，現在可透過表觀遺傳學重新被世人重視。

演化論的最新發展方向，便是同時接受達爾文和拉馬克的理論。新達爾文主義和新拉馬克主義，都可以加深我們對人類到底如何調適發展以適應環境不斷變化的理解。在各位瞭解這些演化起源觀點後，讓我們再度回到杜拜美食廣場，重新思考一下這對肥胖症有何影響？

表觀遺傳和沙漠

表觀遺傳學如何解釋阿拉伯聯合大公國人的肥胖問題？該國居民的表觀基因對未來的選擇錯誤嗎？讓我們看看波斯灣地區的環境如何迅速變化。

1960 年代在阿布達比發現了石油。這個國家當時是由許多不同的游牧部落所組成，主要的經濟支柱是捕撈珍珠。到了 1970 年，阿拉伯聯合大公國每天已能生產兩百萬桶石油（目前每日產量可達三百萬桶）。阿布達比和杜拜的統治者，決定將石油銷售的大部分收益投資於基礎設施，隨即開始了包括住宅、旅館、學校、道路和醫院在內的大規模建設項目。他們只花了一代的時間，就把傳統貝都因人的生活方式，發展為「西方式」的生活方式。亦即只花了三十年的時間，就從辛苦的夏日曝曬、住帳篷、騎駱駝旅行、吃傳統阿拉伯食物，發展到住在涼爽的空調公寓裡，駕駛高級 Lexus 汽車，食用美味愉快的各

種加工食品。這些改變都發生在三十年內。

　　在美國和歐洲等地，這種從傳統鄉村生活到現代城市生活的轉變，是經過了好幾代人的長時間逐漸演變。相較之下，每一代人的變化都較為緩慢；而對阿拉伯聯合大公國的人來說，這種生活方式的突然改變，可能會使他們的表觀基因「準備不足」。如果你的基因已經準備好在惡劣環境中生存，而這種惡劣環境竟在一代人的極短時間內突然轉變為現代化的城市環境，那麼你的新陳代謝當然會完全不適合你所出生的環境。該國居民原先可能具有表觀遺傳變化，可以協助他們在惡劣的沙漠環境和游牧生活中生存，但在代謝上完全不適合他們現在遇到的美食廣場。這也就是當地許多人肥胖的原因，然而他們的下一代呢？

吃兩人份的飯

　　我們已經知道，如果你的母親在懷你時挨餓或營養不良，你的基因就會被渦輪增壓般的強化（透過表觀遺傳的改變），為你提供未來生存上的優勢。當出生後的環境並非你的預期狀態時，一旦走進美食廣場，在你體內的高效新陳代謝（耗能低）便會帶來大麻煩，其結果便是你的基因讓你變得肥胖。

　　然而，導致基因改變而在西式食物環境下造成肥胖的因素，並非只有在子宮中感受到營養不良而已，現在也有可信度極高的研究證明，孕婦懷孕時若「營養過剩」，同樣會導致其後代的「致胖性狀」發展（obesogenic，致胖是一個相對較新的名詞，用來描述可能導致肥胖的環境事物）。科學家已證實這種明顯的風險存在於小鼠中。他們發現跟正常餵養的小鼠後代相比，當懷孕小鼠以食堂食物加以過度餵食時，牠們的後代就會表現出食慾增加和積極的飲食行為，然後也變得肥胖（參 23）。

同樣的情況對人類來說，懷孕母親的血糖水平升高便代表兒童的肥胖風險增加（參 24）。如果母親孕期肥胖的話，便可預測到嬰兒四歲時，肥胖率會增加二至三倍（參 25）。有趣的是，如果母親曾因肥胖而做過減肥手術（即胃繞道手術）「治癒」後，與母親在肥胖時懷孕的兄姐相比，母親減肥後才生的孩子並「沒有」肥胖性狀的表觀遺傳傳遞現象（參 26）。來自紐約的約翰・卡爾（John Kral）博士是這項研究的共同作者，他的解釋是胎兒在懷孕期間的成長，取決於母親的體重和整體健康狀況，並且會造成一輩子的影響。

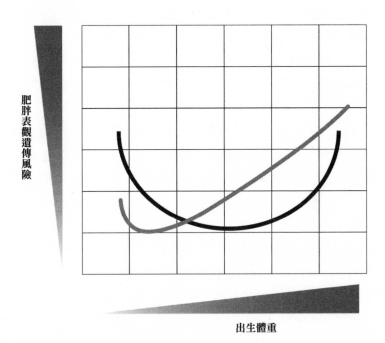

圖 2.5　懷孕母親的營養過剩和營養不足，都會讓後代成年後肥胖的風險提高。此項研究說明了嬰兒出生體重和成年後發展肥胖傾向之間的 U 型關係。

資料來源：S. Parlee 和 O. MacDougald（2014）。孕婦的營養和後代肥胖的風險：發育可塑性的特洛伊木馬。Biochim Biophys Acta，1842（3），3 月，495-506 頁。

讓我們釐清一下這裡所說的內容。當後代子孫繼續暴露在可能引發肥胖的環境時，對他們可就大事不妙了。首先，我們發現基因對一個人的體重有 75% 的影響（還記得雙胞胎的研究吧）。因此我們要說的是，如果你的母親在懷孕時碰巧肥胖，那麼她不僅會將一半的肥胖 DNA 密碼（原先可能讓你容易肥胖的基因）遺傳給你，而且也會將有利於肥胖症的表觀「突變」傳遞給你（因為你的基因是在肥胖的身體內孵育成長）。

為何在懷孕期間過度營養或肥胖也會導致性狀發展，而使後代容易變胖呢？這點似乎違反直覺。我們可以理解那些預期將在「惡劣環境」中生長的嬰兒，其基因所發現的肥胖性狀，但如果預期飲食環境豐足無缺，擁有這些肥胖性狀在生存方面又有什麼優勢？答案可能是，因為西式飲食中缺乏「微量營養素」（micronutrient），因此儘管母親體重超標，但她仍可能缺乏維生素、礦物質或其他營養素，因為她所食用的西式加工食品所含營養，與傳統新鮮食品有所不同（我們將在第八章中對此進一步討論）。胎兒中的基因感受到母親的營養素缺陷，因此基因的表觀遺傳發生了變化，以確保自己在將來的環境中，可以食用到足夠營養的食物，以避免類似的營養素缺陷。杜克大學（Duke University）的科學家也證實，懷孕期間給老鼠服用維生素補充劑，就可以完全改變後代的外觀（參 27）。

因此，這些特徵似乎存在「U 型分布」的風險。在母親營養不良或營養過剩的情況下，兩組後代都遺傳了表觀特徵，促進了肥胖的發展，而且無論嵌入基因中的是哪一種情況，都一樣會變胖。

參觀學校

我記得幾年前曾和女兒一起參觀一所女子中學，因為我們正為她選擇下一所就讀的學校。比起這種倫敦綜合學校的單調乏味，我印象更深刻的是這些學生的「體型」。這些很有禮貌帶著我們參觀學校各

處，並且耐心等待回答我們各種提問的女孩們（或者說這些大部分都胖，甚至是過度肥胖的女孩們），看起來都走得很吃力。

當時我心想：目前肥胖兒童的高比例，跟我上學的年代到底有什麼明顯的差異？以前我們吃的西式食物已經很不健康了，為何現在變得更糟？我當時沒有考慮但後來變得比較清楚的答案，便是表觀遺傳學對肥胖風險的強化。導致體重增加的不僅是環境（因為變化不大）或兒童的基因（與上一代相比變化也不算大），表觀遺傳才是主要因素。這些兒童的肥胖歸因於表觀突變，這種突變擴大了他們維持健康體重的難度。因為這些孩子的母親，大約是 1960 年代末到 1970 年代出生的，但他們在 1980 年代初期遇上第一波影響大眾的表觀遺傳肥胖（二次大戰之後到成人），讓許多母親在懷孕期間變得肥胖，接著她們不自覺地促進了下一波的表觀突變，因而增加了孩子罹患肥胖症的風險。

代代相傳的肥胖風險

如果表觀遺傳學確實導致了後代肥胖，很可能就會造成肥胖風險的代代相傳，因為越來越多年輕人會具有逐漸增強的肥胖特徵。每一代人都將擁有來自肥胖母親或貧困祖母的危險基因突變。假設我們的飲食在後續幾代子孫中保持不變，在肥胖的遺傳性狀發生率越來越高的情況下，肥胖症也會變得更加普遍。當你下次看到有青少年掙扎於體型過胖時，請牢記這一點，因為他們不僅要應付正常的青少年成長困擾，而且還具有比上一代人更強的肥胖遺傳。

我知道這一切聽起來令人沮喪，不過我們尚有一線希望。如果大家都能瞭解風險，便可透過「教育」來加以預防。如果未來的母親意識到肥胖傳給後代的風險是可逆轉的，他們將更可能在懷孕前嘗試維持在正常體重（希望是在本書的幫助下，而不必透過減肥手術）。

對製藥公司和科學家來說，另一種策略就是將肥胖基因與自身的

表觀突變做為他們的研究目標，找出辦法來逆轉該基因的作用。事實上，對表觀遺傳學的第一個開創性研究便做到了這點。美國杜克大學的科學家，正在研究維生素補充劑在懷孕期間對小鼠及其後代的影響（參 28）。

但是他們所使用的小鼠並非普通老鼠，而是專門飼養的刺鼠（agouti），這種小鼠具有兩種特徵：肥胖和黃棕毛色。如果以一對雄性和雌性刺鼠進行繁殖，牠們的後代會跟父母一樣，體型胖碩且有黃棕毛色。但當科學家在食物中添加簡單的維生素補充時，就會發現懷孕的刺鼠所生的後代竟然是棕色和褐色，而且體型也變瘦了。他們分析了後代的遺傳密碼，發現老鼠失去了肥胖和黃棕色的原因，是因為維生素補充劑刺激了表觀突變，關閉了肥胖和黃棕毛色基因的編碼。這項研究等於讓我們瞭解未來可以使用表觀遺傳學，讓肥胖症的治療可能性提高。

有許多不同的基因能使人變得肥胖或苗條，FTO 基因就是第一個被鑑定出來的肥胖相關基因。具有該基因的人比沒有該基因的人平均重 3 公斤。目前為止，已發現還有其他幾個基因可改變某人變瘦或肥胖的機率。某些基因屬於食慾編碼，其他基因則為飽足編碼，整合二者便可用來確定某人在正常情況可能吃下的食物份量。有些基因屬於新陳代謝編碼，也就是控制人體將會燃燒掉多少能量。我們將在本書稍後看到新陳代謝對於控制體重的重要程度。

如果我們能夠鎖定表觀突變，並關閉那些已被確定具有促進食慾、低飽足感或低新陳代謝的基因，那麼就等於有機會採取某種方法來解決肥胖問題，不過這點目前還有很長的路要走。

留在家族裡

就肥胖的遺傳敏感性而言，多年來我的患者一直在說：「醫生，

這存在於我的基因中」或「我來自一個飽受肥胖折磨的家庭」。他們一次又一次地進門看診，而且跟他們血緣關係密切的親戚也同樣飽受肥胖之苦。通常只要某個家庭成員成功進行了減肥手術，其他成員就會跟進。

我曾經少見地出診到患者家中，評估某位病患是否適合接受手術。這位患者的體重為 200 公斤，因為體型巨大，以至於無法輕易送來醫院看診。我之所以記得這次造訪，是因為我通常不會出診到患者家中看診。這間房子整潔而溫暖，家人的照片散放在壁爐上方、桌子和牆上。所有家人都有嚴重的肥胖症，但顯然都在努力過好自己的生活。真正令我震驚的是，「基因」確實可以在你是否必須努力控制體重方面，發揮強大的作用。

案例研究──物以類聚

一個十六歲的猶太男孩和他的父母來到我的診所，討論如何治療他的體重過重問題。他們很希望他能在未來幾年內結婚，這在正統猶太社區裡相當普遍，但他們擔心他的體重可能會拖累未來的妻子。這對父母說，他們已給男孩嘗試過各種不同的節食方法，但似乎沒有任何效果。不過讓我震驚的是父母的身材，這個男孩體型巨大，而父母也一樣體重過重。故事的有趣之處在於，當這對父母結婚時，並沒有靠減肥手術來治療，而他們現在卻想幫助年輕的一代解決這個難以克服的障礙。我可以想像他們和他們的家人，可能都是在沒有其他求婚者的情況下，嫁娶了體型類似的人。這是所謂的選型交配（Assortative Mating），亦即選擇具有相似特徵的配偶進行繁衍。在這種情況下，他們的肥胖就是這個相似特徵，因而導致了這名不幸男孩的「三倍」挫敗感。他從父母雙方獲得了肥胖基因，並由於母親在懷孕期間肥胖而導致表觀

突變的肥胖；除此之外，他還生活在西式飲食環境中，因而誘發
他的肥胖基因。所以他變成一個幾乎注定要肥胖一輩子的人。

本章總結

透過印度的一頭聖牛，如何解釋世界人類肥胖危機的根源呢？讓
我們回顧一下本章到目前為止所學到的東西。

農民可以透過以下方法使母牛體型變得更大：

1. 餵牠們吃一些非天然的特殊飲食（穀物／油的混合物）
2. 選擇性的繁殖體型較大的母牛而非小母牛（非天擇）

我們發現如果對人採用同樣做法，也會像附近農場的母牛一樣，
通通變成肥胖的人：

1. 食用西式飲食時（穀物／油的混合物）
2. 當一個人遭受了極大創傷（如飢荒、遷徙）時，只有體型最大、
   代謝效率最高的人能生存下來（亦即自然淘汰或最胖者生存）

在極端創傷中倖存下來的人，如果暴露在西式飲食環境下，將會
變得極為肥胖（太平洋島民、美國皮馬族人）。

除了遺傳和環境的肥胖誘發因子之外，我們還研究了全新領域的
表觀遺傳學。它會讓懷孕時經歷飢荒或肥胖的母親，直接為後代基因
帶來更多肥胖風險。這也解釋了為何一代一代的孩子，會有越來越多
的肥胖症患者。

表觀遺傳學的最新研究似乎證實了「醫生，這存在於我的基因中

……」的解釋，也就是患者多年來一直告訴我的話，並且讓我確信我們現在已經走在正確的道路上。

　　壓力大、久坐和充滿糖分的生活方式，並不會以相同方式影響每個人。有些人可以輕鬆過完一生，維持苗條身材，他們似乎以某種方式受到了保護，不會有肥胖症的困擾，彷彿對肥胖症「免疫」一樣。其他許多人一生都會被肥胖的幽靈纏擾，拼命試圖擺脫肥胖（例如在健身房裡擺脫），而且還要不斷地節食。

　　我們的基因和由環境觸發的表觀基因，控制著每個人的體重設定點。就像農場裡的動物一樣，大多數人對於自己的身材幾乎沒有選擇權，不論是瘦、苗條、中等、巨大或肥胖的人都一樣。如果你在錯誤的環境中碰巧擁有了錯誤的基因，那麼你幾乎一定需要控制自己的體重，這不是你的錯。如果你試圖對抗自己的體重設定點，有意識地透過節食來降低體重，那麼正如下一章所述，情況可能變得更糟。所以最好的解決方案是建立自己的個人環境，遠離你的基因所尋找的肥胖觸發因子。

　　雖然本書最後會提供實用的長期減重計畫，不過你必須先瞭解如果你已經掙扎於體重過重的肥胖情況，根據我的經驗，最好的解決方案（減肥手術除外），便是理解為何你的大腦想要一個較高的體重設定點？它到底收到什麼信號，認為需要額外的脂肪儲存？這些信號就是肥胖與否或如何控制肥胖的重要關鍵。

第三章
節食與《減肥達人》
為何我們的代謝會有如此巨大的變化

當我觀看電視真人實境秀節目《減肥達人》（*The Biggest Loser*）的時候，有時感到很沮喪。各位可能也對節目內容很熟悉。製作單位會挑選嚴重肥胖的人，讓他們進行為期三十週的節食和身體鍛鍊。節目會跟拍選手們的減肥過程，對他們正在付出的諸般努力表示同情，當他們在健身房裡減重時，攝影機會特寫放大因集中精力而扭曲的臉部。如果他們稍微有點鬆懈，教練就會像魔鬼訓練營裡的中士一樣，嚴厲地對他們大吼大叫。隨著節目進行，我們也會看到這些參賽者努力的結果，似乎一切都是值得的。

不過很諷刺的是，在這個節目的廣告時間裡，大部分的廣告都是美味速食。在觀看節目的同時，你會覺得越來越餓。節目結尾（也就是你正在大啖外送披薩時），通常會以參賽者驚訝地看到自己站在體重計上減少的重量、微笑著畫下句點。整個過程的減肥幅度可能達到80公斤，幾乎等於減少了一個普通男人的體重！結果令人難以置信，不僅看起來很有趣，而且還能吸引大批觀眾收看。不過，這個節目以及所有類似的魔鬼訓練營式減肥節目，其真正目的是什麼呢？他們的結論可能是，如果你努力並付諸實踐，確實可以減掉很多體重。第二條訊息則是，如果你做不到這點，就是你意志力薄弱或你是貪吃鬼，或兩者都是。這種節目造福了健身房和減肥書的銷量，然而它們真的對想減肥的人有幫助嗎？

《減肥達人》並未呈現參賽者減肥後的長期影響。觀眾可能也相

信這個節目為減肥者開創的新生活將會是長久的。製作單位全力以赴地拯救了參賽者，讓他們戰勝了肥胖。

《減肥達人》的結果是否與我們的體重設定點理論相吻合呢？我們可以假設，除非參賽者能夠永久地向下修正他的體重設定點，否則大腦潛意識將會使用控制食慾和新陳代謝的負回饋系統，讓體重再次回升。[1]

從實驗室觀察《減肥達人》節目

讓我們看一下美國代謝學家凱文・霍爾（Kevin Hall）博士在馬里蘭州貝塞斯達（Bethesda）的美國國家衛生研究院（National Institutes of Health）進行的一項著名研究，他對人類新陳代謝法則似乎很感興趣。他的團隊在《減肥達人》節目後追蹤了其中十四位參賽者，分析其六年後體重和新陳代謝狀況（參 1）。這些參賽者當初平均每人體重減輕 58 公斤（128 磅），相對於他們參賽當時的肥胖程度而言，這樣的減肥成果相當令人驚訝。但在演出後六年，這些人體重平均增加了 41 公斤。

從新陳代謝來看，難道他們的體重設定點仍然一樣高嗎？比賽剛結束時，他們的新陳代謝率比節目剛開始時低了 610 大卡（變瘦而減少耗能）。六年後，他們的新陳代謝率變得更低，竟然比在演出此節目之前要少 700 大卡。[2] 這當然會嚴重降低他們的新陳代謝率，亦即若要維持體重，除非每天少吃相當於三道菜的餐點，否則每天就要跑上十公里，才能追上參賽前的新陳代謝率。這些參賽者的體重設定點似

---

1 本章所使用的「新陳代謝」一詞，指的就是「基礎代謝率」，亦即扣除任何類型的運動後，一整天的能量消耗。也就是如果你整天都躺在床上，也會消耗掉的能量（通常占總能量輸出的 70%）。

2 扣掉減輕的體重後，比減重前少消耗掉 500 大卡的能量。

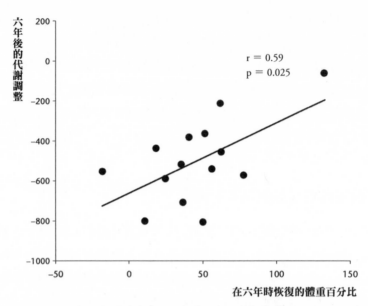

圖 3.1　在《減肥達人》節目六年後的新陳代謝變化

注意：參賽者體重減輕得越多，其新陳代謝便會比已回復體重的人來得更低，這表示體重設定點仍可在幾年後改變他們的新陳代謝（在統計學上的意義重大）

資料來源：E. Fothergill 等（2016）。在《減肥達人》節目六年之後，持續進行新陳代謝適應。Obesity（Silver Spring），24（8）期，8 月，1612-19 頁。

乎與減重之前完全相同，所以他們的負回饋系統也正竭盡所能地贏得這場戰爭。無論參賽者在自覺意識上是否反對，大腦潛意識都在強迫他們回復到設定的體重。

我可以減肥，但是……

　　這點可以證實肥胖患者反覆告訴我們關於節食的訊息。沒錯，短期減肥是有可能的，但從長遠來看，體重總是會回來，因為大腦潛意識總是會打贏對抗主觀意識的意志之戰。

　　節食對人體的長期代謝有健康上的危害嗎？如果已經是長年定

期的低熱量飲食，將如何影響新陳代謝？會比開始節食時更低嗎？從目前的飲食研究看，我們知道新陳代謝率會隨體重減輕而減少。有越來越多證據顯示，「反覆」的減重與復胖，亦即所謂的「體重循環」（weight-cycling）或「溜溜球減肥」，都會對將來的減重幅度有所妨礙。韓國的一項研究顯示，經常靠節食減肥又復胖的人，跟沒有「體重循環」的人相比，在節食時脂肪會減少，肌肉會增加（結果變得更重、更難減，參 2）。

我們在第一章曾經提到，要求人們反覆節食的對照實驗無法正確進行，因為科學監督下的飲食必須限制受試者的行動（例如監獄中的囚犯）。因此這麼多年來，科學家都知道嚴格監督飲食是不切實際的，動物研究才更適合監測「體重循環」對代謝和肥胖的影響。挪威卑爾根大學一項有趣的研究比較了使用三種不同方式餵食的小鼠（參 3）。第一組進行固定的低脂飲食，第二組進行高熱量飲食，第三組則採用高熱量（十天）與節食（原先攝入正常能量的 70%，四天）交替餵食。在八十天內一共進行四次飲食週期，來呈現在飲食期間體重減輕的典型週期，以及恢復正常飲食後的體重恢復情形（但有超過的現象），亦即觀察每次減肥過後體重都會回復並再度增加的情況。如果你針對一位已節食多年的肥胖症患者，繪製他在體重減輕、體重回復和隨後體重調節過高的圖表，看起來便會與節食小鼠的實驗完全相同（圖 3.2）：溜溜球般的重量來回波動，長期看來每次都會增加體重。

在研究結束時，我們發現經過間歇性限制熱量飲食的小鼠體重，要比一直在吃高熱量飲食的小鼠體重還重；也就是說，節食似乎對於控制體重適得其反。

這項研究有個明顯的結果，亦即節食小鼠和高熱量飲食的小鼠所攝入的總熱量完全相同。但節食小鼠會以某種方式發展出提高進食效率與節約的新陳代謝。然而，反覆進食的限制卻讓牠們的體重設定點被提高了。

為何節食之後會發生這種情況？為什麼我們會先回復減掉的體重，然後還會增加更多的體重呢？我認為人類每次減肥時，都為大腦計算體重設定點增加了新數據，但大腦無法分辨我們憑意志進行的節食，與飢荒等環境災難而造成的食物短缺之間的區別。對大腦而言，這是「同一件事」，節食和飢荒都等於限制熱量和負回饋平衡，因此在計算需要儲存多少能量（脂肪）時，會將這些事件添加到大腦的資料庫裡。從過去的經驗看，人體必須忍受的飢荒／節食越多，大腦潛意識就希望你的體重設定點越高，因為它希望得到保障，以免萬一接下來遇到飢荒／節食等嚴苛環境。這點與現有的研究相吻合，更重要的是，也印證了患者為自己的體重而苦苦掙扎的實際經歷：體重減輕、

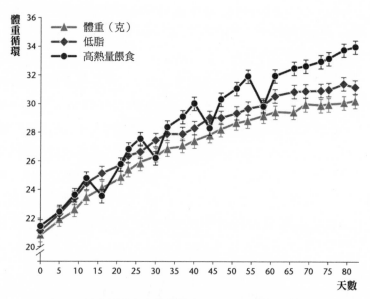

圖 3.2　節食循環與高熱量餵食的小鼠，體重增加的比較

資料來源：S. Dankel 等，2014。體重循環可促進 C57BL ／ 6J 小鼠脂肪組織中的脂肪增加和週期基因表現的改變。Am J 生理學內分泌代謝，306（2），1月，E210-24。

體重恢復，然後隨著體重設定點提高，體重也會逐漸增加，超過他們剛開始節食時的體重水平。因此，定期節食竟成了「讓身體更胖」的好方法。

代謝變化

在醫學院裡，我們學習到如果知道病患的身高、體重、性別和年齡，就可以計算出他的基礎代謝率。使用一個稱作「Harris-Benedict 公式」的複雜公式，便可準確估算病患目前消耗多少能量，藉以協助他們估計每天需要攝入多少熱量來維持或減輕體重。這個公式也是現在許多智慧型手機 app 裡所使用的公式，可用來告知人們自己每天會消耗多少基礎能量。[3] 這些應用程式的目的在依據新陳代謝的能量輸出，來規畫應該攝入的卡路里數。只要使用我們的第一定律（能量儲存 ＝ 能量輸入－能量輸出），使用者便能規畫出自己的減肥策略。但是這類公式存在一個基本問題，導致所有基於該公式的應用都會出現問題。因為這種程式可以計算出使用者的平均新陳代謝率，但它並未將相同體型、形狀、年齡和性別的人在新陳代謝上的各種差異加入考量。換句話說，這樣的計算公式忽略了我們的「代謝變異性」（metabolic variability）。

案例研究——代謝變異

兩個女人在她們最喜歡的義大利餐廳共進晚餐。她們是多年室友，從十年前上大學一直到現在，兩人都會一起做飯、吃飯。實

---

3 BMR（basal metabolic rate、基礎代謝率）：
  女性：BMR ＝ 655 ＋（9.6 × 體重公斤）＋（1.8 × 身高公分）－（4.7 × 年齡）
  男性：BMR ＝ 66 ＋（13.7 × 體重公斤）＋（5 × 身高公分）－（6.8 × 年齡）

際情況是，她們兩人的外貌看起來非常相像：相同的身高、體重和體型，旁觀者應該會以為她們是姐妹之類，但事實並非如此。她們兩人都過重，不過還沒到肥胖的程度，衣服可能穿 12~14 號左右（約 L~XL）。

其中一位正看著菜單苦惱：她餓了，但找不到適合的低熱量食物；另一個朋友沒那麼餓，也不關心卡路里的問題。當他們的話題變成節食時，較餓的那位承認自己確實在努力降低體重。但她的老朋友提醒她，當她們十年前在一起生活時，她們會一起吃飯、一起運動，並具有相同的新陳代謝率。

如果我們有機會在十年前檢查她們的代謝率，將可以證實兩者確實相同。不過現在在菜單上尋找低熱量食物的飢餓朋友，她的新陳代謝會比她的朋友低得多，每天可能減少消耗 200 或 300 大卡。原因為何？因為在過去十年裡，她一直在努力從穿 14 號變成穿10 號，不過並沒有成功。這點導致她的體重設定點被提高到相當於穿 16 號的人。大腦潛意識地想要 16 號的設定點，以防萬一接下來發生的節食／飢荒會更嚴重，因為它必須維持人體的生存能力。這位節食者有意識地計算熱量並抵抗食慾來進行這場失敗的戰鬥，因此她的身體以較低的新陳代謝率做出反應，我們可以猜測最後獲勝的會是誰。

跑十公里或多吃三道菜？

如果你找十個人一組，而且性別、年齡和體型大小都相近的話，基礎代謝率公式便可準確為你計算出整個小組成員的平均靜態代謝率。如果他們做的都是經常久坐的工作，也不去健身房運動，我們便可預期他們每天都會消耗相似的能量。假設在這個範例中，經公式計算得知他們每天的基礎代謝是 1500 大卡，但當你測量組中每個成員的實際代謝率時，就會發現個體之間存在著明顯差異。十個人中最低的代謝率可能是每天 1075 大卡，而最高的代謝率則可能是每天 1790 大

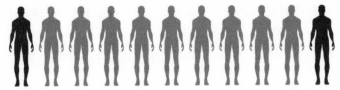

最低 5%的 BMR　　　　差異 = 715 大卡／天　　　最高 10%的 BMR
1075 大卡／天　　　相當於每天跑步十公里　　　1790 大卡／天

圖 3.3　一群體型大小相近的人，其新陳代謝最高和最低之間的差異。

資料來源：J。Speakerman 等（2004）。個體基礎代謝率變異的功能意義。Physiol Biochem Zool，77（6），11 月至 12 月，900-915 頁。最低 10%的 BMR

卡（參 4）。就像《減肥達人》參賽者在減肥後那樣，每天相差 715 大卡等於低代謝率者每天必須跑步十公里，才能與高代謝率者有相同的能量消耗。或者換個說法，與低代謝率者相比，高代謝率者每天等於可以多吃相當於三道菜的熱量！

　　體型大小相同的人，其新陳代謝的差異取決於他們目前的體重高於、低於或等於大腦潛意識的理想體重（也就是體重設定點）。如果目前的體重超過了大腦設定的體重，你的新陳代謝就會加快（高代謝率）。倘若你的體重低於設定點（例如節食幾週或幾個月時），新陳代謝就會變慢（低代謝率）。

調光開關

　　男性的平均每日熱量攝入約為 2500 大卡，相當於每天消耗 1050 萬焦耳。一天有 86400 秒，因此我們可以計算出普通男性使用的能量比率（或說功率）。人體維持運作所需的功率約為 120 瓦，跟燈泡所需的功率相同，但這只是平均值，一般人使用的能量範圍可能從 60 瓦到超過 240 瓦。因此，請把人們在新陳代謝上的變化，想像成裝在燈

泡上的「調光開關」一樣，可被設置為明亮或昏暗，或讓亮度介於兩者之間。

新陳代謝如何改變？

我所描述這種新陳代謝的「動態變化」，就是人體能量調節系統的主要功能，但是科學家們仍然無法確定這些新陳代謝到底如何發生。如果他們能找到答案，就可以利用一種藥物或療法，來阻止新陳代謝的變化，使得減肥變得更容易。在觀察了數百名肥胖患者並研究了有關代謝變異性的各種文獻之後，我認為有兩種最可能的機制：

1. 人體中的代謝壓力水平，是由「自律神經系統」（ANS、autonomic nervous system，包含 SNS ／交感神經系統與 PNS ／副交感神經系統）所設定。
2. 我們從化學能產生的熱量是一種稱為「生熱作用」（hermogenesis）的過程

當我們將患者在節食或暴飲暴食中的經歷，與現有的科學研究相互對照時，便能得到關於體內代謝變化如何發生的可靠解釋。

戰或逃？

讓我們從自律神經系統開始。稱為自律，是因為它的反應是自主的（或說自動的）。我們對這套系統無法進行有意識的控制，因此通常也被稱為「戰或逃反應」（fight or flight response，亦稱應急反應）。大腦潛意識將判斷我們處於安全環境或是危險當中，並會相應地調節自律神經系統（ANS）。

想瞭解現實生活中的戰或逃反應是什麼情況嗎？記得幾年前，我

和我的寵物獵犬麥斯威爾（Maxwell）在鄉下穿過一大片牧草地。當我們接近草原中心時，我注意到田野上的一些母牛，大約有十頭，打算擋住我們往出口的路線。我以前從未遇過這種事，通常我會直接走過去，但這次突然覺得應該要繞過牠們。正常情況下，你會希望牛忽略你，繼續吃草就好，不過在這個特別的時刻，我發現牠們的耳朵都豎起來了。接著我注意到牠們並不是小母牛，而是青春期的公牛。當牠們一起對著我們衝過來時，我放開麥斯威爾的牽繩，有史以來第一次像職業短跑選手那樣衝上草地邊界五英尺高的鐵絲網圍欄。通常我不擅於攀爬（因為我不是很愛運動的人），不過我竟然直接跳了過去，跌落到蕁麻叢上，而且還未感受到身上的割傷。當我回過神來，我發現公牛群正在追趕可憐的麥斯威爾，牠邊跑耳朵邊飄動著，因為牠也有類似的自律神經系統反應，加速牠的逃離。如果不是這種 ANS 反應，那些憤怒的年輕公牛很可能會跑過來踩傷我和麥斯威爾。

　　一旦感覺到危險，我們便有迅速打開「後燃器」開關的能力，也就是戰或逃的瞬間反應。不管是立刻逃離危險或走投無路而不得不正面迎擊，我們都將因此變得強大而迅捷，並且會擁有更敏銳的視野和更清晰的思維。醫學術語便是「交感神經系統」（SNS、sympathetic nervous system，隸屬 ANS 之下）反應。以下是 SNS 或說戰或逃反應對人體的影響：

1. 增加心跳頻率和血壓，以便將更多血液運送到跑步或打鬥用的肌肉[4]
2. 在預期的耗力行為下，分泌汗液讓身體涼爽
3. 收縮皮膚血管，讓血液優先運送到心臟和大腦，因而導致臉色

---

4 我在本章裡使用「肌肉」一詞來形容我們的「骨骼肌」，也就是附著在骨骼上、讓你能有意識四處走動的肌肉。

蒼白

4. 升高血糖，供應養分給肌肉和大腦

5. 加快呼吸，增加血液中的氧氣

6. 增加富含氧氣和葡萄糖的血液給大腦，藉以增加思考的速度

7. 擴大瞳孔（讓視野更好）

8. 釋放天然鴉片或類嗎啡止痛藥（稱為腦內啡，endorphins），準備應付萬一受傷的情況

SNS（交感神經系統）的戰或逃反應，是由腎上腺素荷爾蒙所觸發。腎上腺素透過血液輸送並啟動交感神經系統，這是位於人體核心、沿著脊柱的一系列神經。持續維持這些「超人特質」可能是演化上的生存優勢，但事實卻非如此，因為關鍵在於能量。與進行正常活動相比，戰或逃反應必須消耗更多能量。在發生致命危險時，人體必須啟用 SNS 的儲備能量。

放鬆時間

與交感神經系統、腎上腺素激發的生存反應相反的，便是「放鬆反應」（relaxation response）。這是由於啟動了稱為「副交感神經系統」（PNS，parasympathetic nervous system，同樣隸屬於 ANS 之下）的另一個系統。當這個系統更加活躍時，我們的身體就會放鬆到更節省能量的狀態。當你在處於安全的環境時，它會讓你降低心跳頻率和血壓，並讓你的呼吸更加均勻，同時也減少流向大腦的血液，讓你感到很輕鬆……。

關於自律神經系統（ANS）的傳統思維，一般都是指身體適應不同危險程度的方式，這也是醫學院教授的知識。但如果自律神經系統還具有其他的功能呢？如果它的另一項功能是為了改變能源消耗，以抵消糧食過剩或短缺的情況呢？如果真是這樣，我們的身體會對能

量過剩、過度進食產生什麼反應呢？我們已經知道啟動交感神經系統（SNS）後，可以增加體內能源的消耗。就像在開車時換成低速檔一樣，你無法加快車子的速度，但你知道會耗掉更多汽油。

飲食過量會怎樣？

交感神經系統的啟動會如何表現在暴飲暴食上？如果這真是我們透過新陳代謝來適應食物過量的方式，那會讓我們感覺如何呢？其表現可能是具有較高的靜息心率加上高血壓，我們會比平常流更多汗，血糖值也會偏高，然後會刺激胰島素反應（稍後會解釋），接著又讓你渴望甜食，肌肉也會感覺更強壯，大腦將充滿葡萄糖和氧氣，覺得頭腦清醒並充滿活力。SNS 提供的腦內啡止痛藥能讓你在心理上感覺良好。這種感覺聽起來很熟悉嗎？沒錯，就像「度假」一樣！

如果自律神經系統（ANS）也能在節食時保護我們免於體重減輕，那又會發生什麼情況呢？在這種情況下，副交感神經系統（PNS）將處於主導地位，嘗試減少能量消耗並限制體重減輕。它可以透過降低我們的心跳頻率（匯出血液的速度）和降低血壓（匯出血液的力量），讓我們的心臟消耗更少的機械能。這樣一來，送到肌肉的血液就會減少，因此身體可能會更容易感到疲勞。與營養良好時相比，流向大腦的血液也會變少。也許你會開始覺得很難集中注意力，甚至容易感到困惑和激動。由於沒有美妙的腦內啡灌注，我們可能會因此感到沮喪和空虛。節食中的人對這點感到熟悉嗎？我確定患者的描述與這些自律神經系統反應所導致的結果十分吻合。

對於並非沒有在節食的人（例如生活在這個卡路里豐富環境中的大多數人，而且攝入熱量幾乎都超過需求）來說，又會發生什麼狀況呢？以 SNS 型反應的形式進行的代謝適應，會對飲食過量的人有何影響？從本書第一章中我們知道，人類每天攝入的熱量比三十年前增加了 500 大卡。我們也知道大部分的多餘熱量（除了其中的 0.2% 之外），

幾乎都不費吹灰之力就被燃燒掉了，否則所有人的體重可能都會超過300公斤。藉由過度啟動交感神經系統（SNS）來適應飲食過量的人，可能會出現兩個主要的健康問題：高血壓和導致第二型糖尿病的長期高血糖，也就是我們在工業化城市裡看到的健康問題。此外，人們也發現，很難擺脫天然鴉片和對過度飲食的代謝反應所帶來的幸福感，食品工業更可能會嘗試從這種感覺中獲利。

SNS 上升──代謝率上升

洛克菲勒大學的魯迪・雷貝爾（Rudy Leibel）的研究證據支持了這項理論（參 5）。當他們在受試者體重增加 10% 和體重減輕 10% 後進行代謝變化研究的同時，也測量了受試者的自律神經系統活動。

他們發現當體重增加10%後，受試者的新陳代謝就變得很「熱」，毫不費力就燃燒掉更多的卡路里。研究人員注意到這段期間，受試者的 SNS（戰或逃）活動增加，而 PNS（放鬆）活動則受到抑制。這與他們在體重增加後測得的每天 600 大卡的代謝率增加相吻合，看來SNS 活性的增加，似乎就是代謝率提高的原因。

當他們模擬傳統節食法，在受試者減重 10% 之後測量 ANS 活性時，他們發現這些人的身體狀態更為放鬆，亦即透過啟動 PNS 來節省能量。我猜想如果他們問受試者體重減輕 10% 後的感覺如何時，明顯的症狀應該是肌肉疲勞和思考遲鈍。

進一步的研究也已證實，當人類長期過度飲食時，他們的 SNS 活性會升高；而當他們飢餓的時候，PNS 行為就會介入以節省能量（參6）。奇怪的是，大多數醫生和科學家似乎都忽略了可用來解釋這種現象的新陳代謝適應變化。大多數治療肥胖的相關實驗，並未朝這個方向進行研究。

因此，我們便有可靠的證據證明新陳代謝的適應，是由自律神經系統的變化而帶動。不過也有證據表明，我們的身體還有另一種方式，

讓新陳代謝與食物攝入量相互匹配，並使身體朝向理想的體重設定點轉變。這種方法就是「生熱作用」，亦即把那些多餘的能量燃燒掉，也就是轉成熱能。

自燃

　　關於生熱作用的故事始於一次大戰期間，地點在巴黎郊區的通風倉庫中。這間倉庫是一家炸彈製造工廠，他們剛剛發現如何製造一種超強炸藥。在生產線上的工人（主要是婦女）將二硝基酚（DNP）和三硝基苯酚（picric acid，俗稱苦味酸）兩種化學物質混合在一起製作 TNT 炸藥，然後將其放入將近一公尺長的砲彈內焊接起來，整個工作辛苦且費力。工廠主管注意到他的員工表現不如預期，即使是冬季，在寒冷的倉庫中缺乏暖氣，這些婦女仍然抱怨熱到汗流浹背、全身發熱，甚至發燒。過了一段時間之後，許多婦女很明顯地瘦了下來。接著災難來了，其中一個工人，一位二十多歲的年輕女子，因體溫猛烈升高而倒下；她的肌肉在僵硬並停止運作之前還發生了短暫的抽搐。癱瘓倒下的她無法呼吸，最後躺在工廠地板上窒息而死。

　　1920 年代，史丹福大學的科學家分析了二硝基酚（炸彈工廠使用的一種化學物質）對新陳代謝的影響。研究發現，接觸這種化學物質後，會使靜態新陳代謝率提高 50%。化學（或說食物）的能量在肌肉中轉化，但並非以運動的形式轉化為物理能，而是以熱的形式轉化為熱能，其副作用是必須燃燒脂肪儲備來補充不足的能量。肌肉中產生的熱量升高了體溫，並透過流汗來冷卻皮膚。二硝基酚這種化學物質（後來稱為 DNP）會作用於肌肉細胞核心的粒線體（mitochondria，即細胞的引擎）表面。這些細胞引擎通常會把葡萄糖（來自我們攝入的碳水化合物）形式的燃料，轉換為 ATP（adenosine triphosphate，三磷酸腺苷），其作用就像小型充電電池，供細胞使用或移動。

能量（食物中的葡萄糖）→進入細胞→
產生 ATP（細胞形式的能量）

而存在 DNP（二硝基酚）的情況下，粒線體啟動錯誤，只吸收葡萄糖但不產生 ATP，反而將燃料轉化為熱能（參 7）。

能量（葡萄糖）→進入細胞→ DNP 阻止 ATP 產生→
細胞損失的能量轉為熱能

奇蹟式減重療法

結果到了 1930 年代，美國製藥公司開始生產和銷售 DNP，當成一種革命性的減肥藥。這種藥確實有效，一年之內就有十萬人使用。不過製藥公司的科學家並未正確評估這種藥物的安全性，因此很快就發現它會引起幾種令身體非常不適的副作用。第一種便是白內障的早期形成而導致失明，第二種則是嚴重的體溫過高（亦即身體過熱），並導致至少一人死亡。因此沒過多久，這種藥就從市場上全面回收。

二次大戰期間，俄羅斯軍隊的冰冷壕溝中再次出現 DNP。俄羅斯科學家修改並削弱 DNP 的副作用後，分發給部隊。DNP 果然起了作用，士兵的身體奇蹟般地變暖，體溫降低的速度減緩，士兵們感到更舒服。但隨著持續使用 DNP，軍方也注意到士兵減輕了太多體重。因此 DNP 又再次遭到停用。

最近 DNP 似乎又有捲土重來的跡象。雖然有明顯的致命危險，但許多健美運動員仍然使用它來快速減肥，甚至一般人也很容易在網路上搜尋並訂購。2018 年，英國有四人死於 DNP 服用過量，或說死於其引起的肌肉過度生熱作用。當肌肉細胞耗盡能量且無法阻止大量鈣質湧入時，死亡前的最後疼痛就來了。首先會有短暫的適應，接著肌肉僵硬，然後死亡。

尋找體內的天然能量燃燒器

科學家瞭解到 DNP 確實有可以消耗人體儲存的（脂肪）能量的能耐，因此幾十年來一直在努力尋找 DNP 在人體內是否有類似的天然物質。如果能夠發現像 DNP 這樣的燃脂器，並且可以用安全的方式加以利用，這樣做出來的減肥藥一定可以大發利市。

他們的搜索始於分析「棕色脂肪」（brown fat）的運作原理。需要保暖的小型動物（如小鼠），體內便富含棕色脂肪。與一般白色脂肪（儲存能量）不同之處在於，棕色脂肪包含一種稱為 UTP-1 的蛋白質，就像 DNP 一樣，可以吸收食物能量並轉化為熱能。不幸的是，正常成年人體內的棕色脂肪含量不高，不足以燃燒掉過多的能量。因此，最近對天然能量燃燒器的搜索，已從棕色脂肪轉變為我們的肌肉。根據最新研究顯示，肌肉細胞中含有一種名為「肌鈣蛋白」（sarcolipin）的類 DNP 物質，這種蛋白質可以在我們的身體興奮時，只透過熱量轉化為熱能的方式燃燒掉多餘熱量，而不必透過運動或鍛鍊。而且這些熱能可以很快地散逸到空氣中，亦即體內多餘的熱量可以毫不費力地被燃燒掉。

如果你有興趣深入探索生熱作用的背景，也就是肌肉用來燃燒能量並維持體重設定點的這種迷人方法，請至 whyweeattoomuch.com 造訪本書的線上附錄（尤其如果你是醫生或科學家），進一步查看更詳細的訊息。

本章總結

讓我們回顧一下到目前為止所學到的調節體重代謝過程。我們已經確定人體的能量儲備（亦即身體應該攜帶多少脂肪）是由我們的大腦潛意識，而非大腦意志所控制。我們雖然可以透過節食，在短時間內嘗試超越大腦潛意識，但最終我們的負回饋機制會將體重拉回到個

人的體重設定點。體重設定點是由大腦根據環境、歷史和基因計算而得，一旦我們有辦法瞭解其中涉及的過程，便能向上或向下加以變更（這點將在本書第三部做進一步的討論）。如果飲食過量或飲食不足，而體重與設定點相比過高或過低的話，人體的基礎代謝率就會向上或向下改變，迫使我們回復為大腦設定的體重。

新陳代謝的調節就像電燈的調光開關一樣。如果身體目前高於體重設定點（如聖誕節後）必須減重時，便會提高新陳代謝率來「燃燒」能量。我們也看到有力的證據，說明這種燃燒或對飲食過量的代謝適應，是透過交感神經系統（與戰或逃反應相關的系統）的啟動來控制。當交感神經系統變得更加活躍時，我們便會感到其作用。這些作用有些感覺不錯，例如思路清晰以及幸福感等，其他作用就不太有趣了，例如高血壓與高血糖等。除此之外，交感神經系統的啟動還會引發肌肉的生熱作用，導致多餘的能量消耗。其結果便是讓人感到發熱，而且隨著冷卻身體以補償肌肉產生的熱量時，讓人變得容易流汗。

當身體因為體重低於設定點（如節食減肥期）而希望增加體重時，我們的新陳代謝率便會急速下降，降至每天約 1000 大卡。我們也已看到證據證明換成副交感神經系統活躍時，就會發生這種情況。如此可以減少心臟的能量消耗（血壓恢復正常），並且阻斷肌肉的生熱作用，讓人體感到寒冷。

代謝學規則一，也就是我們的熱力學第一定律（能量儲存＝能量輸入－能量輸出），現在似乎更具動態性。能量消耗的個體差異極大，而且人類無法用意志來控制新陳代謝率。在下一章中，我們將研究這個公式的「能量輸入」部分。我們有辦法用意識來控制「較長期間」所攝取的食物和卡路里數量嗎？或者這也一樣會受到某種潛意識的控制？

第四章
我們為何而吃

食慾（和飽足感）如何發揮作用

「雖然正在變瘦，但我一點都不覺得餓。有時還得設鬧鐘來提醒自己記得去吃午餐。」

這是進行減肥手術後，患者最常見的陳述。原先在他們一輩子裡，大部分的時間都在嘗試節食，但每次都失敗，讓他們覺得自己意志力薄弱，因為每次開始節食，似乎總是在忍受飢餓。但在進行減肥手術後，罪惡的面紗突然掀開了，他們的肥胖正在消退，讓人覺得掌控感又回來了，而且雖然體重逐漸降低，卻沒有過去節食時的那種難受。他們在感受到減肥的幸福之餘，還發現自己並非那種令人失望的貪吃鬼，因此也感到欣慰，畢竟他們不再懷疑自己有性格弱點，社會暗示的那種「意志薄弱」缺陷也消失不見了。他們過去在節食後所感受到的，是大腦遇到限制食物時所產生的「保護性」飢餓信號。如同我們在第三章所見，體重減輕會大幅改變新陳代謝的程度，控制大腦潛意識要吃多少食物的飢餓信號也是如此。而在減肥手術之後，這些「能量輸入」的信號被關閉了。

減肥手術的這種奇妙結果引發了「食慾規則」（appetite regulation）的研究。製藥公司非常清楚這種手術後所發生的明顯食慾變化，他們當然很想瞭解這一點。因為一旦瞭解這種變化規則，他們就可以致力於生產某種藥物，來模擬減肥手術對食慾的影響。如此一來，便很可能在突然之間，手上又有了另一個價值億萬的產品。因此，

許多正在進行的同類研究都取得了資金贊助。

上一章中，我們看到新陳代謝是動態的，會為了把體重調節到設定點而變化，亦即「能量輸出」會持續變化。但是能量平衡方程中的「能量輸入」（吃進食物）部分呢？到底該如何控制？

有兩種信號會驅動人體攝入食物：「開始進食」的信號以及「進食足夠」後停止的信號。我們也很容易理解這兩種信號：

食慾：產生尋求食物的行為、對高熱量食物的渴望

飽足感：覺得吃飽了、食物變得缺乏吸引力

當我在醫學院時，我們對這些食慾和飽足感驅動器（能量攝入的開／關）的理解非常基本。我們學到的是「低血糖」會刺激人們開始進食的慾望，而胃部的生理膨脹會向大腦發送訊息，阻止我們進食。

在大型製藥公司資助研究的協助下，我們現在知道食慾和飽足感

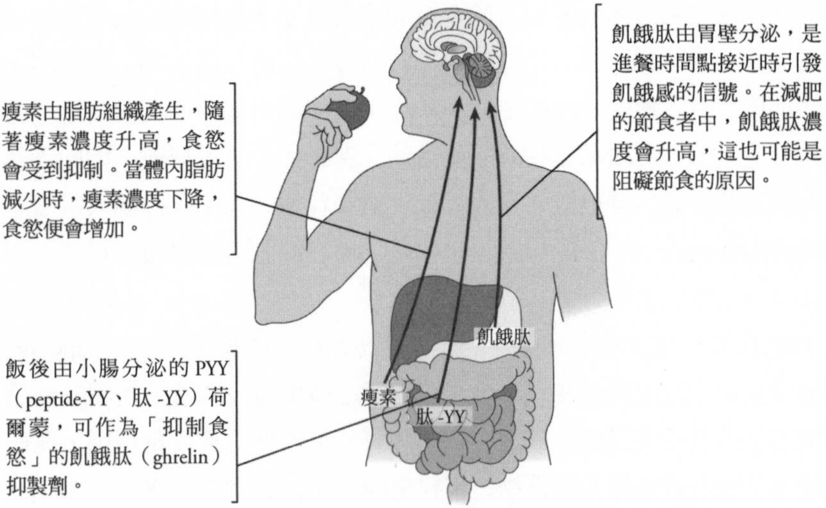

瘦素由脂肪組織產生，隨著瘦素濃度升高，食慾會受到抑制。當體內脂肪減少時，瘦素濃度下降，食慾便會增加。

飢餓肽由胃壁分泌，是進餐時間點接近時引發飢餓感的信號。在減肥的節食者中，飢餓肽濃度會升高，這也可能是阻礙節食的原因。

飯後由小腸分泌的 PYY（peptide-YY、肽 -YY）荷爾蒙，可作為「抑制食慾」的飢餓肽（ghrelin）抑製劑。

飢餓肽

瘦素

肽 -YY

圖 4.1　腸和脂肪組織所產生的食慾荷爾蒙和飽足感荷爾蒙

是由作用於大腦強大的荷爾蒙所驅動。如同口渴時的荷爾蒙一樣，飽足感和食慾荷爾蒙的作用都會改變我們的行為，並且完全不需要靠自由意志來做出有意識的決定。正如我們在明尼蘇達州飢餓實驗中所看到的那樣，這些荷爾蒙可以讓你精神錯亂，直到飢餓得到緩解為止。

我們的食慾和飽足感荷爾蒙是由胃、腸和脂肪組織（感知能量儲備）產生的。胃腸道（胃和腸）和脂肪這兩種器官，都參與了自我調節良好的負回饋迴路：亦即荷爾蒙會從內臟或脂肪流向大腦，以確保我們不會飲食過量或飲食不足。這些迴路可以稱為腸腦通路（gut–brain pathway）和脂肪腦通路（fat–brain pathway）。

腸腦通路控制我們的短期、每小時和每天的食慾與飽足感的調節，脂肪腦通路則控制我們長期（幾個月和幾年）的能量攝入和消耗。

腸腦信號通路

1990 年代，科學家在胃腸道中發現了飢餓肽荷爾蒙和肽-YY（PYY）荷爾蒙。現在在我們已經知道飢餓肽是食慾促進劑，在胃的上半部產生，會因食物不足而增加濃度。它的信號通常很強，足以告訴我們每天至少要吃三餐。一旦用餐過後，血液中的飢餓肽濃度就會下降。有趣的是，它還會刺激大腦的獎勵中心，使食物的味道在終於出現時變得更好，亦即缺乏食物的時間越長，就越渴望食物，也會覺得更美味。

肽-YY 則由小腸細胞回應小腸內部的食物而產生。一旦感覺到食物已從胃中流到腸道，肽-YY 就會釋放到血液中影響大腦，從而產生飽足感。這種感覺並非那種在吃到飽餐廳進食過量、肚子太撐的不舒服感覺，而是剛吃飽、大腦不再渴望食物的那種感覺。如果在腸中察覺到蛋白質的話，這種訊息就會更快、更強烈。

當食物受到限制時，這些荷爾蒙的食慾和飽足感信號會怎樣呢？

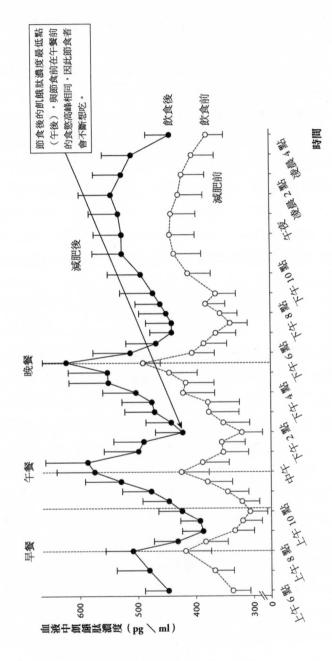

圖 4.2 節食前後的食慾荷爾蒙水平

資料來源：D. Cummings 等，（2002）。節食引起的體重減輕或胃繞道手術後的血液飢餓肽濃度。N Eng J Med，346（21），5 月，1623-30 頁。

面對自願控制熱量的節食，或非自願遇到飢荒下食物不足的環境時，兩者會有所不同嗎？華盛頓大學的科學家在 2002 年針對一組低熱量飲食前後的肥胖志願者，測量了飢餓肽的濃度水平（參 1）。節食期間持續了六個月，成功地使該群組的平均體重減輕了 17%。全天進行測量下的飢餓肽水平正如預期結果，在早餐、午餐和晚餐前達到濃度高峰，而在進食後下降。在這種調節模式裡：飯前高飢餓肽、進餐後低飢餓肽，持續了六個月的節食期均是如此。然而，一整天的飢餓肽信號與他們節食前的水平相比，卻整整高出了 24%。我們從圖表中可以看出，節食後的飢餓肽水平一直很高。事實上在節食後，飢餓肽濃度的午後低點（午餐後的最低點），與節食前的午餐前高峰相近。換句話說，就是節食者的飢餓肽整天都很忙碌地作用著，即使在進餐後也是如此。

　　這與肥胖症患者在節食後描述自己的食慾狀況相當吻合，也就是經常感到飢餓，在吃到下一頓飯之前難以集中精神，而當知道下一頓飯要吃低熱量食物時更會陷入沮喪。這項研究證實了節食者飯後的食慾，雖然跟非節食者在飯前的食慾接近，但通常還會更高一些。

關閉開關——飽足感

　　那我們的食慾關閉開關（飽足感荷爾蒙肽 -YY）呢？在節食後會發生什麼狀況？經過長期的節食後，這些信號是否也會有所變化？另一項研究觀察了一組受試者在節食前、節食十週以及節食結束後一整年中的飢餓肽和肽 -YY 濃度水平（參 2）後發現，對於那些自願透過減少攝取熱量來節食的人來說，這項研究結果相當令人沮喪，不過確實可以用來解釋節食者的感受。這項研究發現，節食後的飢餓肽水平（也就是食慾）升高（跟剛剛的研究相同），但荷爾蒙肽 -YY 提供給大腦的飽足感信號卻明顯降低了。因此，節食者會感到非常飢餓，與吃飽時相比，他們進食時的飽足感完全降低了。這跟我們預期的差不

多，不過此處還有一個更壞的消息。

節食實驗完成一年後，當這組人恢復了大部分體重時，飢餓肽的水平（也就是食慾）仍然偏高，而肽 -YY 的水平（飽足感）也低於節食前的水平。換句話說，節食不僅不能讓人體重減輕，還讓節食者的食慾和飽足感在停止節食後整整一年裡仍然受到干擾。對於節食的人來說，生活會變得更辛苦。

這項研究的結果，再一次符合以低熱量進行節食的患者的自述。許多肥胖症患者表示，當醫生或營養師（有時是學校護士的建議）告訴他們應該透過低熱量飲食有意識地減輕自己的體重時，他們的體重調節問題才真正發生。我們將在本書第十二章中，更仔細討論節食的問題。

那麼結論是什麼呢？我們已經知道節食從長遠來看完全行不通。照目前的情況看，節食甚至可能適得其反，刺激長期的體重增加。因此減肥的唯一方法，應該是瞭解控制新陳代謝和食慾的因素。一旦掌握了這些知識，便可以用它來將體重調整到更健康、更穩定的長期水平。本書的第三部將指導你完成這些過程，不過最重要的是要先瞭解你的體重調節如何運作，然後本書第三部所列出的改變方式，才會成為你生活中永久持續的一部分。

脂肪腦信號通路

人體的脂肪細胞會透過稱為瘦素的荷爾蒙，直接通知我們的大腦潛意識。這種荷爾蒙是最強大的長期能量儲存主要調節劑，它可以持續幾週和幾個月，而非像腸荷爾蒙那樣僅維持幾小時或幾天而已。瘦素不但可以控制長期的食慾和飽足感（能量輸入），也可以控制代謝率（能量輸出）。瘦素由人體的脂肪細胞釋放，因此在循環系統中的瘦素濃度，可反映人體用來作為能量儲備的脂肪數量。

瘦素會將目前的營養狀況通知大腦的體重控制中心。這是非常簡單但功能強大的脂肪腦信號傳遞途徑，有點像汽車的油表，可顯示油箱目前有多滿。當人體帶有大量脂肪時，瘦素水平會變高；而當身體苗條時，瘦素水平便會降低。如果脂肪儲備被耗盡，瘦素將引導大腦變得飢餓以便進食，也就是吸收能量並保存現有能量；如果脂肪儲備充足，瘦素將消除飢餓感，引導身體進行生殖、成長或修復等行為。

瘦素水平可讓我們決定應該出去尋找食物或去尋找伴侶。基本上，瘦素使你的脂肪儲備與大腦溝通，讓大腦知道我們已經儲存了多少能量，而且最重要的是，該如何處理這些能量。

瘦素「leptin」一詞源自希臘語 leptos，意思便是「瘦」。瘦素正常運作時就是在做一件簡單的事：使你更瘦。當脂肪腦軸（fat–brain axis）正常運作時，人體將相對容易地在很長一段時間內保持穩定的體重，無需自我控制攝入的熱量，或到健身房進行任何額外的能量消耗。由於這些行為都取決於瘦素，因此它是人體裡功能強大的「代謝穩定器」。瘦素會透過導入和導出能量的方式，長期控制我們的能量儲備，因此瘦素信號便意味著人體的儲能器，能在傳統的負回饋迴路裡進行自我調節。

當瘦素很高時，食物便不在大腦的考慮範圍內，你完全可以自由地做其他進食以外的事。此外，瘦素還會透過刺激交感神經系統來增加人體的新陳代謝，也就是讓你可以毫不費力地燃燒掉多餘能量，你甚至不必離開座位就能辦到（參 3）。當瘦素起作用時，便是一種最好的荷爾蒙，可以讓體重下降到大腦潛意識想要達到的位置，也就是降回到體重設定點。

有些人可以長年維持自己的體重穩定，他們以為在假日體重增加幾磅後，能夠自覺地控制體重，只要到健身房流點汗，或透過計算卡路里攝取量，就能控制自己的體重。但事實上，瘦素才是在背後操控體重的老大。當假期後體重增加和暴飲暴食所引起的瘦素濃度提高時，

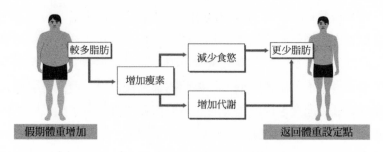

圖 4.3　瘦素的作用如何幫助降回體重設定點

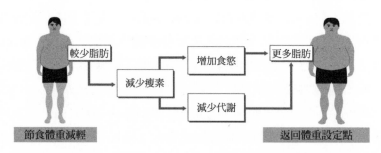

圖 4.4　瘦素的作用如何抵消節食而回復到體重設定點

便會導致每天的代謝能量消耗遠高於任何半小時的慢跑運動。假期後的節食可以減輕多餘體重，瘦素則可減少食慾和食物需求。如此一來，節食似乎變得很容易，而且運動效果也比預期的要好，最終恢復了正常體重（圖 4.3）。如果與瘦素一起並肩作戰，你就能輕鬆戰勝肥胖。然而，就算沒有自覺意志上的努力，你的體重最終仍會下降到原來的體重設定點，只是要花上更長的時間。

　　我們必須感謝瘦素這個恆定器，讓人在度假後比預期中更容易甩掉過剩的體重，而且還可以解釋使用低熱量飲食持續減肥的困難性。請記住，瘦素是人體儲存能量的主要控制器。如果這些儲備能量與我們的大腦潛意識認為「最安全的體重」（即個人體重設定點）不同的

話，瘦素便會出來糾正。如果我們的體重低於大腦的體重設定點（通常是因為你有意識地節食減肥），因為脂肪會減少，瘦素濃度便會下降。這樣的效果會造成代謝率暴跌，食慾也更旺盛。我們可能會短暫贏得勝利，但瘦素終將在意志力和潛意識之間的戰爭中獲勝，最後使身體回到理想的體重設定點（圖 4.4）。

瘦素是 1994 年由紐約洛克菲勒大學霍華・休斯醫學院的研究人員所發現。一個由傑弗瑞・弗里德曼（Jeffrey M. Friedman）領導的科學小組繁殖出無法製造瘦蛋白的小鼠（參 4）。由於這些小鼠缺乏製造瘦素的基因，因此牠們的脂肪細胞無法製造瘦素。實驗人員比較這些小鼠和正常小鼠，發現瘦素缺乏的小鼠食慾旺盛、體重持續增加。儘管餵食同類型的食物，但血液中沒有瘦素的小鼠很快就會變成正常鄰居的兩倍大。就算牠們顯然在嚴重肥胖中掙扎度日，這些小鼠仍會表現出典型的動物飢餓行為。雖然牠們身上擁有大量脂肪，但這些脂肪組織完全無法產生瘦素，即使身上的「油箱」滿溢，小鼠的大腦仍然認為身體的「油表」讀數為零。

而當研究人員向瘦素缺陷型小鼠注射瘦素替代物之後，牠們的行為突然改變，不僅不再貪食，精力也似乎更旺盛。經過一系列瘦素注射後，小鼠最終減去了多餘脂肪，牠們的肥胖症獲得醫治。

劍橋大學的研究人員最早發現人類的瘦素基因缺陷。1997 年時，薩達芙・法魯奇（Sadaf Farooqi）博士和她在代謝病研究小組的研究人員，為兩名巴基斯坦籍表姐妹進行檢查。這兩人都罹患了早期肥胖症（參 5）。她們的年齡分別為八歲和兩歲。她們出生時體重正常，但此後陸續出現持續的飢餓感。如果拒絕給予食物，便會出現嚴重的行為混亂、發脾氣和激烈情緒波動。表姐在八歲之前就已接受過抽脂手術，但是她的體重仍有 86 公斤，手術等於沒有任何效果。而她兩歲的表妹，體重竟然已經 29 公斤。研究小組測試她們的瘦素水平，發現儘管體重和脂肪過多，但她們的血液中幾乎沒有任何瘦素，也就是沒有

向身體其他部位發出脂肪儲存過多的信號，而且還會造成相反的情況──瘦素水平極低便是在向人體發出的強烈信號，宣告能量儲存過低。這對表姐妹的積極貪食行為，便是對於這種人體認為飢餓會有致命危險的正常反應。

劍橋研究人員的下一步，便是找出對付瘦素缺乏症的成功治療方法，這點在基因瘦素缺乏症小鼠的原始研究中已有研究報告。因此，這對表姐妹便開始了一系列的瘦素替代注射。結果如同動物研究一樣，兩人的行為立即改變，不僅食慾下降，也開始減輕大量的體重。

對於全世界的肥胖研究科學家來說，這真是令人興奮的時刻。經過多年的努力，終於找到了治療肥胖的最終希望。根據推測，瘦素注射到肥胖者體內後，便可治癒他們的病情。因此製藥公司及其首席研究人員，爭先恐後地想擁有這項產品。於是大量贊助經費到位，因為這是他們一直在尋找、價值數兆美元的特效藥。

但隨著各個科學研究結果陸續發表後，有好幾個不同的研究小組都失敗了。他們對肥胖症患者注射瘦素來減輕體重（參 6），在測量了肥胖受試者的瘦素水平後，發現他們的瘦素濃度雖然升高，但瘦素信號似乎並未抵達大腦的食慾和新陳代謝控制中心。事實上，與其他對照組的安慰劑治療（用水代替瘦素）相比，兩者在體重減輕方面並沒有差異。

這些人體試驗失敗，與年輕表姐妹成功治療遺傳性肥胖以及瘦素缺陷型小鼠實驗相比，到底有何不同？研究人員在人體試驗中，觀察正常肥胖者的瘦素狀況後，發現他們的瘦素濃度很高，反映了他們的肥胖程度；而巴基斯坦表姐妹自出生以來就吃了很多東西，她們的體重迅速增加，但是她們的瘦素水平依舊非常低，幾乎為零。至於一般肥胖成年人的瘦素水平往往很高。因此情況很快就明朗了，導致瘦素水平低的遺傳性疾病極為罕見。事實上，在發現瘦素缺陷的表姐妹後，全世界也只發現了十五個類似病例。導致瘦素缺乏的基因突變需藉由

母親和父親的基因傳播，由於這些突變極為罕見，因此它們往往只出現在近親通婚的婚姻關係中。

因此下一個需要研究的問題便是：在瘦素濃度高的情況下，人為何還會如此肥胖？這似乎是大多數患有嚴重肥胖症者的日常情形，到底人體強大的脂肪控制蛋白——瘦素，出了什麼問題？下一章將為各位解釋我們的體重調節器無法正常運作的原因。

本章總結

我們在本章裡瞭解我們的食慾（無法控制的進食慾望）和飽足感（已攝入足夠食物的感覺），會受到新發現的荷爾蒙（飢餓肽與肽 -YY）的強烈控制。這些荷爾蒙來自人體的胃和腸，胃荷爾蒙飢餓肽告訴我們必須出去尋找食物，也就是發出「請以食物形式吸收能量」的信號；而來自腸道的荷爾蒙肽 -YY，則會向我們發送停止進食的信號，告訴大腦目前已有足夠的能量儲備。

這些荷爾蒙信號威力強大：食慾就像口渴一樣會造成渴望，而強烈的飽足感則會讓你對食物感到噁心。它們被設計為負回饋迴路的一部分，試圖讓我們的體重保持在大腦感知的安全體重設定點上。一旦減輕太多體重，你就會變得貪食，永遠不會感到飽足；增加太多體重時，則會失去旺盛的食慾，而且會覺得沒有食物也沒什麼關係。在減重的奮鬥過程中，大腦潛意識將永遠獲勝，並迫使你攝入它想要的能量。

把新陳代謝急劇降低（減少能量消耗）以阻止體重減輕（如上一章所述）這點考量在內時，情況就會變得很清楚。老式的減肥公式：攝入的能量（食物）—消耗的能量（代謝）＝能量儲存（脂肪），完全無法由我們的自主意識來控制。

我們也瞭解減肥手術強烈改變了胃和小腸的食慾和飽足感，因而

能減輕體重。經歷過這種手術的人確實都會鬆一口氣,因為他們的食慾並不是某種性格缺陷。事實上,這種食慾根本就不在他們的意志控制之下。

最後,我們瞭解到瘦素是脂肪細胞產生的荷爾蒙,也是體重的主要控制者。它會告訴大腦已經儲存了多少能量來阻止我們過胖,其方法與汽車上的油表相同。瘦素過多會讓食慾不振和新陳代謝旺盛,從而調節體重降低至設定點。瘦素有助於引導新陳代謝和食慾/飽足感,讓人體的能量儲備保持平衡,防止體重增加或體重減輕的失控狀態。對許多人來說,瘦素是他們從不擔心體重的原因。由於瘦素的介入,這些人從來不必計算熱量。而當這種荷爾蒙缺乏時(例如非常罕見的遺傳條件下發生的情況),就會讓體重驚人地快速增加。

如果瘦素確實是體重的主要控制器,那為何患有肥胖症的人血液裡已從脂肪獲得如此高水平的瘦素,這些瘦素卻無法讓他們變瘦?

我們將在下一章解釋為什麼這個人體體重調節器無法正常運作。

第五章

暴食者

瞭解肥胖荷爾蒙

我坐下吃早餐時，花了點時間環顧四周。我來杜拜的診所出差，陽光在外面的露台上閃耀著，整個城市和哈里發塔也在遠處閃閃發光。聊天的雜音和餐具的叮噹聲充滿了酒店的早餐區，夫妻、家庭和單身人士都在享受豐盛的自助餐。我倒了杯茶，卻因為突然感受到現場氣氛凝結而打斷思緒。我抬起頭停下手邊動作，現場吃早餐的客人也都凝視著剛剛走進來的一位龐大男人。他身上穿著傳統的白色阿拉伯坎杜拉長袍，看起來應該是為他量身訂做的衣服，因為這件長袍又長又寬。他的頭上沒有戴頭飾，從髮際線的高度和散落的灰髮，我猜他可能已經四十歲了。儘管體型又大又圓，但他移動靈活。不過，當他想擠入我對面的餐桌時，我發現他的眼睛露出了一絲絕望。儘管室內有冷氣，但他依舊臉色蒼白、大汗淋漓。他的個子不高，卻必須承受約200公斤（超過440磅）的體重。雖然他試圖掩飾這件事，卻還是顯得上氣不接下氣，看起來好像真的很痛苦。

我跟服務生點了續杯的茶，在接下來的一個小時裡暗中觀察這個可憐的人。他的行為舉止都很合宜，他去了自助餐的每一區，請服務員幫忙把他剛剛裝滿的每個盤子送到餐桌上。雞蛋、薯餅、雞肉香腸和豆子放在一個盤子裡，凍肉和乳酪裝在另一個盤子裡；滿到邊緣的大杯水果雞尾酒、阿拉伯扁麵包和鷹嘴豆泥、吐司和果醬；還有兩個盤子高高地堆滿蛋糕和牛角麵包，加上三大杯果汁等。當他終於坐下來準備開始吃早餐時，他的桌面（通常可以容納四位成人用餐）完全

被這些食物覆蓋，幾乎足以供十個人一起用餐。他吃得非常有效率且迅速，不過眼神裡依然帶著點失望。在二十分鐘內，他已吃完整個餐桌的食物。接著他又請服務員端來更多食物……。

當那個男人終於吃完時，他整理一下儀容，接著緩緩從椅子上站起來，很自信地走出去。他看起來神情好多了，臉色恢復正常，若有所失的餓鬼表情也從他的眼裡消失。我完全不知道一個人竟然可以吃下這麼多食物，而且是在這麼短的時間內吃完。他到底是只是貪吃還是對食物沉迷？或有其他原因，例如這種暴飲暴食其實是某種潛在的疾病症狀？

跟我一樣在餐廳裡吃早餐的其他人，都在離開早餐區時互相低語著。這些人的意見顯然相同，因為他們那種在視線之外的搖頭以及彼此點頭同意的目光，彷彿都在告訴我他們的判決結果。這名阿拉伯男子被控有罪，他之所以肥胖的原因就是因為他吃得太多，而他吃太多的原因是因為他是個貪吃鬼。在這個公開場合裡，他犯下了致命的七宗罪之一，並且絲毫沒有悔意。

如果實際情況並非如此呢？讓我們從這個阿拉伯男人的角度來看事情。如果我們問他當天早上感覺如何時，他可能會說他前一晚睡得斷斷續續，彷彿每個小時都會醒來，因為他的身體正努力透過大聲打鼾，把氧氣送入他的呼吸系統中。由於大腦中的氧氣含量低，因此他也可能描述自己醒來時有點頭痛。當他起床為新的一天做準備時，他的外表和其他人看他的感覺，都讓他感到持續不斷的壓力和焦慮。但除了頭痛和焦慮之外，他在那天早上最記得的還是他的飢餓感，儘管他每天都吃很多東西，卻仍然就像一個星期沒吃飯一樣飢餓。這就是為什麼當他步入用餐區時，看起來會如此焦慮和蒼白的原因，也許飢餓的信號正在驅動他的行為？

我們可以肯定說這人的血液中含有大量瘦素嗎？瘦素水平應該會隨著脂肪增加而升高，從而減少他的食慾和增加新陳代謝。可是，原本

應該阻止這個可憐人變得如此肥胖的負回饋機制，到底出了什麼問題？

測量他的瘦素水平，應該可以確認與他身上的脂肪量成正比，也就是濃度很高。那為什麼瘦素（這種日夜控制脂肪儲備的荷爾蒙）起不了作用？這答案就是肥胖症的根本原因，其線索來自肥胖人士志願者的研究，因為他們注射瘦素後仍未能有效減肥。在這個實驗裡，志願者在注射之前的瘦素水平已經很高，因此增加到更高水平的瘦素完全沒有影響，瘦素似乎無法再有更多作用。

在巴基斯坦表姐妹的例子裡，她們的瘦素基因缺乏症相當罕見（見前面章節所述），注射替代劑起了很大作用，讓她們減輕了很多體重。因此當體內瘦素水平低時，瘦素似乎可以正常運作，但是當體內瘦素水平高時，便會停止作用。

科學家據此得出結論，大腦對瘦素所給的訊息可能開始混淆。瘦素水平雖然很高，但大腦無法感知。當瘦素到達一定閾值時，就會出現稱為「瘦素抵抗」（leptin resistance）的狀況。大腦會「看不到」瘦素水平偏高，因此對脂肪的儲備要求也會拉高。事實上，正在傳遞的是相反的訊息：大腦感覺到的瘦素水平比實際水平低得多，因此將其解釋為飢餓狀態。正如我們在杜拜自助早餐所觀察到的，由此可能導致飢餓感加劇，渴望避免飢餓狀態。結果呢？體重增加得更多，脂肪又產生更多的瘦素，然後更高的瘦素水平又造成更高的瘦素抵抗。簡單來說，就是那男人變得越胖，就越會感到飢餓；然後他吃了更多食物，又變得更胖。體重增加和瘦素抵抗增強，導致體重增加的「惡性循環」，這一切正好可以用來描述肥胖症的末期狀態。

讓我們回到汽車油箱的比喻。請想像一下，你在開車時發現油表過低，你會立刻擔心地開始尋找下一個加油站。你想趕快加油，因為情況很緊急。但事實上你並不知道車上已經有滿滿的汽油，問題是出在油表壞了。這點與瘦素抵抗相同，因為大腦認為車上沒有油了（脂肪），但事實上還有很多儲備。

瘦素抵抗的臨界點

肥胖研究最後的聖杯，便是理解並改變瘦素抵抗。如果這件事確實可以逆轉，大腦能清楚識別出體內存在著高濃度的瘦素，那麼大腦就可以自我修正。只要能觸發這種變化，就代表原先食慾旺盛、新陳代謝低下的肥胖症患者，體重將會恢復正常。再用汽車來比喻，就是將損壞的油表修好，完全不必急著趕去加油站。

瘦素抵抗的線索來自於這種最新的認知，也就是它不僅能控制人體儲存的能量，也會告訴大腦如何處理這些能量儲備。人體的 DNA 要求我們做兩件事：生存和繁殖。一旦長到成人期，生殖的成功與否就取決於營養狀況。如果一位年輕婦女身上沒有足夠的脂肪或能量儲備，便可能因為食物不足而無法受孕。如果她的脂肪儲備豐富，即使處在食物欠缺的環境，其懷孕過程成功的可能性也會更大。因此從演化的意義上說，瘦素（大腦的脂肪使者）只會在營養適當時才刺激生殖行為。事實上，這點已在研究裡得到證實（參 1）。瘦素會透過中介的方式來產生作用，刺激促性腺荷爾蒙釋放的荷爾蒙（GnRH），告訴卵巢開始活動。我在許多患者身上看到肥胖症一個奇特的副作用，就是一種稱為「多囊性卵巢症候群」（PCOS）的疾病，它會讓卵巢停止正常運轉，讓患者生育能力降低。未來我們可能會發現，瘦素抵抗便是導致這種情況的原因。

我們也發現，在因飢荒或疾病而嚴重減輕體重的人當中，不孕症的情況會迅速發生，以保護身體免受危險和防止消耗能量的懷孕。因此，瘦素不僅能充當大腦新陳代謝和食慾的控制器，還能根據我們的營養狀況來開啟或關閉人體的生殖能力。

瘦素抵抗也可以完全正常

當能量儲備足夠時，瘦素抵抗便會透過刺激不該有的食慾而導致

體重增加。基本上，它促進大量能量進場，讓我們有足夠生長的空間。在人的一生中有兩個階段，可以透過瘦素抵抗來協助刺激這種成長，讓我們受益：

1. 懷孕期（參 2）
2. 青春期（參 3）

在這些時期裡，健康的瘦素抵抗對人類的生存相當重要，因為若沒有生長和繁殖，人類便會滅絕。但是也請記住，在健康的瘦素抵抗以及肥胖相關的瘦素抵抗中，表現出來的身體特徵都是一樣的，也就是都會飢餓（吸收能量）與疲勞（保持能量）。我們可以原諒青少年和準媽媽們，卻會對飢餓和疲倦的肥胖症患者搖頭，但事實上他們收到的也是同樣的信號。

到底是什麼原因導致瘦素抵抗？

關於瘦素抵抗的原因，科學文獻中有許多理論（參 4）。學界目前對此仍在爭論中。但在我看來，可能的原因是由以下幾種原因組合而成：

1. 控制血液中葡萄糖水平的荷爾蒙：胰島素[1]
2. 一種控制人體發炎（發熱）的蛋白質，稱為 TNF-α（Tumor necrosis factor-α，腫瘤壞死因子-α）
   。它會觸發大腦體重控制中心的發炎

---

1 胰島素是當我們吃進任何含葡萄糖的食物（如糖、麵包、麵食）時，由胰腺釋放的一種荷爾蒙。它的作用是將葡萄糖從血液中轉移到細胞本身，以便細胞可以將葡萄糖當成能量。

• 要求分泌更多胰島素

胰島素和瘦素

目前我們知道瘦素是體重的長期控制器，當人體的脂肪儲存增加時，血液中的瘦素水平也會跟著上升。大腦中的下視丘控制人體的食慾和新陳代謝，它利用瘦素水平來瞭解我們所攜帶的脂肪量，並根據其濃度（脂肪儲備）來調節食慾（攝入多少能量）和新陳代謝（消耗多少能量）。瘦素透過與下視丘中的特殊細胞受體結合而起作用，接收器就像一個細胞專用信箱，可以傳遞脂肪過多的訊息。不過下視丘的瘦素信號強度卻會被胰島素給稀釋。

瘦素和胰島素都會向下視丘的同一細胞發送信號。此細胞具有瘦素或胰島素的獨立受體（就像細胞專用信箱一樣）。一旦傳遞了消息，單元內的信號「路徑」就會相互重疊。這個信箱無法同時讀取胰島素和瘦素訊息，因此如果胰島素作用於細胞受體，那麼即使瘦素存在並發送了訊息，細胞內也沒有可讀取瘦素信號的空間。因此，瘦素訊息便無法被細胞讀取（參5），導致下視丘認為脂肪儲存量低（瘦素過多）並刺激食慾，同時也減少新陳代謝的消耗。就像油箱雖然裝滿，但你的汽車油表故障顯示油箱是空的一樣。

高胰島素→瘦素抵抗

胰島素對瘦素抵抗的深遠影響，代表它在控制體重設定點方面也相當重要。較高的胰島素便意味著會有更多的瘦素抵抗，更多的瘦素抵抗代表更高的體重設定點，因此也就表示會有更高的體重數字。我們將在第十章更詳細地討論胰島素。

TNF-α

　　TNF-α 由預防感染或傷害的「細胞警察」（稱為巨噬細胞，macrophages）所釋放，這些細胞在我們的身體周圍漫遊，尋找潛在的問題（如受損的細胞，或入侵的細菌和病毒）。一旦發現問題，這群細胞警察就會釋放 TNF-α（類似警察對壞人使用胡椒噴霧或電擊槍），而引發一連串導致發炎的事件（就像逮捕和處理威脅以及修復損害等），這些都是正常發炎反應的一部分。[2] 但在肥胖症中，一旦脂肪細胞達到臨界大小，就會要求細胞警察採取行動進行調查。[3] 它們認為腫脹的細胞應該是受到了傷害，因此釋放 TNF-α 以啟動修復過程，不過這可能會產生不良的副作用。

肥胖→脂肪細胞腫脹→ TNF-α 增加→發炎

　　人體裡的「細胞警察」對脂肪細胞腫脹的慢性反應，意味著平時就會出現高於正常水平的發炎狀態。肥胖是一種「促炎性」（pro-inflammatory）疾病，這與我在診所中接觸到的肥胖症患者，而且是正在詢問減肥手術的患者相符：因為這些患者的血液發炎檢查（稱為 CRP 檢查，即 C- 反應蛋白檢查。在身體受傷或發炎時，CRP 濃度會增高）均呈陽性。接下來，我要解釋為何這點對於理解肥胖相當重要。

　　典型的西式飲食中 omega-3 對 omega-6 的比例較低，因此 TNF-α 也會增加（我們將在第九章中對此進行更詳細的討論）。

西式飲食→ TNF-α 增加→發炎

---

2 發炎對人體健康相當重要，它可以抵抗感染並修復細胞。來自受損細胞和外來入侵者進入體內的信號，都會刺激人體的發炎反應。

3 已有證據證明脂肪細胞所分泌的瘦素，也可能引起細胞警察的聚集，不過結果是相同的，即脂肪細胞周圍發炎，發炎狀態會擴散到全身。

體重控制中心的發炎

我們知道肥胖（和西式飲食）會導致 TNF-α 的增加，從而刺激整個身體進一步發炎。身體的所有器官也都會受到一定程度的影響，其中血管（導致心臟病）、關節（引起疼痛和關節炎）和細胞（罹患多種癌症的風險）的發炎機率會更高。

不過現在有新的證據表明，引起肥胖的體內發炎反應也會直接影響下視丘。沒錯，就是你的體重控制中心，那個依靠瘦素信號來計算體重設定點的區域。下視丘發炎的結果就是瘦素抵抗（參 6），因此脂肪儲備的信號無法透過高濃度瘦素來傳遞，也就意味著你在下視丘發炎時會感覺到飢餓。

肥胖引起發炎→下視丘發炎→瘦素抵抗

從演化角度來看，如果我們生病或嚴重受傷引發了發炎反應，很合理地也會引起瘦素抵抗。由於任何傷害都需要能量來治癒，因此適當的應對措施，就是攝入比平常所需更多的能量（比目前的脂肪儲存更多）。這點必須透過阻止瘦素作用來實現，以便讓飢餓感增加，並攝入更多能量（以食物形式）。

TNF-α 削弱胰島素的強度

TNF-α 對瘦素的另一個作用是對胰島素的影響。當血液中的 TNF-α 水平升高時（與肥胖時的發炎一樣），便會引起阻斷胰島素的作用（參 7）。[4] 胰島素在將葡萄糖轉運到細胞的過程中降低效率（在醫學上稱為胰島素抵抗），[5] 結果是胰腺需要產生更多胰島素來

---

4 方法是透過降低胰島素受體中的酪氨酸激酶活性。

5 胰島素抵抗和肥胖會同時出現：90% 的第二型糖尿病患者（由胰島素抵抗引起），體重都過重甚至肥胖。

補償。

$$肥胖引起的發炎 \rightarrow TNF\text{-}\alpha \text{ 升高} \rightarrow$$
$$胰島素效率降低 \rightarrow 產生更多胰島素 \rightarrow$$
$$瘦素抵抗$$

　　健康的高 TNF-α 實例便是懷孕期間。TNF-α 是由胎盤在懷孕過程中產生，它在調節身體對胎兒成長時的免疫反應中扮演著極重要的角色（參 8）。如果懷孕期間母體的免疫力沒有改變，胎兒將會被認為是外來物，而引發針對嬰兒的免疫反應，因而終止妊娠。隨著懷孕期間的 TNF-α 水平升高，它削弱胰島素有效性的作用也會跟著提高。孕期糖尿病（也稱妊娠糖尿病）非常普遍，越來越多研究人員瞭解到 TNF-α 是懷孕過程發展出來的致病因素。高 TNF-α 不僅會對懷孕的免疫力產生有益作用，還會導致瘦素抵抗，並刺激孕婦攝入能量（體重增加）。

　　發炎對下視丘中瘦素信號傳遞的影響，有利於人體在受傷時平衡能量儲備，並有助於懷孕期間所需的正能量平衡。但是它們對肥胖狀態來說是有害的，會導致體重進一步增加，並提高罹患糖尿病和心臟病的風險。

　　現在，讓我們再次回到杜拜自助早餐區的那個男人，看看我們是否可以從目前對瘦素抵抗的瞭解，解釋他的暴食行為。根據他身上的脂肪量來看，他的瘦素水平很高。但他肥大的脂肪細胞會：（1）引起慢性發炎反應；（2）導致大量的 TNF-α 出現。

- 體內的發炎反應會在大腦中產生瘦素抵抗，直接擊潰他的體重設定點
- TNF-α 引發更多胰島素，間接產生了瘦素抵抗

- 高胰島素（受西式飲食和 TNF-α 刺激）導致腦中瘦素信號傳導受到阻斷

　　最後，這個人很可能患有第二型糖尿病，導致更高的胰島素水平和更明顯的瘦素抵抗。其結果就是一個極端肥胖的人因為體內的瘦素抵抗，處於飢餓和體重增加的惡性循環中。他的脂肪就像是腫瘤一樣，藉由向身體發送錯誤的新陳代謝信號，鼓勵他的身體繼續無情地生長。

瘦素抵抗可以被逆轉
　　從動物研究中，我們知道瘦素抗性可以人工方式逆轉。餵食西式食物（高糖和高油）的老鼠會產生胰島素抵抗，從而導致瘦素抵抗，然後體重增加。恢復正常飲食之後，瘦素抵抗和胰島素水平穩定，體

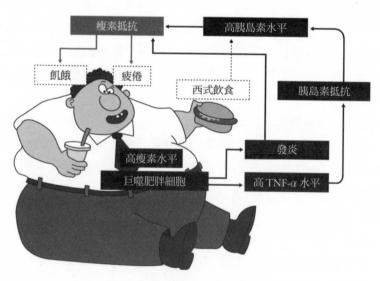

圖 5.1　導致瘦素抵抗的惡性循環

重也恢復正常（參9）。

　　較高的胰島素水平，意味著更多的瘦素抵抗。不幸的是，目前的西式飲食會讓我們身上容易帶有高胰島素。只要你吃的餐飲或點心裡含有大量糖或加工過的碳水化合物（如小麥），都將導致胰島素的產量激增（為了將葡萄糖加工以供細胞利用）。在西方世界裡，我們的周圍充滿了這類食物（這點會在本書第二部進一步討論）。

本章總結

　　我們在第四章中，瞭解到瘦素是由脂肪細胞產生的荷爾蒙，它一直在努力使體重保持平衡。當你吃得過多並儲存了過多脂肪時，人體的瘦素水平就會增加。這是由於我們大腦（下視丘）的體重控制區感知後，會導引人體行為進行強大的潛意識變化。這些瘦素荷爾蒙可降低食慾並增加新陳代謝率，讓食物攝入減少，能量消耗增加，從而調節過度增加的體重。這就是有些人只要稍微努力，就能保持幾個月甚至多年正常體重的原因。

　　我們也在本章中清楚瞭解到，一旦瘦素停止作用將會發生什麼事——亦即人體已擁有足夠的脂肪（儲備能量足夠）的訊息並未傳達。就像汽車油表故障一樣，即使油箱已滿，油表卻顯示沒有油了，於是你迫切地想要加油（進食）。

　　當體內高胰島素與大量發炎狀態相結合時，瘦素將會停止工作。瘦素→胰島素→發炎的交互作用一旦開始後，就會變成惡性循環。胰島素（最初由過多糖所引起）會稀釋瘦素的作用，發炎（主要由西式飲食所引起）則阻止大腦檢測瘦素。發炎也會阻止細胞中的胰島素信號傳遞，因此人體需產生更多胰島素。更多的胰島素則稀釋更多瘦素……因此惡性循環週期性地持續進行，導致瘦素抵抗惡化。大腦誤認缺乏瘦素（以為缺乏脂肪儲備），因此快速轉換為求生模式。最終結

果是，如同杜拜自助早餐男子的情況，一個已經過度肥胖的人，被求生模式的飢餓感所蠱惑，在慾望驅使下不斷進食，這是最嚴重的肥胖症了。

不過，我們也在黑暗的隧道盡頭看見一線曙光。根據研究顯示，瘦素抵抗可藉由改變食品的質量來逆轉。這種解決方案便形成本書第三部的基礎：如何減掉多餘體重並保持健康的體重。

代謝學

現在你已完成了代謝學的短期課程：瞭解人體如何調節能量，以幫助我們處理過度攝入食物或過度節食的情況。代謝學的關鍵要素是「體重設定點」理論以及其對脂肪儲存的強力防禦作用。因為脂肪儲存會由大腦潛意識計算為適當且健康的儲量（把我們的基因、目前環境和我們的過去歷史均納入考量）。最後，我們確實看到體重越過設定值後，因脂肪發炎所產生瘦素抵抗，接著大腦產生飢餓感以要求攝入更多能量，然後又導致肥胖⋯⋯最終導致惡性循環。

第六章
最後一招
減肥手術的運作原理

嚇到你了嗎?其實這裡本來就很嬉鬧。這對手術室來說是很好的基調,畢竟這是劇院啊。(英國的手術室稱為 operating theater,其中的 theater 為劇院之意)

——大衛‧柯能堡(David Cronenberg),
《消費》(*Consumed*),2014

本書的寫作靈感,即為何我開始研究肥胖症的由來,來自減肥手術對人們的生活帶來的驚人影響。我親自看診過數百名肥胖症患者,這些患者都在手術後開始有了轉變。減肥外科醫師最有意義的工作,就是手術後對病患進行追蹤調查。我們通常會在手術後幾個月到幾年內持續追蹤患者的狀況。當病人對我說:「你帶給我全新的生活!」時,我當然會感到非常開心。我也經常收到閃閃發亮的葡萄酒或巧克力包裝,並拿出診間分給那些長期飽受病患折磨的行政人員(他們在醫院裡花了很多時間應付那些因英國國家醫療服務體系效率低下,而被取消預約和手術的患者之詢問電話)。

通常來說,如果我在手術後六個月內沒再見到某位病人,當他們再度步入診間時,我會完全認不得他們。由於減掉了大量體重,加上因為信心大增和行為舉止的轉變,都讓我只能在他們掏出以前的照片時,才認出這些人到底是誰。在手術後幾年他們年度回診時見到他們,通常是一場愉快的聊天。他們不僅改變了飲食習慣,可能也都喜歡自

己烹飪美味健康、營養豐富的食物。

不過我們已經瞭解到，除非我們能將體重設定點「重設」為較低的水平，否則無法長期維持減輕後的體重。因此這本書的基本前提便是只透過調整飲食種類、改變飲食文化、減輕壓力、改善睡眠習慣並保持肌肉健康，來達成減重目的。然而，減肥手術在大幅降低體重設定點上，為何能夠如此成功呢？

我們知道下視丘（大腦控制體重設定點的區域）會在減肥手術後收到改變的信號，這些信號來自腸道，能讓控制食慾和飽足感的荷爾蒙改變；亦即減肥手術透過改變腸道結構來改變這些信號而發揮作用。

胃束帶、胃內氣囊和齒顎接線手術

在早期的減肥手術裡，我們認為減肥要透過以下兩種方法來實現：限制可食用的食物量或使食物吸收不良。不過，現在我們已透過正常醫學機制（反覆試驗）瞭解到事實並非如此。早期的胃束帶（位於胃頂部的塑料環帶，可防止你吃得太快）、胃內氣囊（胃中膨脹的塑料球）或舊式的齒顎接線術（如同字面一樣，牙醫會將你的上下顎牙齒夾在一起），三者的長期效果都很差。

肥胖患者的體重設定點並不會被這些技術改變，它們只是讓患者在攝入食物時造成障礙。如果你透過上述任何一種手術向體重設定點宣戰，應該會贏得第一場戰鬥，真的減掉一些體重。不過接下來，體重設定點會介入掌控，防止你減輕過多體重。你的新陳代謝將完全崩潰，讓你渴望食用高熱量食物，但這些食物因為機械上的阻礙，只能通過醫生建議的量進到胃中。看到這些淚流滿面的病人因為意志不堅而自責，讓人相當難過。通常最後他們都會透過攝入流質類的超高熱量食品（如巧克力奶昔或冰淇淋）來回復體重。強大的體重設定點之

防禦力，讓人體內控制食慾並追求食物的荷爾蒙濃度爆表，這種信號（跟節食減肥後產生的信號相同）實在太過強烈，讓人無法忽視。這類飲食習慣的改變（高熱量流質），常在減肥手術患者體重開始減輕後發生。而許多人在進行這些減肥手術之前，完全沒有吃高熱量流質甜食的習慣。這是由荷爾蒙信號的變化所驅動，而非任何性格上的缺陷所致。因此這也是為何胃束帶、胃內氣囊和齒顎接線術被認為不合格的原因：它們無法改變體重設定點。而且正如你所見的，體重設定點總會獲得最後的勝利。

吸收不良的做法

那使用吸收不良（malabsorptive）的做法呢？我們知道，如果你切除掉某人一半的腸子，初期確實可以讓他減輕體重，但過不了多久，他會透過攝入更多食物來自動適應較短的腸子，因此體重最後也會回復到設定點。最早人們認為胃繞道手術可以藉由吸收不良來減重，但現在我們知道這也只是暫時的，較短的腸子會變得更有效率地來適應。

胃袖狀切除術和胃繞道手術

目前有兩種主要的減肥手術——胃袖狀切除術和胃繞道手術——確實有效，關鍵就在於它們可以永久地改變體重設定點。

這兩種方法都可讓我們在第四章所討論的食慾和飽足感荷爾蒙大幅改變，也就是「飢餓肽」（Ghrelin，食慾促進劑）的水平會明顯降低。飢餓肽是一種荷爾蒙，作用是告訴你一旦錯過用餐時間就要開始尋找食物，而且沒吃東西的時間越長，信號就會越強烈。最後它將驅使你獲得高熱量食物，甚至還會讓你覺得食物更美味。

肽 -YY（PYY）和 GLP-1（飽足感荷爾蒙）則是控制飽足感（讓你

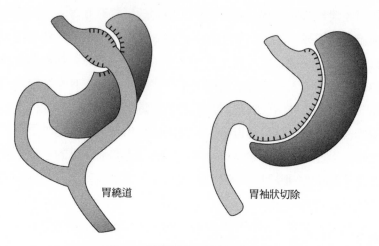

胃繞道 　　　　　　　　　　　　胃袖狀切除

圖 6.1　胃繞道和胃袖狀切除手術

胃繞道：食物繞過胃而迅速進入腸道，導致飽足感荷爾蒙 GLP-1 和肽 -YY 提早釋放，因而提早發出停止進食的信號。
胃袖狀切除：胃的飢餓肽分泌部分被移除，導致飢餓肽水平低和食慾不振。

食慾不振）的兩種荷爾蒙。[1]在袖狀切除和胃繞道手術後，這兩種荷爾蒙都會上升到很高的水平。這種高飽足感和食慾低下信號的結合，代表這類手術之後，患者的行為不再受到食物的控制（即使他們體內已發展出第五章所說的瘦素抵抗也一樣）。

　　隨著技術的進步，減肥手術在最近幾年變得更加安全。我認為現在做這種手術的風險相當於膽結石切除手術。多數患者只需在醫院住一晚，而且在手術一週後即可恢復日常活動。

　　如果你只是過重或處於肥胖症的早期階段，我不建議你進行這類

1　GLP 代表 glucagon-like peptide（類升糖素胜肽）。如同 PYY 一樣，它在進食後會被小腸釋放到血液中，傳播到下視丘並引起飽足感，也就是停止進食的信號。除了產生飽足感，它還具有使胰島素更有效率的第二種作用。這也就是為何第二型糖尿病症狀，經常在胃繞道（或袖狀切除）手術後立即減輕的原因。

手術。本書的指導和建議應該就足以幫你重新設定生活方式，協助你持續減肥並改善生活品質。但如果你確實患有肥胖症，並患有瘦素抵抗症或第二型糖尿病時，這類手術就真的對你有幫助。即使你完全遵循本書所有對體重設定點的控制策略，體內的瘦素抵抗也可能使你的體重無法明顯下降。因此，對於那些特定的人來說，要想改變生活品質可能就真的要靠減肥手術。

令人遺憾的是，綜觀人類歷史，醫學界必須開發更多方法來治療這些「人為」疾病。減肥手術當然是這類治療方法之一，然而受過訓練、能執行這類手術的外科醫生並不多，而且肥胖問題經常會反反覆覆。於是我們就像一小群消防隊員一樣，不斷奔波以撲滅森林大火。除非我們能夠遏止火災發生的原因，否則這些努力很可能徒勞無功。

典型肥胖症患者的故事

我想把重點鎖定在介紹我的「典型患者」的故事，來總結本書的第一部。這個故事是過去十年來，我在診所對患者進行數百次問診的彙整結果。大多數的患者故事都非常類似，因此很容易將他們多年來與肥胖鬥爭的故事做個總結，並從代謝學的角度來解釋一切。

我的典型患者是名女性（接受減肥手術的患者中有80%是女性），四十多歲，通常家人中也有幾位肥胖成員（根據我們觀察，約75%的患者體型是由遺傳影響）。自上學以來，她一直處在肥胖或過重的狀態，而學校護士是第一位叫她進行低熱量節食的人。節食暫時起了作用，她也減輕了體重。然而幾週後，她的新陳代謝調節便適應了低熱量飲食，因此儘管她嚴格遵守飲食規定，但身體的新陳代謝卻配合熱量減少的節食情況而降低，最終她的體重無法再減輕。接著她感到疲倦、飢餓、煩躁，上課無法集中精神。因此當體重停止下降後，她決定停止節食，因為她覺得節食已經無效。就在這決定性的一刻，她的

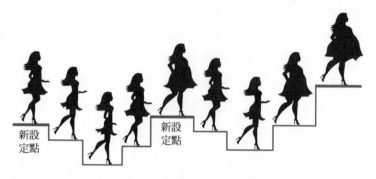

圖 6.2　節食後，大腦將會建立新的體重設定點

體重迅速回復。由於新陳代謝低下和食慾旺盛，她的體重很快就回復到大腦決定的「理想體重設定點」。

另一件事讓她感到懊惱。當體重回復時，並非只回復到節食前的體重。相反地，她的體重還比節食前更重。因為大腦潛意識認為她現在的生活處在無法預知食物是否足夠的環境中，未來可能還會有另一場飢荒（或節食），所以大腦現在必須將她的體重設定點往上提高。

隨著歲月流逝，這位典型肥胖症患者嘗試了坊間所有不同類型的節食方法（可能會提到 Slimming World、LighterLife、South Beach 飲食法、紅綠飲食法、白菜湯飲食法、Rosemary Conley……等方法，清單繼續往下累加）。節食方法各有不同，但對我們的患者而言，最後的結果全都一樣：短暫減輕了有限體重後，人體代謝逐漸適應了新的節食方法，而在節食不再有效後決定停止節食，然後體重回復。而且在每次節食後，都會再次提高體重設定點（變得比節食前更胖）。

當患者達到肥胖的程度後，脂肪細胞便在體內引起發炎反應。發炎刺激胰島素抵抗，導致胰島素水平升高，而胰島素水平升高會導致更可怕的瘦素抵抗。瘦素抵抗提高，加上節食對食慾（增加）和飽足感（減少）荷爾蒙三者的綜合影響，演變成體重繼續不斷增加，讓她

與體重的長期戰鬥變得更加困難。

　　這便是一個一再重複發生的典型肥胖症患者故事。

　　從一開始成功的節食，到體重回復並增加，然後是長久以來溜溜球般的體重波動。儘管在飲食方面很有意志力地辛苦努力，體重卻無可避免地增加了，直到嚴重的末期肥胖症為止。就在此時，經歷多年的努力和犧牲，以及多年接受醫生和營養師的錯誤建議，加上多年來被食品業者誤導不良食品的健康益處後，我的典型患者通常會傷心地承認失敗，並把一切責任怪在自己身上。最後她將放棄這場與肥胖的戰爭：她已進行過太多回合的戰役，也完全輸掉了這場戰爭，因為大腦潛意識終將大獲全勝。

　　我們已經看到「節食」無法對抗體重設定點，而克服體重設定點的唯一方法就是瞭解它。現在我們知道，即使飲食過量或飲食不足，設定點也會將體重保持在所需的預設位置上。從第二章開始，我們還知道了大腦在計算體重設定點時，也會涉及遺傳和表觀遺傳因素。但即使是遺傳上可能會引發肥胖的人，肥胖也可能不會觸發，只要你不把自己暴露於致胖環境中即可。因此在本書的第二部，我們將學習人類到底如何建構了一個「不適合自己」的致胖環境。

第二部
致胖因子
的學習

環境如何決定你的體重

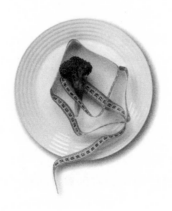

第七章
主廚
做飯為何很重要

晚上回家時，我經常看到十幾歲的女兒正在看電視節目，例如《廚神當道》（*MasterChef*）、《英國烘焙王》（*The Great British Bake Off*）以及戈登・拉姆齊（Gordon Ramsay）的《搶救廚房大作戰》（*Kitchen Nightmares*）等。我很難理解她們對這種烹飪和烘焙節目的迷戀，總是開玩笑地對她們說，我家廚房從未端出過這些食物吧？不過我算是少數，因為大多數人好像都跟我女兒一樣，對於烹飪的過程很感興趣。而且在超級市場裡，也常會看到一群人圍觀銷售人員展示的新款烹飪小工具，例如把小黃瓜做成義大利麵條或切成螺旋狀等。為何當有人在我們面前切菜做飯時，會讓我們感到安心（無論是在家裡或在新潮的鐵板燒餐廳）？為何媒體上充斥著各種食譜、餐廳評介及最新的「超級食物」（superfood）相關文章？

為什麼人類會對食物如此著迷？一旦知道這問題的答案，你就有了面對肥胖難題極重要的一片拼圖。我將在本章說明為什麼靠選擇食材、預備食材和烹飪，就足以將我們定義為人類。以及如果沒有火和烹飪，我們將永遠不可能演變成今天的聰明人類。這個鮮為人知的秘密也能解釋我們來自何方，以及人類未來的發展方向。它同時也能闡釋今日圍繞大家建立的這個以食物為導向的「致胖」世界。[1]從生命開始直到現在，這一切都是為了獲取足夠「演化」的能量，請容許我繼

---

1 「致胖」（Obesogenic）的意思是導致肥胖的因子。

續往下解釋。

複製者

　　為了瞭解人類現在的身分，我們必須將時光倒轉回地球上生命起源的時刻。試想四十億年前黑暗、暴風雨襲擊的熱帶海洋。當時大氣中沒有氧氣，在原始海洋中漂流的一條簡單的碳基化學鏈，偶然間發現一個自我複製的方法。這些長鏈吸引了其他漂浮在海中的化學物質，形成了雙鏈。接著，雙鏈分離成兩條單鏈，然後繼續相同的複製程序。這便是第一個「複製者」——由原始形式 DNA 組成的化學物質鏈。這些古老複製鏈相當成功，它們開始協調自身周圍越來越複雜的結構，最終形成了單細胞生物（可以想像成細菌）。在這些細胞的保護牆裡，存在著複製的 DNA 代碼，亦即主要的控制器，不斷哄騙並引導細胞進一步擴散。生命代碼的生存非常重要，理查德・道金斯（Richard Dawkins）在《自私的基因》（*Selfish Gene*）一書中，將這些由 DNA 圍繞自身所建構的機制描述為「生存機器」——功能簡單、無足輕重的生物容器，純粹進行「生長、生存與繁殖」的過程（參1）。

ATP 電池的製造

　　不過我們的單細胞祖先遇到了一個問題：它們沒有足夠的能量再長大一點。雖然它們已經開發出效率很高的微型電池（每個細胞裡都有數百萬個），可在細胞表面吸收食物能量，並將其傳送到需要生長或移動的任何細胞中。這些「機器」（醫學上稱 ATP，三磷酸腺苷）透過補充食物能量，然後移動並釋放出細胞的內含能量，如此將食物能量轉換為細胞可理解和使用的流通能量。然而細胞產生的能量有限，由於它們無法處理氧氣，因而阻礙它們朝向更複雜生物體的發展。我們的單細胞祖先陷入這種演化困境，在二億五千萬到三十億年前漫長

的時光中，一直維持著單細胞狀態。幸好最後終於找到了解決方案，這種發展為我們的古老細胞提供了超強動力，直到今天仍為我們的新陳代謝提供動力。

新房客

突然之間，出現一種新型細菌能使用氧氣來產生能量（約在三十億年前，氧氣開始出現在大氣中）。這種微小的新型細菌具有獨特的內部皺摺膜（就像一部渦輪發動機），可讓更多的微型電池同時充電。相較於我們緩慢的原始單細胞祖先，這些細菌就如發電站一樣，能吸收並轉化大量能量。我們的單細胞祖先該如何與這些新型細菌競爭呢？好吧，它們並沒有競爭，而是與新型細菌合作。

新的超級充電細菌若非被我們的單細胞祖先給吸收了（並未消化），就是該細菌以寄生蟲般的走私方式進入了我們的細胞當中。無論何種方式，它們都在我們能源匱乏的單細胞祖先體內繁盛地生存下來。這是一種互惠互利的關係：我們的祖先細胞保護它們，它們則為我們產生很多能量。因此兩者成了互利共生體，或者也可以說是一個細胞活在另一個細胞體內。

這些原始的超級充電細菌在合作聯盟裡表現出色，直到目前仍是我們以及當今所有動物細胞的一部分。我們的身體透過它們提供動力，因此它們已成為人體細胞的重要組成，有助於將複雜的食物能量轉換為細胞能量（或熱能）。這些細胞發電站稱為「粒線體」（mitochondria），起源於那些被我們身體吸收的原始細菌。[2]

憑藉這群有用的細菌房客所帶來的強大發電能力，一直到現在，有越來越多複雜生物得以發展和演化：現在地球上估計約有一千萬個

---

2 粒線體就像細胞內的小火爐，不斷地產生熱量和動力。我們的新陳代謝，也就是我們可使用的能量，都需取決於這些小火爐。

物種。儘管物種如此多樣，但所有生命形式（不論真菌、植物、魚類和動物）都有一個共同點，那就是它們的 DNA 都源自原始海洋的某個單一複製模板。曾經存活在地球上的所有物種有 99% 已經滅絕，存留下來的物種都是現代的動態生存機器；該機器由我們的 DNA 老闆在幕後操控，並由線粒體提供動力。所有物種的目的都在追求生存、生長和繁殖。

自從原始海洋中的簡單蛋白質進行了第一次的化學複製後，薪火代代相傳，從未被遺漏過。在這四十億年間，每一代都成長並存活了足夠長的時間，並百分之百地成功複製其主要 DNA 密碼傳給後代。一代又一代的演化，適應了地球上不斷變化的景觀和環境。藉由複雜的家譜，在我們的基因中積累了四十億年的傳承遺產，鑄就了人類現在的身分及生存方式。

就像藝術家會在畫布上添加多層油墨來完成作品一樣，作為人類的我們，也都有無法改變的多層次演化史。而且人類這項藝術品花了四十億年的時間才完成，每次演化的變動都會添加上新的層次與新的外貌。

能量預算

今日存活的每個有機體，都與我們共同的遠古單細胞祖先相互關聯，亦即每個生物都使用了相同的能量系統來生存並茁壯成長。細菌、植物、藻類、真菌，以及從蛇到鳥類，再到人類的所有動物，都有這些 ATP 電池，可將食物能量轉化為細胞可用的能量。甚至連病毒也使用 ATP 電池（但不是使用自己的，而是從侵入的任何細胞中借用 ATP）。

這種原始的能量供應規則，為每種動物提供了每日可用最大限度的能量，稱為「能量預算」（energy budget）。動物體型越大，能量預

算就越大。但不幸的是，預算如同它的字面意義一樣，其來源經常會受到限制。在演化過程裡必須要有預算足夠的能量，才能讓每個物種的所有器官都合宜運作；也就是說，足以讓動物存活（或維持生存機制）的平衡，因為心臟跳動、肺部呼吸、肌肉運轉、胃部消化等等都需要能量。不過，其中有個器官比其他器官需要更多的運作能量；這個器官像閃亮的燈塔一樣，會大量耗能。它也是將人類與其他所有物種區分開來的器官，即我們的「大腦」。在有限的能量預算範圍內，我們到底如何演化出精力旺盛的大腦來實現人類的發展躍進？這個演化上的難題，甚至可用來解釋人類為何特別喜歡某些類型的食物。

黑猩猩不會發胖

屬於人類近親的黑猩猩，約在一千五百萬年前由長臂猿發展而來，這些黑猩猩至今仍然存在。牠們主要生活在熱帶雨林中，藉由尋覓水果、堅果、昆蟲維生，並偶爾食用肉類。在此說個題外話，在黑猩猩生活的雨林中，一年四季都有大量的食物，因此黑猩猩可以隨心所欲地吃。然而，即使擁有大量食物，這些野生黑猩猩族群永遠都不會出現體重過重問題。

在大約一百九十萬年前，某些黑猩猩開始出現不同的行為，他們有越來越長的時間用後腿走路。由於採用了新的直立姿勢，他們眺望遠方的視野獲得改善，最終他們以雙腳步行離開雨林，並在熱帶草原上漫遊，遷徙到世界上各個新地區狩獵和居住。隨著時間流逝，他們的身體不斷長高，並發展成效率極高的跑步者，其精力與耐力比其他動物都強，因此能將精疲力竭的獵物擊倒。這也意味著，他們在狩獵方面取得的重大成功，讓他們得到更多的肉類和蛋白質。這個物種被稱為「直立人」（*Homo erectus*）。

然後是最大的轉變，也就是從大腦較小的直立人，發展到我們這種大腦容積的現代智人。這件事大約發生在十五萬年前，由第一批身

體結構為現代智人的人種所演化出來。這個演化出更大大腦的過程，稱作「頭化現象」（cephalization，源自希臘語 enkefalos，代表大腦）。值得一提的是，大腦不僅讓我們變得更聰明，也讓我們變得更凶殘。因此，從我們的兄弟「直立人」演化分支出來後，現代智人便殺死了其他直立人，也消滅了略比我們蒙昧但卻更強壯的表親——尼安德塔人（我們身上仍有部分 DNA 與他們相同）。

昂貴的組織假說

　　人類要如何負擔並發展出比我們祖先大上四倍的大腦呢？我們無法打破內在的能量規則，因此不得不從頭開始追溯，回到四十億年前。為了在有限的能量預算內釋出這項演化所需的能量，必須犧牲身體某個器官的能量。

　　多年來，演化學家一直在爭論能量預算的問題，但在如何解決這問題上很難達成共識，直到人類學家惠勒博士（P. Wheeler）和艾羅博士（LC Aiello）發表題目為「昂貴的組織假說」（The Expensive-Tissue Hypothesis）研究論文（參 2）。該論文依據動物的體型大小，計算牠們的能量預算。動物隨時間消耗的能量稱為代謝率，與維持該動物正常運作所需的能量相同。[3]

　　請思考一下能量的功率，包括不同動物的身體運作所需的能量。也就是想像一下，如果動物不能靠食物能量來過活，而是需要「外接」能源到身上才能運作的情況（像電器一樣）。在哺乳動物中，生存所需的能量或功率取決於其體重。一隻狗比起一個 65 公斤重的人，

3　功率以瓦特（watt）為單位，通常指電器的運作，但它也適用於所有生物，也就是指每秒所消耗的能量。對於洗衣機來說，其能源來自電力；對於汽車來說，則可能來自汽油引擎；而對動物而言，則是來自食物（以 ATP 供應）。讓我們用更直觀的說法：將蘋果從 1 公尺深的桶中提起的能量是 1 焦耳；1 瓦則是指在 1 秒內將這個蘋果提高 1 公尺所需的功率。因此在 1 秒內將十個蘋果（或大約 1 公斤）舉高 1 公尺，便需要 10 瓦的功率。

所需的能量會少上很多。但若是一隻65公斤重的愛爾蘭獵狼犬（Irish Wolfhound），牠的能量需求就會跟人類相同。所以，一切都跟每隻動物細胞內的粒線體總數有關，因為粒線體就是我們的生物引擎，會決定我們細胞的微電池每秒可產生多少能量。

刪減預算？

再想像一下，若財政大臣在年度預算中，照顧的是人體的狀況，而非英國的財政狀況。當他帶著老舊的公文包，走到唐寧街外對應新

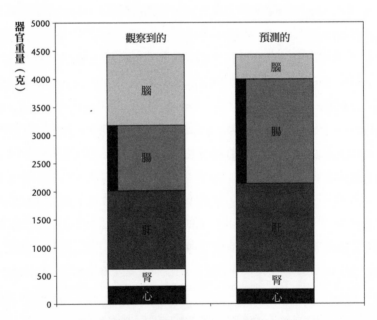

圖 7.1　相同體型下，人類的大腦質量密度遠高於靈長類動物的預測值，而胃腸道則比預期的要小得多

資料來源：L. C. Aiello 和 P. Wheeler（1995）。昂貴的組織假說：人類和靈長類動物演化中的大腦和消化系統。當代人類學，36（2），199–221 頁。

聞媒體時，他該如何解釋即將上路的「將直立人變成智人」的預算規劃？他現在可不是為衛生、國防、環境、運輸、教育等不同部門進行預算規劃，而是必須為人體不同的重要器官進行預算規劃：包括心臟、肺、腸、肌肉以及大腦的能量分配。就像如果想要擴大教育規模，好讓國家未來有光明遠景，但卻無法在公衛與國防等項目做出不受歡迎的預算削減，那麼他怎麼有辦法找出資源，將大腦規模擴大為四倍呢？他可以承擔削減哪些器官所需的能量，好在人體有限的能量預算中找到「多餘能量」，以擴大「大腦」部門的規模呢？難道要減少肌肉、心臟或肺的能量預算嗎？當然，這點一定會影響到人類在天敵環伺下倖存或尋找到食物的機會。

　　某些人類學家觀察人體器官的大小，並與類似人類的其他靈長類動物做比較，結果發現與體型大小相近的靈長類相比，人類的大腦顯得更大，腸道則較小。因此他們得出結論：大腦生長和演化所需的代謝空間來自於腸道的減少。換句話說，就是為了演化出我們現在的大腦，我們的腸子被犧牲了。

　　然而，在不影響我們健康或生活的情況下，該如何從根本上減少人類消化系統的大小呢？這難道不會導致我們挨餓或營養不良嗎？這個答案存就在於我們周遭的環境，而不在於我們體內。人類最接近的直立人祖先，已開始發育出比黑猩猩更大的大腦。考古挖掘也發現證據，證明他們會使用如剃刀般鋒利的燧石，作為切肉的刀具。我們也知道他們的天然耐力與逐漸增加的詭詐，都讓狩獵更加成功。跟很少捕獲小獵物的黑猩猩相比，肉類已成為直立人飲食中更普遍的食物。然而，儘管吃了更多的肉，直立人卻未演化出可以應付這種飲食變化的鋒利牙齒或強大的下頜肌肉。為什麼會這樣呢？

百萬年前的烹飪器材

　　結果，答案來自於南非。在北開普敦省的山腳下，有一個被灌木

叢包圍的巨大洞穴，入口處還擋了一塊大石。這個被稱為萬德威洞穴（Wonderwerk Cave）的巨大穴居，已被人類、史前人類和猿類居住了約兩百萬年。它是人類居住過的最古老地點。2012 年時，來自美國波士頓大學的法蘭西斯科柏那（Francesco Berna）博士，發現大約在一百萬年前，直立人持續在這些山洞裡用火煮飯（參 3）。這比科學界原先認為的時間還要早上二十萬年，可用來解釋惠勒博士所提出的昂貴組織假說。

剛剛說過的「頭化作用」，也就是大腦變大的演化時間，正好與火的發現（比最早出現的現代人類還早了八十萬年。也就是說，人類從直立人演化為現代人類的時間相當充裕）以及我們不斷增加的活動力和獲得改善的視力相符。用火烹飪，也代表他們可以食用更多種類的食物。

如果一百萬年前的直立人就懂得製造並控制火，那就可以解釋為何雖然增加了堅韌的肉食，現代人類的牙齒和下巴卻是逐漸演化變小。學會控制和使用火，加上各類型食物的供應及更多的肉類食物，讓演化中的人類開始烹煮食物。他們會烹煮肉類來讓咀嚼和吞嚥變得更容易。他們也開始烹煮蔬菜，讓植物的根和塊莖（如地瓜或木薯）更容易消化。

我們的祖先巧妙地利用火中的能量烹飪食物，讓食物分解之後易於消化。原先吃的生食比煮熟的食物難消化，因此需要耗費更多能量；而烹飪的過程就像事先消化食物一般。與生食相比，熟食只要較短的腸道，就能有效地從食物中提取出相同能量。因此，發現烹飪這件事，賦予人類與其他物種不同的獨特演化優勢。烹飪也意味食物的質量獲得提升，而且不需較長的腸道就能消化。因此，隨著腸道減短，我們的代謝能力將省下的能量用來演化出更大的大腦。換言之，我們之所以能演變成現代人類，是因為烹飪的發展。

廚師、黑猩猩和大猩猩

假設我們去動物園玩，在圍欄裡看到一個體重 65 公斤的人。把這人想成一位稍微瘦小的高登主廚，或是某位你喜歡的烹飪節目廚師也行，只要對你的想像力有幫助就好。這人正站在鍋爐前煎著牛排和雞蛋，嘴裡則不停嘟囔著。他身旁一側站著一隻 65 公斤重的成年公黑猩猩（吃的是一堆堅果和水果），另一邊則是一隻 65 公斤重的成年雄性大猩猩（吃的是竹子和白蟻）。由於牠們都是哺乳動物且體重相同，所以牠們三個每天都有相同的能量預算，也就是每天都需要攝入與消耗大約 2000 大卡。

然而，這三者之間有什麼區別呢？若考量他們的心臟、肝臟和腎臟大小，你會發現他們彼此很相似。然而人類廚師之所以能在執行複雜的烹飪任務時，還能一邊碎碎唸著不雅言語的原因，就在於他的大腦比旁邊兩個發出奇怪尖叫和咕嚕聲的傢伙足足大上四倍。黑猩猩和大猩猩的腸胃道要比廚師長得多，因為牠們整天吃的都是生食，而廚師的腸胃道已經演化成較短的腸胃道。黑猩猩和大猩猩的大部分能量都消耗在消化食物上。不僅如此，人類廚師也比黑猩猩（尤其是大猩

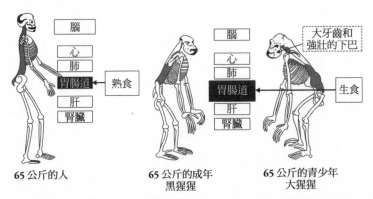

圖 7.2　體重 65 公斤的人、成年黑猩猩和青少年期大猩猩，腦部和腸道大小比較

資料來源：根據皇家外科學院博物館標本中，沃特豪斯·霍金斯先生的畫作改作。

猩）更快就攝取到一天所需的營養，黑猩猩則須在一天中將大部分時間用在進食上。熟食釋放出的能量不僅增強我們擴充大腦的能力，也讓我們有閒暇在其他動物還忙著進食時使用我們的大腦。

我希望你能記住這個例子，因為我想證明當你觀察這三個 65 公斤靈長類動物的差異時（是的，籠子裡的廚師和你一樣都被歸為靈長類動物），不同之處便在於他正在進行的烹飪。如果不對人類的食物進行燒烤、煎炸、煮沸或烘焙，我們便無法演化出較小的腸道和較大的腦。所以烹飪食物真的是一件非常重要的事，也是讓你我成為人類的重要因素。這點應該就是為何我們會對與食物和烹飪有關的所有事物如此著迷的原因，從根本上來說，它就像那些常駐在細胞中的外來超級充電細菌或線粒體一樣，讓你覺得溫暖並充滿活力。

我們還能靠吃生食活下來嗎？

既然人類已經演化出更短的腸道，那我們是否有可能回到用火之前的日子，只靠生食來維生呢？現在的我們是否只能依賴像「預先消化過」的熟食？還有辦法回到過去的生食嗎？或者說烹飪是否已經成為人類生存的基本條件？

愛好生食者，似乎認為我們有可能重新回到用火之前的日子。他們認為吃生食可以增加能量和健康。且讓我們看一下，1999 年針對五百多個居住在德國的生食主義者所做的研究（參 4）。該研究發現，當他們從熟食轉向生食時，每個人的體重都減輕許多。女性平均減重 12 公斤，男性則是 10 公斤。有 1/3 的人出現嚴重的體重過輕和慢性的能量缺乏症（chronic energy deficiency）。50% 的女性的月經停了，暫時變得無法生育（因為瘦素水平過低，導致人體的安全機制介入而讓生育能力下降）。雖然令人擔憂的健康問題發生了，但這些現代生食者還是從 20 世紀的生活中得到一些益處：他們可以從超級市場或雜

貨店選擇營養豐富且種類更多元的生食。這是原始生活辦不到的，而且市場裡的這些食物也幾乎沒有季節性缺乏的問題。

如今的生食愛好者甚至可以選擇生鮭魚和生牛排切塊。只要淋上優質橄欖油一起食用，便可以吸收到人體所需總熱量的 30%。此外，他們也可以用食物攪拌機將生食切成薄片、研磨或液化，讓生食更容易被人體消化吸收。因此，這些生食愛好者擁有現代社會帶給我們的各種生食優勢。但儘管如此，仍然有 1/3 的人嚴重營養不良，並有一半的婦女不育。

相較起來，在沒有現代世界的優勢下，那些沒有火種和烹飪的狩獵採集者部落的情況將會非常糟糕。如果這些生食主義者屬於狩獵和採集時代的某個部落或社區的話，那麼不出短短幾個世代，整個族群便會逐漸消失。

西元前 15 萬年

讓我們思考一下從原始海洋到《英國烘焙王》節目的整個過程。時間來到西元前 15 萬年，當時與黑猩猩和其他猴子相比，人類的腸道更短且依靠烹飪食物來維護我們的健康和物種的生存。隨著腸道收縮變小，我們的大腦也變得更大。我們慢慢演化為人類學家所說的「解剖學上的現代」（anatomically modern）人類。不過，這個「解剖學上的現代」到底是什麼意思？

攝政公園的克羅馬儂人

如果拿那時代的一位智人（克羅馬儂人，Cro-Magnon man）穴居者，把他送到 21 世紀。先幫他洗個澡，再讓他穿上牛仔褲和襯衫，然後讓他坐在攝政公園（Regent's Park）的長椅上——完全不會有人多看他一眼。他的膚色可能黝黑，瞳孔是藍色的（參 5）。他的外表可能

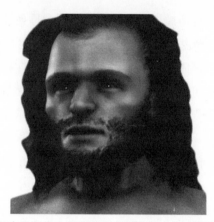

圖 7.3　使用克羅馬儂人男子頭蓋骨所進行的「法醫顏面重建」。

來源：圖像在知識共享許可 4.0 國際許可下使用，Cicero Moraes 提供。

看起來飽經風霜、雙手長繭，而且好奇地看著草地上的松鼠。他可能擁有關於自然、季節和星星等百科全書般的知識，他也是一個對家庭有奉獻精神的人，終其一生培育和保護妻小。除了身高可能比一般人高一些，外表上看來就像我們一樣，沒有人會注意到有什麼差別，你可能會認為他是來自南歐的觀光客。

　　但若檢查這個男人的身體狀況，我們便會驚訝地發現他完全沒有任何現代疾病。他的心臟原始且正常，沒有「動脈粥狀硬化」（atheroma）的痕跡，[4]血壓也低到像是運動員的水平。身上沒有類似關節炎或哮喘等任何發炎症狀的疾病跡象，罹患糖尿病的機率也很低。最引人注目的是肥胖率很低，他的體重幾乎可以肯定是在正常範圍內。如果他也能使用我們的醫療系統就診（主要應該都是創傷和感染），他很可能可以活到九十歲。

---

4 「動脈粥狀硬化」是影響西方大多數成年人的血管「皺縮」情形，可能導致心臟病發作、中風、腎衰竭和許多其他的西方疾病。

我們的原始人祖先到底吃了什麼來維持身體健康呢？我們聽過所謂的「原始人飲食法」（Paleo diet，Palaeolithic diet 的縮寫，即穴居人所處時期「舊石器時代」的縮寫），就是在模仿我們的原始人祖先所吃的食物。不過到底真正的狩獵採集者如何生活？我們可以透過研究目前仍未受現代影響的狩獵／採集者部落進行觀察：包括坦桑尼亞的哈扎部落（Hadza）、納米比亞的叢林人（Bushmen）、剛果叢林的俾格米人（Pygmies）、某些孤立的亞馬遜部落、格陵蘭的因紐特愛斯基摩人（Inuit Eskimos）和澳大利亞原住民等。

「狩獵採集」超市

讓我帶你去「狩獵採集」超市參觀一下。這是一間巨大的露天商店，裡面所有產品都是免費的，完全不用現金交易，不過你必須花時間和體力裝滿自己的購物袋。這家商店分成兩個區域：一邊是蔬菜水果店，用來存放水果、蔬菜、堅果、真菌（如蘑菇）、雞蛋、蝸牛（或貝類），以及各種綠葉和藥草。另一邊則是肉舖，裡面只有肉。在這兩區中到處都有小小的蜂蜜區。婦女和兒童在蔬菜水果區購物，只有男性會上肉舖。

這間露天超市的蔬菜水果區面積很大，大約有二平方英里（5.18平方公里）的大小。農產品散置並藏放在灌木叢裡或岩石土壤下。因此婦女可能要花上好幾個小時，才能找到足夠的食物來當作晚餐。超市最受歡迎的碳水化合物食物（也是他們最依賴的食物）是植物的根部。這些根部能量都藏在地底下，以免被吃葉子的動物或其他覓食者給踏傷。無論哪個季節，這些藏在地下的食物寶藏一年四季都會生產且可以採集，是相當可靠的主食。婦女會攜帶特殊棍棒，用來拔出這些塊莖、根和鱗莖（如地瓜、山藥、木薯、生薑和某些花的鱗莖，只要煮熟便是安全又營養的食物）。婦女們也會尋找地面上的當季食物，如漿果、各種水果、種子、蘑菇、堅果、可食用花卉，以及綠葉蔬菜

和嫩芽等。她們還會收集鳥蛋、蝸牛和蜂蜜大餐。

僅限男士

接著我們來到狩獵採集超市的肉品部門。這裡只允許男人進入，而且是二十四小時營業。如果男人找不到想買的東西，還可以直接在店裡過夜。這一區的大小多達四十平方英里（103.6 平方公里）！他們取得食物的技巧看來相當有趣，大約五到十二名年輕健康的男子，盯上遠處的一隻動物。這群男人的速度比不上他們的獵物，但他們有兩個優勢。首先，因為這些人已學會站立並靠兩隻腳保持平衡，因此他們是最具「移動效率」的動物。在發現溫暖的火和懂得製作衣服後，他們也慢慢褪去覆蓋全身的保暖毛髮，因此比起大多數奔跑時得靠喘氣降溫的動物，人類可以透過出汗，有效地為身體降溫。所以人類每單位體重消耗的能量，遠比其他哺乳動物來得更少（參6）。

獵人團體的第二項優勢便是驚人的腦力。他們懂得團隊合作，並會溝通、計畫與學習追蹤與誘捕動物。在更複雜的武器（如箭和長矛）出現之前，獵人只是簡單地進行馬拉松式的追趕，讓獵物保持在視線之內，並使用沉重的石頭追擊獵物。最終，人類會因為有較佳的耐力而獲勝，這等於是用了一種「耐力型」的獵捕技術。

因為肉食區是二十四小時開放，所以也兼賣一些兩區都有的零食，以便男性們有體力可以走得更遠一點。這些零食包括了美味的昆蟲、水果和雞蛋，還有樹上的蜂蜜（通常會用煙燻，才能安全地從蜂窩裡搶到蜂蜜）。

回到營火區

每天下午，婦女帶著收集到的食物回家，男人則會到晚上才回來。在現代的我們看來，狩獵／採集者部落超市這種「男女分區」的狀況，

似乎是一種性別歧視；在其他任何物種中幾乎都沒有這種情況。人類為何如此不同？為什麼早期人類會分配男性和女性部落成員，各自負責尋找不同的食物呢？答案可能又要回到烹飪上。他們飲食中的兩種主食是根莖類碳水化合物（紅薯、木薯之類）和野生動物的肉，這兩種食物都需要用火煮熟。雖然烹飪用火無論白天和黑夜都要保持燃燒，但烹飪通常要到傍晚進行。至於其他動物，一旦被獵殺或被劫持，首先取得牠的掠食者就會生吃牠（除非是母獸帶著即將斷奶的小獸才例外）。而對人類來說，生食並非可口食物，因此必須帶回營地處理後食用。也就是在這樣的家庭族群中，男性、女性和兒童會在營地裡共享食物。

事實上，在任何其他動物族群中，雌雄通常不會共享食物。人類一起做飯和分享的概念，代表更能成為成功獵人的部落成員（亦即年輕健康的男性）會被分配從事狩獵工作，而那些比較不擅狩獵的成員（帶著嬰兒或幼兒的婦女），則可利用他們的能量來收集植物性的食物。如此到了晚上，一家人就能聚在一起共享美食。這點對部落的生存相當重要，因為在營火區裡，各種經驗和故事會一代一代傳承下去。上一代獲得的知識，可以繼續被後代子孫運用。從這個觀點來看，火的化學能不僅分解了食物，還從生物學上幫助了人類。正是這種圍著營火的社會結構，加上家庭之間的食材烹飪和食物共享，讓早期人類得以持續學習和進步。

狩獵隊可能會有很長一段時間不在家。因此當他們殺死獵物時，經常會立即食用其中最珍貴的部分，再將其餘部分帶回營地。在他們殺死的動物身上最營養的部分就是內臟，因此狩獵採集族群的特點（也是我們現已失去的特點）就是在搬移獵物屍體之前先食用內臟。狩獵採集者之所以重視動物的肝、腎、腸、骨髓和大腦勝過瘦肉，就是因為這些器官比起肌肉組織有更多的營養與能量價值。

美味的內臟

我們現在經常丟棄的內臟器官，作為食物的質量十分可觀，因為它們富含許多人類必需的脂肪、維生素和礦物質。而我們的狩獵／採集者祖先，對於其中某種營養成分的喜好程度，遠高於所有其他營養成分，甚至高過蜂蜜所含的糖分，而這便是「脂肪」。任何脂肪含量高的食物，都會受到我們祖先們的青睞。他們可能會嘲笑現在的營養專家建議，例如「脂肪會使人發胖」之類的說法等（我將在本書後面的部分，對此進行更詳細的討論）。因為我們祖先本能地知道脂肪對身體的健康強壯相當重要。

若檢視不同器官與肌肉相較之下的脂肪含量，就會明白為何他們的首選是各類內臟。瘦肉的脂肪含量只有 5%，而腎臟的脂肪含量為 15%、腸（胃）為 18%，心臟為 25%，肝臟則為 30%（參 7）。大腦是脂肪含量最高的器官，有多達 50% 的大腦組織是脂肪，其中包含大量的人體必需脂肪，即所謂的膽固醇（目前常被誤解）。除了動物器官外，皮下和腹部內的脂肪也相當珍貴。「骨髓」也是動物身上營養最豐富的部分，是哺乳動物長骨內的凝結組織，負責製造血細胞。骨髓的構成裡包含 84% 的脂肪（在所有穴居人遺跡裡，都有證據顯示動物的骨頭和頭骨被敲碎，以獲取這些營養），而且有充分證據證明，當獵人遇到惡劣環境時，也會搜尋已被其他掠食者殺死的動物骨頭，以便從中獲取這種寶貴的能量。

蔬菜、水果與碳水化合物

我們可以思考一下祖先們在覓食和狩獵上遭遇的食物品質與現在相同類型食物的品質差異。蔬菜、水果和塊莖本是野生食物，並沒有現代經常浪費食物的超級市場來控制食物品質。在今日世界裡，超市可買到的生鮮食物，可能背後有多達 1/3 賣相不好的食物被淘汰了，不被人們所食用，因為這些瑕疵食物可能不美觀、有點破損或不夠新

鮮，不符合當今超市的篩選標準。然而，這些食物在味道上的差異並不大。早期人類已習慣各式各樣的野生水果、漿果、嫩芽和根莖類蔬菜，其味道嚐起來或與現在這些經過雜交、基因工程、去澀味處理且外觀完美、味道甜美和熟度恰好的同類食物不一樣，也與我們今日在超市購買到的食物種類大不相同。例如在溫帶地區，現代人會食用大約一百多種不同類型的植物性食物，而在熱帶氣候，食物的種類還會更多。而在飲食上，我們可憐的祖先所能吃到的碳水化合物遠比現代人少，他們設法獲得的碳水化合物也未精製過，吃起來當然也不可能像給現代人帶來「主食滿足感」的碳水化合物。因為過去這些碳水化合物的食物能量，可能只相當於一塊烤脆的野豬肝而已！

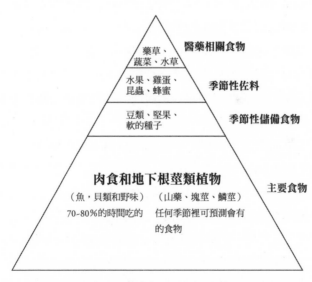

圖 7.4　狩獵／採集者食物金字塔，如果存在的話

改編自邁克爾・M・席森（2012）的《原始藍圖》（*The Primal Blueprint*）。倫敦：埃伯里出版社。

舊石器時代的飲食

讓我們暫時離開這群狩獵採集者，繼續看他們在演化過程有了哪些改變。不過在出發之前，我們先回顧一下他們的食物清單，好說明真正的舊石器時代飲食內容。清單如下：大量肉類、內臟脂肪和骨髓、未精製的碳水化合物，以及當令食物等。

擴大糧食供應

那麼，十五萬年前的穴居人在演變成早期人類後，發生了什麼變化呢？他們花了很多時間做自己最擅長的事，也就是在地球各處流浪和殖民。因為他們已成了技巧更加純熟的獵人，也發展出語言和家族概念。

當食物豐足、天候良好，並且身處安全樓所時，整幅畫面可能就像伊甸園一樣，完全像是地球上的天堂。然而現實狀況並非如此，他們對食物的迷戀程度，顯示他們已演化為現代人類。食物顯然對維持生存相當重要，但烹飪和準備食材的過程也有助他們演化成現代人類。由於狩獵或覓食得來的食物並非完全可靠，而且食物有季節性，因此我們的祖先不得不遷徙到各處，依據他們獵捕動物的移動方式和氣候的不同，不斷遷徙以尋找當令食物。

他們在大約西元前 20000 年左右，想出了解決糧食供應問題的辦法。在如今為埃及的土地上，最早一批農民發現可在該地特有的潮濕、肥沃土壤中，用種子種出某些草本植物（尤其是早期形式的小麥，如蕎麥和斯佩耳特小麥等）。這個重大發展意味著他們可以期待並控制糧食的供應，讓狩獵／採集者族群不必繼續費力尋找食物，也就是「農業時代」的來臨。除了能掌控植物性食物之外，他們還學會如何馴服和飼養動物，以牛、山羊或綿羊來保證全年都有肉類供應。

現在終於有了穩定的糧食供應，因此我們的祖先可以就地紮根，建立永久定居點，並逐步發展成人口集中的城鎮。農業讓糧食供應更

可預測且效率更高，只要少數農民便可為許多人提供食物。農業也意味著城鎮中的許多人口，不必像游牧祖先那樣花一整天的時間追尋食物。因此，他們可以把多出來的時間拿來製造工具，因而促進了各種文明方向的發展，例如科學和教育等。

農業和文明聽起來都很棒。我們的祖先與食物的關係，也就是讓人類之所以與黑猩猩有所區別的這種關係，便逐漸發展起來。在發現火並學會烹飪食物後，現在還能控制食物的供應，因此接下來便是進一步發揮大腦的威力。

然而，在新城鎮居住的人們，身體健康卻出現不尋常的狀況。儘管不再受到掠食動物和飢荒的侵害，農業化早期的人們看起來卻比狩獵採集者祖先更脆弱與矮小。由於他們現在吃的是農田提供、種類有限的食物，而非狩獵／採集時期所食用的各樣動植物，造成了許多人營養不良。

在人們能夠收成自己栽種的農作物並屠宰自己飼養的牛羊的過程中，他們那顆令人印象深刻且天性好奇的大腦不曾停止發展過。隨著城鎮間通聯和運輸方面的改善，農業時代繼續以更快的速度發展。陶鍋的發明是為了烹飪、用餐或儲存食物，陶匠使用的砂輪是由某個有好奇心的人所發明，後來也被用來製作第一輛馬車的輪子，因而開啟了運輸革命。接著砂輪原理也出現在由河水驅動的磨坊裡，以方便用水力碾碎小麥。「鐵」也被用來製作農耕器具，接著人類還繼續開發出灌溉、水壩和農作物輪作等方法。

隨著農業生產力的提高，農民發現他們的食物過多，多過養活家人和鄰居所需。於是農人開始在當地市場上買賣農產品，因而增加了大家可獲得的食物種類。

而隨著交通改善，原先只服務於十英里半徑左右區域的本地市場，很快便進軍全國市場。商人開始參與各地市場間的貿易，在某個市場大批購買食物，然後在需要該食物的偏遠地區以好的價格出售。

這種貿易發展之所以重要，在於人們可以不必只食用當地生產的食物。因此，商人從食品貿易和運輸中獲得可觀的利潤，人們也很高興，因為他們可以從遠地運來的各種食物中做選擇。不過在這種情況下，「瓶中精靈」跑出來了，因為這種新貿易經濟帶來了意料之外的後果，而且會在未來封閉人類與糧食間的關係。

維多利亞時代的女孩

想像一下維多利亞時代的倫敦，大約在 1850 年之際。大量人類從周圍城鎮和村莊搬到城市，也就是一群窮人夢想著發財致富、結果卻只能勉強生存下來的地方。骯髒、喧鬧、疾病和犯罪籠罩在老鼠滿布的街道上。不過，這個維多利亞時代的場景裡，還存在著另一面。

在阿靈頓街上，在一扇可俯瞰蔥鬱「綠園」（Green Park）的窗內，一位年輕的貴族女士坐在梳妝台前，為她的成年禮做最後的準備。她對著鏡子微笑，滿意地欣賞著自己的財富和地位。她興奮的臉龐閃閃發亮，因為她在牙齒上塗抹的鐵屑粉、水和醋的混合物，已成功讓她的牙齒「變黑」了！這種奇特時尚妝扮的罪魁禍首就是「糖」。

無法抗拒的糖分

黑色的牙齒竟是一種時尚？這恐怕是人類演化史上的致命弱點再度回來糾纏我們的跡象。雖然我們在解說時經常在人類史的各個時間點上跳來跳去，不過我們現在還是得回到古代的「稀樹草原」（savannah，就是人類離開樹林用雙腿走入的地方），來解釋糖為何是我們的「弱點」。當時，持續演化的人類開始探索許多新環境，因此在選擇新食物時也開發出一種安全機制，好知道哪些東西營養、哪些

東西有毒。這慢慢促進了我們的祖先嘴巴演化出感應器，以便為人類提供食物安全、有毒或有營養的相關線索。這些感應器現在仍然存在於你我身上，也就是舌頭上的「味蕾」。味蕾讓我們可以區分六種味道：苦味、酸味、鹹味、脂肪、蛋白質（稱為鮮味）和甜味。任何帶有苦味或酸味的食物都會讓我們在食用前保持謹慎；以鹹味、脂肪或蛋白質為主的食物則會收到「OK」的訊號。至於任何能引起狩獵採集者「甜味」感受的食物，都會讓他們感到開心。

演化將人類的甜味味蕾直接連接到大腦的愉悅區。因此只要訊號足夠強烈（甜食夠甜），我們得到的訊號便會直達大腦，就像服用了嗎啡或海洛因這類鴉片類藥物一樣（也許劑量不大，但效果是一樣的）。甜的訊號讓我們的情緒平靜，並改善我們的心情。

以水果來說，甜味是植物傳遞給動物（或我們）的「可食用」訊號。因為水果被動物吃掉後，它的種子會廣泛地散播。而且甜味食物顯然含有葡萄糖，眾所周知大腦的運作成本很高，需要持續不斷供應葡萄糖才能作用，否則人體很快就會陷入昏迷狀態。這也可以解釋人類為何會演化成對甜食瘋狂，並演化出甜味優先的排序。

狩獵／採集時代很難獲得甜食，通常透過像水果這樣的特定季節才有的食物來取得。我們的祖先對甜食的喜好促使他們四處跋涉尋找，不過在那種時代下的狩獵／採集者，通常只在夏季才能獲得這種美好的感覺。幸虧後來有了農業和運輸的發展，並且有友好的商人居中販售。

在世界上大多數地區，農民會根據氣候種植適合的主食。在北非、中東和歐洲，這類主食是小麥，在印度和中國是米，美國則向來是玉米。然而，這些主食都未能讓早期人類滿足「高」甜度的食物渴望。

然而，大約一萬年前的印尼農民，率先種植了一種粗壯的草本植物，這種植物會在莖中積累糖分，也就是甘蔗。人們喜歡咀嚼和吸吮甘蔗的甜汁，於是甘蔗農場很快就遍布亞洲。但是甘蔗並不像小麥或

稻米是在種子中富含營養、方便儲存，而是必須在採摘後立即食用，否則就會很快腐爛。農民也無法在種植地區以外的任何地方，進行甘蔗的交易。直到西元 300 年左右，印度農民取得突破，發現如果將甘蔗擠壓或碾碎，再將汁液放在陽光下曬乾，就會形成固體的糖結晶；糖分終於可以被加工成適合運輸和交易的商品。因此，糖分瞬間變成一種有價值的烹飪「調味品」，或在醫藥中用來治療疾病（事實上，是因為糖像鴉片一樣能給病人帶來愉悅的心情，而感覺病情好轉）。

在中東，糖的精製技術不斷發展，成為阿拉伯文明的重要成分。他們生產出美味的糖果，讓所有品嚐過的人都愛上它。很久以後，歐洲文明才開始接觸到糖。與糖商第一次接觸的時間，可能是在 11 世紀和 12 世紀的十字軍東征期間。法國、羅馬和英國士兵開始將「甜鹽」（sweet salt）帶回歐洲，引發了皇室和其他富裕公民的興趣。西班牙、塞浦路斯和葡萄牙（馬德拉群島）開始生產自己的食糖，但由於種植和加工過程中的高昂人力成本，糖的價格偏高，變成一種罕見而昂貴的美食。

糖和奴隸制度

接下來關於糖的故事變得更加黑暗了。在 15 世紀後期發現加勒比海島嶼時，早期的探險家認為這裡的氣候將是種植甘蔗的理想之地，因此在幾年之內，也就是 1501 年，古巴出現了第一座加勒比海糖種植區。歐洲對糖的需求極大，商人看到發大財的機會，因此迫切需要從事勞力密集的蔗糖種植與加工的大量人力。於是他們轉向奴隸貿易，最後有大約一千萬非洲人被強行運送到加勒比海和巴西的蔗糖園工作。在此過程中，商人透過每筆交易將荷包賺得滿滿的：先在西非將奴隸裝滿船隻，將奴隸運送到加勒比海賣給蔗糖園主，之後在清空的船上裝滿糖和蘭姆酒，運送到歐洲出售。然後他們又把再度清空的船，裝滿來自歐洲的槍枝和彈藥，再運送到非洲與軍閥進行交易，換取他

們從鄰近部落俘獲的奴隸，從而完成三邊貿易航線，也就是一條悲慘痛苦的高利潤貿易航線。

食糖過剩

到了 1700 至 1800 年代，加勒比海地區的食糖生產過剩，終使西方國家的人可以接觸到更多食糖產品。糖被政府認為是高利潤商品，政府對進口這些「白金」（white gold）徵收高額賦稅，因此一磅糖賣二先令（相當於今天的五十英鎊）。[5] 當時的糖成為一般勞動者的美味佳餚，但對貴族來說卻是必需品。維多利亞時代貴族因食糖過量而導致集體蛀牙，如果一個人的牙齒呈黑色蛀牙，就代表他有足夠的經濟能力購買糖而使牙齒蛀蝕腐爛，這在當時被認為是貴族的理想外貌！當然如果因為你太年輕而無法滿口蛀牙的話，那麼比較時尚的做法是將牙齒塗成黑色，模仿這種富裕的貴族外貌。

> 當她從阿靈頓街的窗口凝視公園景色時，我們的年輕女士對底下的窮人感到惋惜。那些沒錢買糖的人，當然也負擔不起把牙齒染成時尚黑色的費用。不過，她並不需要為這些窮人感到遺憾，維多利亞時代窮人的幸運秘密，就是他們碰巧（而非故意的）活在這個「養分豐足」的黃金時代。

維多利亞奇蹟飲食

英國維多利亞時代的平均預期壽命為四十一歲，但這是因為窮人

---

5 直到 20 世紀，糖才以「糖錐」（sugar loaf）的形式運輸和出售，糖錐是圓錐形的大塊凝結糖晶。糖錐相當珍貴，可以使用很長的時間，而且要用特殊鉗子才能將糖從糖錐上弄碎以供食用。

的嬰兒死亡率高得驚人，才讓平均壽命的統計數字出現偏差。在英格蘭貧窮的工人階級地區，嬰兒死亡率幾乎達到 25%。而在貧民窟裡，這個比例還可能高達 50%。大多數兒童由於衛生條件差而死於痢疾、霍亂或傷寒等傳染病。

如果我們把這些嬰兒死亡率從當時的健康統計數據中排除的話，那麼維多利亞州窮人的預期壽命（只要他們能平安度過五歲生日的話），竟與今日的預期壽命相近（參8）。即使不靠現代人的醫學發展，維多利亞時代的預期壽命仍近似於現代人的預期壽命。

這些維多利亞時代貧困人口（已活過兒童期而倖存下來的人）的健康狀況，取決於當時的飲食習慣：沒有食物短缺，新鮮食品可以相對便宜地在市場上買到。他們的飲食包括蔬菜和根莖類植物，包括洋蔥、韭菜、胡蘿蔔、甜菜根、蘿蔔、菊芋（Jerusalem artichoke）和大束西洋菜（watercress）等。夏天可以買到櫻桃和李子，秋天可以買到醋栗（gooseberry）和蘋果。水果乾是兒童的常見食物，一般豆科和豌豆等豆類食物也很豐富，冬季美味的烤栗子也相當好吃。

作為一個島國，這裡當然有很多魚可供食用，包括鹽漬或醃製的鯡魚、鰻魚和各種貝類（如貽貝）。肉的食用機會可能比較少，不過窮人一旦有機會吃到肉，便會立刻吃光光。就像我們的穴居人祖先一樣，維多利亞時代的人知道骨頭湯對健康的益處，當然他們也喜歡心、腎、腸和肺等內臟的美味，其中最重要的依舊是大腦。他們所吃的大部分肉類都是廉價的內臟形式，不僅富含必需的微量營養素和飽和脂肪，也含有膽固醇。

維多利亞時代窮人飲食中糖和精製碳水化合物比例很低，新鮮蔬菜、魚類和骨骼及內臟等健康食物比例則很高。他們吸菸的頻率比現在少，啤酒也被稀釋過，因此攝入的酒精成分也比現在低（酒精的作用將在本書稍後探討）。這些食物內容加上努力工作，人類就能在這樣環境與生活之中，不必依靠現代醫療保健就實現長壽的目標。可惜

這種健康的維多利亞時代中期的飲食型態，並未延續超過一代以上。到了 1870 年，來自歐洲大陸的甜菜糖充斥市場，已不再需要從加勒比海進口蔗糖，因此糖的價格暴跌，也讓這種維多利亞時代的健康飲食內容永不復返。

潘朵拉的食物盒

正如完美健康的維多利亞式飲食是「偶然發生」的一樣，人類的飲食環境接著也很偶然地發生了另一次重大變化。在工業革命開始後，農場變得機械化，利潤更高，運輸效率也更高，糧食買賣成為一門好生意。在人類歷史上，第一次有機會除了獲得本地生產的生鮮食品外，還能獲得遠地食物，有時甚至是來自不同國家或不同大陸的食物。儘管要走很長的運輸路線，這些食物仍能保持可用的狀態。在正常情況下，食物若要有較長的保存期限，就必須進行某種調整，提取出會造成腐壞的部分（在大多數不易腐敗的食物中會移除 omega-3，亦即所謂的「好脂肪」，我們稍後會加以討論），將其替換為可充當防腐劑的成分（例如你現在在食品包裝上看到的各種 E 編號，也就是通過歐盟認證的人工食品添加劑等），以及其他使食物更可口的成分（主要是糖、鹽和脂肪的組合）。

雜交與基因工程

工業化的關鍵是主食的供應和成本。舉例來說，自埃及農業問世以來，小麥已種植了很長一段時間。當時的天然小麥已透過雜交技術（將兩種不同品種的小麥混種，以種植出更強壯或更高的作物）逐漸改良，現在更可以透過基因工程技術來改良。如果你已年過四十，應該還記得小時候去過鄉下，當時走過一塊完全成熟的麥田，可能會注意到農作物長得非常高，通常可高達四英尺。事實上，如果你在童年

時期曾走過麥田，可能完全看不到它們的頂部。但在過去三十年間，情況發生了巨大變化，目前世界上大多數麥田裡的小麥，都經過了基因工程的改造，這種植株既堅固又不會長太高，而且可以生產出顆粒較大的小麥胚芽，這種植株被稱為「矮麥」（dwarf wheat）。如果今天你走遍英國、美國、亞洲和大多數地區的成熟麥田，就會發現現代小麥只有二英尺高，高大搖曳的麥田已然消失，而且可能永遠不會再出現，年輕一代肯定也不會看到了。這件事到底有什麼重要性？

　　首先，較矮的小麥為農民帶來更多利潤，因為每英畝土地可以種植更多小麥。不過這點卻損害了穀物的品質，亦即影響了我們可吸收的營養。小麥發生變化的故事，不只限於雜交技術所產生的單一化全球強勢植株，自位於波光粼粼、風景如畫河邊的小麥磨坊時代開始，小麥的加工技術就已發生重大變革。原先那些磨坊利用水力碾碎小麥，以便讓小麥在儲存、運輸和烹飪上變得更容易。如今，那些舊磨坊已被現代的高科技加工廠所取代。工廠去除了小麥的重要營養成分，也就是外殼的部分，只留下內部甜美的小麥胚芽。從麵包（白色或棕色麵包皆然）到餅乾、麵食，這種構成許多食品的矮麥麵粉經過高度加工後，在食用後半小時內，便可立刻變成血液中的糖分（我們會在第十一章看到其對人體代謝作用的影響）。這點也可部分解釋為何許多一生都在努力減肥的肥胖症患者，會把自己貼上「麵包狂」的標籤，因為他們沉迷於身體對這種高度加工食物的反應，就像有些人迷戀獲取糖分的那種快樂感受。這點跟迷戀鴉片類藥物的成癮患者一樣，因為它們在相同的腦部訊號通路上傳遞。

本章總結

　　我們在本章學到細胞處理能量的方式，以及人類如何依賴這些ATP微型電池，並持續遵循四十億年前細胞生命首次發生時所制定的

古老生物學規則。這種演化直到三十五億年後才得以加速，原因是當時我們的單細胞祖先吸納了強大有效的細菌（粒線體），而它們能使用氧氣為微型 ATP 電池充電。包括人類在內的所有動物都使用了這種能量。古老的能量規則深嵌在演化史的各個層面，用來確保各種動物依據不同的體型大小，都能擁有能源使用上的最佳預算。

因此，在「能量預算有限」的使用前提下，若不犧牲另一個器官，人類就無法發展出龐大且耗能的大腦。我們談到在智人發展之前，人類最近的親戚「直立人」已學會使用火。更重要的是，他們會用火來協助分解食物，讓食物中的能量更容易被消化吸收，我們現在稱這種用火行為為「烹飪」。藉由在食用之前就啟動消化食物的過程，可讓人體省下消化所需的能量，而讓原先冗長的腸胃消化系統變得多餘。因此隨著時間推進，人類逐漸演化出更短的腸道，至於透過烹飪節省下來的能量，終於讓我們有能力演化出更大的大腦。

這也解釋了為何人類會對食物如此有好奇心，為何大家會喜歡準備食材、烹飪和品嚐食物，為何這些會讓我們如此著迷。因為「烹飪」定義了人類。

歷經千萬年後，控制食物的演化本能促使我們發展出農業，並在市場上交易食物。在較近的年代裡，我們也發現如何為食物加工，以便將其保存而能進行海外貿易，形成跨國商品。糖和小麥也已成為人類飲食中的主食。

但隨後而來的是人類與食物關係的最後一環：我們對食物的自然迷戀，意味著僅控制食物的生產是不夠的，我們還想瞭解食物。因此在第八章裡，我們將學習這種迷戀下的不幸後果。

當我們在早上疲倦地倒入一碗 Frosties（類似香甜玉米片、含有將近 50% 的糖）時，我們知道人類的食物樂園已經出現，我們終於建構出一個糖的世界。在這個世界裡，人類鍾愛的

食糖，真正找到了自己在食物鏈上的位置。把這些穀物吞下肚裡所帶來的平和喜悅感受，就像是人類食品的發展巔峰一樣。原先從準備食材和烹飪食物節省下來的能量，幫助我們發展成為現代人類。然而，現在我們已邁出不可避免的下一步——以加工和處理過的食物讓自己的感覺更為良好。我們就是自己的主廚，而且主廚贏得勝利了！

不過當你邊打開早報邊喝口茶時，有篇新聞引起了你的注意。就在迪士尼樂園廣告一旁，有篇標題為「科學家研究發現了新的超級食物」的報導，看起來相當有趣，於是你繼續閱讀下去……

第八章
事件的核心
營養學欠佳如何導致不良的飲食習慣

「如果我們知道自己在做什麼，那就不會稱為研究了，對吧？」

——愛因斯坦

眼前的酷熱難耐，街上充滿人潮，我們沿著風景如畫的街道前往下一個目的地。身旁的有一群大人和小孩，吵吵鬧鬧、圍在我們四周，大家只好擠在一起。他們的嬰兒推車不斷粗心碰撞我們，我們連忙側身閃避。我試著去電動車出租店解決走路問題，可惜並未成功，還被告知我的資格不符：因為我的年紀不夠「大」（老）。所以當其他老人可以騎著電動車悠哉前進時，我只能羨慕地看著他們，然後繼續在大街上掙扎前進。

這是一個封閉社區，裡面的一切都由這家娛樂公司控制。安全人員把我們導引到人行步道上，儘管步道已擁擠不堪，清潔工仍努力地讓這條街道保持乾淨整潔，步道旁的店主也洋溢著喜悅微笑。遊樂區裡的人們來自四面八方，一起沉浸在這個快樂的烏托邦中。沒有犯罪、不必廣告，也沒有政治的喧囂。就像是一個夢想中的完美世界，可以帶你的孩子玩上幾天。

這些遊樂園裡的娛樂方式多半會令你感到「恐懼」，就像讓自己「受虐」一般奇怪。不過，隨著腎上腺素和腦內啡（如

嗎啡）迅速湧入大腦後，就會不斷吸引人們投入這些遊戲中，因為這像是一種「安全的」危險遊戲。當恐怖的喧鬧消退後，另一種讓情緒提升的方法便會介入，這也是為何孩子們蜂擁而至的原因。遊樂園裡僅有的食物是漢堡、薯條和汽水，大街上每家商店都是糖果店，裡面裝滿了各式各樣美味的成癮藥物：糖。

我們找到一張長椅坐下，由於害怕下一個恐怖的遊戲，我需要放鬆，因為我那對遊戲毫不畏懼的長女，讓我感到相當尷尬。所以我打開買來的大袋「pick 'n mix」什錦甜食。當糖分接觸到大腦時，我立刻感到平靜，孩子們看起來也很想永遠住在這裡。

我注視著走過我們身旁的家庭，不禁注意到這裡大多數遊客的體型都很「大」，偶爾才會看到一個健康且身材適中的家庭。典型的情況是：一位母親揹著兩個大背包，挺出肥大腹部；體型像熊的父親，彷彿必須透過推嬰兒車才能穩住自己；加上兩個邊跳邊打，像是充飽電的小孩，不時胡亂拖坐在珍貴電動車上的胖祖母……。大多數來這裡玩的家庭都買了「全天候吃到飽」的用餐優惠，當作一整天的食物來源。他們拿著裝了可口可樂和其他軟式飲料的重量杯，街上到處都有飲料機可隨時補充，因此你可以整天用吸管為自己不斷補充糖分。

也許這就是人類正逐步邁入的世界？我的遐想被朝向我們走來的一個高大、凶狠、令人畏懼的卡通人物給打斷了。當他靠近我們時，我才認出那熟悉的特徵，原來他是「高飛」。提醒我們該起身走向童話城堡了，因為「Runaway Train」（極速火車）已經可以排隊了。

*

　　人類是否正慢慢圍繞著自己，建構出一個「主題樂園」般的世界，亦即一個很難獲得天然新鮮食物的世界，或是一個以甜食和速食享樂為基礎的世界？但這也可能是一個焦慮和壓力糾纏活在其中的居民，最後充滿肥胖症患者的世界？

　　從上一章的人類食物歷史課中，我們知道人類若沒有靠不同食物類型和烹飪的幫助，就不可能演化成今日的聰明現代人。烹飪和準備食材為我們提供了代謝空間，縮小我們的腸道並擴展我們大腦的能力。因此人類也很自然地發現越來越多能使食物帶來更愉悅感受的方法，繼續發展人與食物的關係。一旦打開了潘朵拉的盒子，可能就會發現裡面裝的是糖，而且還能發現糖為我們帶來的樂趣。所以人類為自己

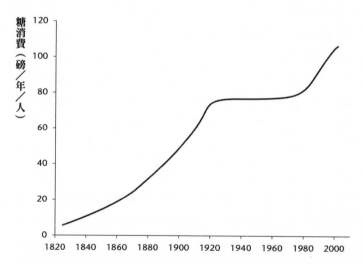

圖 8.1　美國農業部（USDA）的圖表顯示了 1822 至 2000 年的食糖消費增加幅度。在 1980 年代之前，食糖消費幅度曾經一度趨於穩定。

資料來源：美國勞工和商務部，美國農業部經濟研究局。

大量生產各種食糖的類型，不就只是時間早晚的問題嗎？

讓我們來看一下數字。若自 1820 年（健康飲食的黃金時代）以來的人均糖消費量作為起點，在接下來的一百年中，消費量逐年增長的趨勢確實銳不可擋。1820 年，每人每年的糖消費量僅為五磅，到了 1920 年則增加為每年八十磅（參 1）。

食糖的廣泛供應與甜菜及甘蔗的大量引進時間相吻合。在這段期間當中，糖價變得更便宜，促使食品製造商將糖加入各種產品中。但是從 1920 年開始，食糖的消費量開始趨於穩定。直到 1950 年代之前，經濟大蕭條和二次大戰，都對糖的供應和購買能力產生重大影響。但在此之後的三十年間，食糖的消費保持穩定，彷彿人類已達到自然的糖「飽和點」或消費高峰。

不過，接下來發生的事還是難以預料。在 1980 年代，也就是歷經三十年、每年穩定消費大約相同數量的糖之後，人類世界突然開始消費越來越多的糖。糖價也因此上漲，在此期間的價格平均漲了一倍，卻仍不能阻止糖的消費量無止境攀升：從 1980 年的每人每年八十磅，增加到 2005 年的每人每年一百磅。為什麼人類又突然改變了飲食習慣？

肥胖科學家

台下各類著名的醫生和科學家觀眾們起立鼓掌，對這位更有名的演講者表示讚賞。他開班傳授了自己研究內容的相關進階課程。他已以無懈可擊的研究成果，擊潰了最大競爭對手的論點，揭露對方錯誤的邏輯。人群的推崇讓他充滿歡樂和喜悅，他的一生心血取得成果，研究經費不斷增加，身為該領域「領先科學家」的聲譽也將持續多年。名望固然好，但現在他已獲得兩個真正的獎項：權力和影響力。

贏得這場論戰的壓力很大，我們應該為他能完成這場戰事表示祝賀。他對自己的研究並沒有不誠實，因為那樣不道德，會讓自己失去信任。從技術上來說，他所講的確實是事實。不過他很清楚這不是研究的全部內容，因為那些不符合理論的事實已被技巧性地排除。

他應該也沒想到這樣的研究結論會傷害到大家。不幸的是，就結果看來確實如此。有時看起來立意似乎良好的研究，卻被「證實」會產生無法預料的後果，尤其是這種想法最後被證明是錯的。這人就是安瑟爾・凱斯（Ancel Keys）博士，他的研究成果影響了數百萬人的健康狀況，造成各種痛苦和早期死亡的後果。

1950 年代，美國的心臟病發病率急速上升。有越來越多的人（尤其是男人）死於心臟病發作或因心絞痛而致殘。1955 年，艾森豪總統心臟病突然發作，這使得新的公衛問題升格為政府的頭等大事。科學家開始認為心臟病與飲食之間可能存在著關聯。而飲食中的兩個主嫌，便是脂肪和糖。

約翰・尤德金（John Yudkin）博士是一位英國營養學家，他深信糖才是罪魁禍首。自 1957 年以來，他的文章和研究就將糖列為心血管疾病的主因，而且也是蛀牙、肥胖和糖尿病的主要根源。他出版了一本關於糖的書，書名為《純白且致命》（*Pure, White and Deadly*）。他在書中寫道：「除非我們能夠明瞭糖在與其他食品添加劑共同使用時所產生的各種副作用，否則這類添加劑都該被禁止。」（參 2）

他的研究引起了極大的關注，因為這種論點似乎足以改變大眾對糖的看法。不過，製糖業也已注意到負面宣傳的影響，因此決定先發制人。1967 年，製糖業者資助大筆資金給三位著名的哈佛大學科學家，讓這些科學家進行研究，而且這些研究結果都堅持心臟病發作的主凶

並不是「糖」，而把責任推給「脂肪」。由於這些科學家備受尊崇，他們的聯合論文發表在《新英格蘭醫學雜誌》上，這是當時美國學界最重視的權威醫學雜誌（參3）。製糖業者的錢花得很值得：在受人尊敬的雜誌上發表這樣的權威評論，絕不會被醫學界給忽視，因此科學家的觀點和見解逐漸傾向跟脂肪相關，尤其是膽固醇對心臟危害的主流思想。

直到2017年為止，製糖業者的捐贈內容一直保持隱密，因為當時的科學家並不需要透露誰在背後贊助，而且彼此之間的利益衝突早已司空見慣（參4）。大多數的科學家已不再與公眾站在相同立場，然而這些研究給出的觀點，亦即「飲食／心臟假說」證據的第一塊拼圖，其理論重點在於「飽和脂肪會導致心臟病」。當然，他們在贏得主流觀點和改變這一整代人的營養觀念之前，還需要另外幾塊勉強湊合的拼圖。

安瑟爾・凱斯（Ancel Keys）是一位美國流行病學家，本身具有高級營養學研究背景（包括第一章所討論過的明尼蘇達州飢餓實驗）。他休假年住在英國那段期間，堅信高脂肪飲食中的魚和薯條，以及週日的烤肉活動，都是英國人心臟病發作率較高的原因。他還提出在飽和脂肪或動物脂肪中發現的膽固醇，容易引起動脈粥狀硬化（心血管變細變窄），因而導致心臟病。所以他當然成為製糖業者尋求支持的另一位受人尊敬的科學家。凱斯果然沒讓這些支持者失望，他對尤德金理論發動的首次攻擊，便是針對糖攝入量與抽菸做的相關研究。這項研究提出菸抽得越凶，飲用的含糖熱飲就會越多。既然吸菸與糖之間有這樣的關聯，尤德金的心臟病理論又怎麼站得住腳？凱斯幾乎從未停止批評對手，任何可能的情況下都會試圖羞辱尤德金，甚至也在科學期刊或會議上貶低對方的研究。

後來凱斯還發表了最重要的《七國研究》（Seven Countries study），作為他整體飲食研究的一部分（參5）。這項研究著眼於七個不同的

國家中心臟病與飲食裡「脂肪含量」的相關性。把這種相關性繪製成圖表時，便可顯示出心臟病與脂肪間的明顯關聯。因此這項研究似乎無可爭議地證明了高脂肪飲食會導致心臟病。在這項研究中，脂肪攝入量最低的兩個國家分別是義大利和日本，而且這兩個國家的心臟病發生率也最低。英國（包括英格蘭和威爾斯）和美國的脂肪攝入量最高，心臟病的發生率看起來果然也最高。因此，當這項研究的數據被繪製成圖表時，其結果相當令人信服；人類食用的脂肪量與心臟病發作率之間有如此高度的相關性，所以兩者之間必有直接的因果關係。

但是這項研究未清楚說明的是，在凱斯最初的調查裡，一共包括了二十二個國家（而不只是七個國家）的飲食習慣和心臟病發生率。凱斯發表的研究結果，只留下他認為可以證明這個理論的國家數據，而他並未說明法國和德國這兩個人民大量食用飽和脂肪的國家，為何並沒有心臟病高發作率。這是歐洲最大的兩個國家，卻未被選入研究報告中。而荷蘭人吃的脂肪量與義大利人不相上下，心臟病的發生率卻多了一倍；瑞典人比澳洲人吃進更多脂肪，但澳洲人的心臟病發生率卻多了一倍。也就是說，所有不符合凱斯的「食用脂肪導致心臟病」研究主題的國家，其數據都被排除在研究之外。

如果這篇研究論文忠實記錄了「二十二國研究」，得到的結論就會變成心臟病與飽和脂肪之間「並沒有」明顯的關聯性。

搖晃的地基

這種藉由移除例外數據所造成的研究偏差，已在科學界行之有年。儘管大家終於開始發現問題所在，但很不幸地這些研究仍然留下一些錯誤的認知或偏見，亦即許多醫學、科學觀點都是基於這種不穩定和偏差的證據而發展的。當你將這些偏差與製藥業、食品業對科學家的影響相結合，就可以看到不僅最後的研究成果不佳，研究背後甚至還是由利益攸關的大企業所贊助。結果是，這些科學研究原先應該

讓大眾受益，卻變成了對大眾產生不良影響。

我們來舉個例子。假設我想銷售更多產品（可能是藥物或某種食物），就會告訴人們這個產品對健康有益，以便能銷售更多產品。假設我想賣的是牛奶，而且想證明每天喝牛奶持續個五年，體內的各種運作都會更加順暢，因此我會先進行一項研究，雇請一位由我付費贊助的科學家，並招募二十名接受測試的年輕人。他把年輕人分成兩組，每組十個，接著測量所有人跑百米的速度，記錄下來。然後，科學家告訴其中一組正常生活（不多喝牛奶）的年輕人，五年後要回來複檢（也就是對照組）。接著，他要求另一組年輕人在接下來五年內，每天喝一品脫（約半公升）牛奶。結果五年過去後，科學家要求兩組志願者回到跑道上，再次測量每組志願者跑百米的平均速度。然而當他分析測試結果的時候，這項理論很意外地沒得到證明！因為喝牛奶組的年輕人跑步速度並未獲得改善，亦即喝了五年牛奶並沒有讓他們跑得更快。

一般具權威性的科學期刊，自然會對發布這項實驗的研究結果不感興趣，因為它沒有任何令人感興趣的內容。那麼，我要怎麼證明我的理論正確，而能用來促銷牛奶呢？好吧，我們很技巧性地進行十次相同實驗（而非一次），也就是一共有十組年輕人，每組有二十位受試者，而且是由十位不同的科學家在贊助下進行實驗的。當我們分析最後的結果時，發現在十次實驗中，有兩個實驗裡喝牛奶的跑步者完成百米的時間，與其他八組受試者不同。在這兩組中，有一組竟然是喝牛奶讓跑步速度變慢了，不過另一組印證了我想要的答案，因為在這一組裡，喝牛奶的受試者五年之後的跑步速度快上許多。由於我沒有義務必須發布我所做的每項實驗，尤其是那些沒有顯示出任何明顯差異的無聊實驗結果。而且我現在進行的某項研究已得到有趣的實驗結果，因此我請科學家將這項研究發表在科學期刊上（也就是放棄其他九項研究）。當期刊出版時，我私下告訴一位熟識的記者，有篇關

8.2A

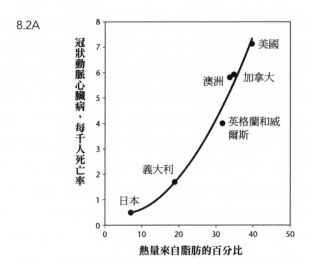

8.2B

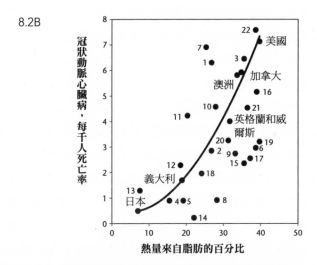

圖 8.2　來自七國研究與其他十五個國家的統計數據的比較：
8.2A 顯示了七個國家的總脂肪消耗（占總熱量消耗的百分比）與冠狀動脈心臟病死亡率之
間的相關性；8.2B 則顯示相同的內容，但把所有二十二個國家／地區的數據均列上。

資料來源：J. Yerushalmy 和 H. Hilleboe。 飲食中的脂肪和心臟病導致的死亡率；
方法論說明。NY State J Med，57（14），1957 年 7 月。

於營養與健康的研究可能會讓他感興趣。結果第二天的報紙頭條上便寫著：「喝牛奶可以讓你跑得更快！」

這個假設例子的用意在說明：如果你進行夠多的研究，很可能就會找到與你想要證明的結果相符的實驗結果。在這種情況下，以經費贊助我研究的牛奶業者會很高興，因為人們在未來幾年裡，一定會喝上更多加侖（一加侖約四公升）的牛奶。這類取巧研究背後真正的訣竅，就在於這是一項為期「五年」的研究，因此其他科學研究者，絕對無法在牛奶業者的近幾個獲利年度裡，證明我的實驗有問題。

從科學研究史上看，科學家沒必要透露他們在為誰工作，或是哪些業者為實驗提供經費。無論食品公司、製藥公司或工業界，都可以利用這種方法來控制科學研究的方向，並透過法律上的漏洞或對研究結果進行「選擇性」分析的方式，來扭曲研究結果。

一旦研究風向被確定，科學家便會在更多產業資金的導引下，跟著前輩走在錯誤的路上。這些層層缺陷的研究，很可能奠定了我們對醫學許多領域的理解。一個產業若越是強大或是可以賺到越多錢，對於科學方向和「科學事實」的影響就會越大。

除非實驗是在可持續觀察受試者的可控制變因環境下進行，一般來說，營養研究對於偏見和瑕疵會特別敏感。大多數營養學研究本質上都是流行病學，這意味著人們很想尋找生活方式與疾病之間的相關性。不幸的是，這些相關性並非總能找出真正的原因，而且通常還涉及其他尚未研究過的致病因子。例如在凱斯的七國研究中，整個國家人口的脂肪攝入量與心臟病之間似乎真的存在著關聯性。但他並未討論到以下事實：脂肪攝入量最低、心臟病發生率也最低的國家——日本和義大利，兩國在食糖方面的消耗量也最低。而脂肪攝入量和心臟病發生率最高的國家——英國（英格蘭和威爾斯）和美國，也都屬於糖消費量高的國家。結果，在針對凱斯研究發表後幾年所進行的獨立研究裡，科學家確實發現了「特定食物」類型與心臟病之間有相當密

切的關聯性。你猜對了，這種特定食物就是糖。

營養流行病學的研究，確實構成了我們關於健康食物的飲食建議基礎，但其中也存在許多缺點。飲食習慣通常會透過非常「不準確」的回收問卷來分析，疾病報告則通常基於症狀紀錄而非實際診斷。如果我們以「選擇性」的統計分析來搭配這種「鬆散數據」，然後排除自己不喜歡的研究結果，那麼任何事情幾乎都可以成為事實，而「真相」將會由這些大型產業所支持的人來決定。

飲食─心臟之爭議

19 世紀德國著名病理學家魯道夫‧菲爾紹（Rudolf Virchow），最早提出血管壁中的脂肪沉積物，而且把這些沉積物與心臟病關聯在一起。正常情況下，大約每五百人中就有一人患有一種遺傳疾病，血液中的膽固醇含量非常高（稱為家族性高血膽固醇症，familial hypercholesterolaemia）。血液中的高膽固醇會在眼瞼和肌腱的皮膚下，出現亮黃色的脂肪沉積（稱為黃斑瘤，xanthelasma）。1930 年代，醫生發現具有這些明顯身體表徵的人，通常會死於早發性心臟病（當時是非常罕見的疾病）。而在醫學上開始可以檢測血液中的膽固醇，也就是 1934 年時，便確立了高膽固醇與心臟病間的第一個明確關聯，不過這項診斷只適用於這種罕見遺傳疾病的患者。另一項著名研究是餵兔子（通常主食是萵苣葉）吃高脂飲食，結果觀察到牠們的動脈逐漸發展為動脈粥樣硬化（心臟病前兆）。其他研究也證明了某些人可透過改變飲食習慣來改變血液中的膽固醇含量。而某些進行低脂飲食的人，也確實降低了他們血液中的膽固醇水平。

這就是 1960 年代及以後的「飲食─心臟」關聯性假說爭論的歷史背景。有些人提出了說法，因為高膽固醇會導致心臟病（前提是必須罹患那種罕見遺傳疾病），而低脂飲食可以降低膽固醇，因此得到

的結論是：透過低脂飲食可降低人群罹患心臟病的風險。這點似乎也在凱斯發表的《七國研究》裡得到證實，因為他的研究結果與飲食中的膽固醇和心臟病密切相關（參6）。

然而，對於這項「飲食—心臟假說」的支持者來說，真實情況並非如此簡單。例如他們認為1950年代心臟病的增加，是因為飽和脂肪攝入量增加所引起；然而事實上，在那之前的「紅肉」攝入量已減少了很長一段時間（參7）。此外，他們認為心臟病是由心臟血管粥狀化所引起，那麼在經歷過二次大戰後（因戰爭而產生包括糖在內的食物配給狀況），心臟病突發的狀況便應減少，但這也與實情不符。如果心臟病是一種慢性病的話，為何發生率會突然升高？最後，這些流行病學家也未能把抽菸（吸菸率在戰後的1960年代達到最高峰）與心臟病的發生關聯在一起。

在後來幾年裡，醫學研究證明膽固醇在血液中，會因攜帶方式不同而出現不同的形態（不溶性膽固醇需要一種稱為脂蛋白的載體，才能在血液中移動）。其中一種載體稱為「高密度脂蛋白」（HDL）膽固醇，對人體有益，可以保護我們免受心臟病危害。而另一種「低密度脂蛋白」（LDL）膽固醇，則被認為對人體有害。不過，最近又發現LDL是由兩種亞型組成：A型LDL小而密、B型LDL則是大而易浮動。B型LDL與動脈粥樣硬化無關，它因為太大而無法進入血管壁中引起發炎。食用飽和脂肪確實會增加LDL膽固醇，但產生的是無害的B型LDL。小而密的A型LDL膽固醇，才是導致動脈粥樣硬化並在最後導致心臟病的原因。根據最新研究顯示，A型LDL膽固醇並非透過脂肪或膽固醇增加，而是透過碳水化合物和糖而增加（參8）。這點剛好是約翰·尤德金博士在1950年代所提出，卻在糖業贊助科學家之後被抹黑的研究。

（有關膽固醇爭議以及對飲食習慣影響的更多訊息，請參閱附錄一：膽固醇之爭）。

營養學

　　1950 年代及後來的膽固醇爭論，依然迴盪在今日人們的生活方式中。正如研究傳染病的人員在傳統上會使用流行病學對環境的研究，來理解和治療傳染病一樣，營養學家現在也會將人口的食物供應，當成引發疾病的潛在原因。這也是思考食物和疾病關聯性的新方法：亦即確定食物裡的個別成分會導致哪一種疾病。

　　而且，這次我們有了一些對此很感興趣的相關團體，包括政客及遊說者、食品製造商（付款給遊說者）及其相關利益者、科學家與贊助經費（由食品業支付），最後則是困惑的消費者（也就是為食品公司創造利潤的人）。目前的食物選擇已從簡單的傳統季節性美食，進步到充斥著令人眼花撩亂的醃製、加工和進口食品的時代，大街上的男男女女現在都想確定自己到底該吃什麼。正如我們所看到的，這種「脂肪與糖」的辯論結果，除了對我們今天食用的食物類型產生了深遠影響，也對我們的健康和腰圍產生了相當不利的影響。

飲食—心臟假說成為官方政策

　　除了凱斯大有問題的研究之外，《新英格蘭醫學雜誌》的論文及其他幾項流行病學研究，都提出飽和脂肪與心臟病之間存在一定關聯的看法。不過，科學界仍擔心沒有足夠證據能讓「飲食—心臟假說」成為公共政策。有許多英國的科學家不認為是證據不夠充分，因此進行了說服力更強的實驗（稱為對照實驗）。這項實驗歷經數年觀察，實際比較了兩組人的心臟病發病率。一組實驗者在飲食中減少飽和脂肪，另一組則維持常規飲食。這些實驗歷經多年且觀察了數千名受試者。實驗規模意味著他們的研究結果將會非常準確，不太容易出現錯誤或偏差。最後實驗結果證明，低脂飲食者的心臟病發病率並未降低。這些受試者唯一相同的結果，似乎就是那些低脂飲食受試者有容易發

展出癌症的傾向。因此，英國著名醫學雜誌《刺胳針》（*The Lancet*）對當時的飲食—心臟爭議做出了評論：「治療方法不應比疾病本身更糟。」這句話等於在呼應這些醫生和科學家奉為圭臬、希波克拉底的那句名言：「首先，不要傷害到病人。」（參9）

1960 年代後期，美國成立了參議院特別委員會，主席是參議員喬治‧麥戈文（George McGovern），發布了國家的營養指導方針。該委員會最初的職責是針對營養不良及其預防方法，向政府提供建議。然而到了 1970 年代，委員會的目光轉向了飲食對於疾病（尤其是心臟病）的影響。1977 年，經過當時的頂尖科學家包括凱斯和尤德金所進行的多次辯論後，委員會發布了與營養相關的第一份國家營養指南。儘管「飲食—心臟假說」尚未得到完全證實，而且有許多科學家對這種假說竟可以成為國家政策，抱持了懷疑態度，但美國的國家飲食目標建議還是通過了對「飲食—心臟假說」的認可，亦即眾所周知的「麥戈文報告」（McGovern Report），建議人民減少食用脂肪，尤其要減少食用含有膽固醇的飽和脂肪。

這份報告的發布對於大眾健康來說是個決定性時刻，因為這是政府第一次建議人民該吃什麼食物。美國的飲食目標，是將碳水化合物的攝入量增加到總攝入能量的 55 至 60%，而將脂肪攝入量從 40% 降低到 30%；將飽和脂肪減少到 10%；將膽固醇攝入量降低至每天 300 毫克（mg）；並且減少糖和鹽的攝入量。

結果心臟病發作的情況改善了嗎？從 1980 至 2000 年，心臟病的發病率從每十萬人約二百五十例，下降到每十萬人一百六十例，而且目前仍在下降中。因此支持低膽固醇飲食的人（亦即大多數沒有分析過那項研究的人）可能會認為心臟病減少，證明這項政策確實有效，所以是項非常好的公衛措施。不過，就像凱斯原先的流行病學研究一樣，事件背後很可能還有其他因素起了作用，因而讓大眾的心臟健康狀況獲得改善。例如這裡有個被忽略的事實，就是當「麥戈文報告」

表 8.1　吸菸對心臟病發生率的影響

	吸菸率 香菸／年	心臟病發生率 每十萬次事件
1960	4400	400
1964	醫務總監的吸菸危害報告	
1970	4000	300
1977	麥戈文報告	國家飲食目標
1980	3,000	250
2000	2,000	160

資料來源：吸菸率：美國疾病管制與預防中心（2012）。國民健康與營養 2011 至 2012 年調查。CDC／NCHS。對於心臟病的發病率：C. S. Fox 等（2004）。1950 至 1999 年間冠狀動脈疾病死亡率和心源性猝死的時間趨勢：Framingham 心臟研究。Circulation，110（5），8 月，522-7 頁。

發表時，心臟病的發病率其實早已開始下降——1960 年為四百例（每十萬人），到 1970 年更下降為三百例。

1964 年發生了一場重大的公衛事件。美國國家醫務總監（Surgeon General）在另一篇著名報導裡，警告了吸菸對人民健康的危害，讓我們來看看吸菸率與心臟病發生率的比較。

抽菸者的統計數字，很可能也可用來解釋飲食變化與心臟健康的改善為何會同時發生，而且這種情況在《飲食目標》發布之前就已經出現。

但是，為何要對膽固醇進行如此大規模的研究呢？為什麼「飲食—心臟假說」對許多科學家來說，仍然重要到值得繼續研究？其實，近來在這個領域進行研究的資金並非來自製糖業，而是來自製藥公司。目前世界上收益最高的藥物種類是降血脂藥物（statins，他汀），這類藥物可降低膽固醇，減低心臟病發作的風險，而且在 2010 年時的全球總收入高達三百五十億美元。毫無疑問，最具利潤的研究方向仍是膽

固醇。如果有人出面反對「飲食—心臟假說」，製藥業的利潤便會大幅下降，這就是為什麼他們繼續雇用世界上許多頂尖科學家和實驗室，試圖支持這個搖搖欲墜的脆弱理論。

在低膽固醇飲食建議後，我們的食物會變得如何？

政府的建議促使食品工業開始行動。麥格文報告發布後，業者意識到人們的食物選擇將會有所改變，因此他們迅速採取行動，調整自己的產品。事實上，飲食指南使他們有機會根據政府建議來銷售正式的健康食品。不過，他們遇上了一個小問題，也就是脂肪（尤其是飽和脂肪）在大多數加工食品中均占相當大的比例，一旦降低食物的脂肪含量，會對食品的「適口性」產生不利影響，吃起來可能就像紙板一樣食之無味。不過，他們也很快就想出了解決方案：用糖來代替脂肪。沒錯，就是被剝奪作為引發心臟病原因的能量食品！

這些經過設計和標榜「健康」的加工食品，開始陳列在賣場走道兩旁的食品展示櫃上，提供給「有眼光」的消費者選購，因為這些消費者已被科學家和記者的健康「教育」了。「低膽固醇」和「低脂」標籤，競相爭奪賣場裡的頭等櫃位，雖然甜度令人有些懷疑，但這些食品的味道依舊不錯。所有人的營養公衛數據似乎也都變好了，看來科學家和政治家聯手做出一項聰明睿智的決定，如此介入大眾的飲食行為。

於是在 1980 年代，在這些成分變化的全新加工食品送達消費者手中後，原先已穩定了三十年的食糖消費量開始再次上升。於是在接下來的二十五年中，糖的消費量越來越高：從每人每年八十磅增加到了一百磅。麥戈文報告已經產生效用。

食品公司除了必須減少食物裡的總脂肪含量（從占總熱量 40% 降至 30%），還必須降低含有飽和脂肪的膽固醇比例。該報告建議用被認為是健康的「多元不飽和」（polyunsaturated）油品，來代替這些不

健康的飽和脂肪。含有多元不飽和脂肪酸的植物油不但便宜，而且很容易買到。加拿大油菜籽（rapeseed）基因工程的進步，也讓低芥酸菜籽油（芥菜油品牌 Canola，是 Canada oil 的縮寫。原先芥酸菜籽油經實驗證明對心臟有害，後來藉由基因改造改為低芥酸）成為大豆油以外的主要食用油品。

多數營養學家在解釋多元不飽和植物油對健康的好處時，會雙眼閃閃發光地說：它們的飽和脂肪含量低，富含「好脂肪」（前提是飲食—心臟假設正確）。而在此前一百年左右，這些我們現在正在大量食用的植物油，都還只是拿來當作油燈燃料和製造蠟燭之用。現在由於麥戈文報告之故、加入國民飲食中的這種新型油品，究竟是什麼？

如果你認為植物油僅只是透過壓縮植物種子（菜籽、大豆、向日葵）而製成，請再多思考一下。橄欖油（天然且健康的單元不飽和脂肪）是透過這種方式生產的沒錯，而且這種簡單的提煉技術可追溯到古希臘時代。然而，植物油的生產比較像是「工業級」，可能需要化學專業或石油工程專業的背景，才能理解其生產方式。

首先，將蔬菜植物的種子放在蒸汽中加熱至 180℃，然後壓縮分離出油。接著再把分離出來的油放入另一種浴洗裡，不過這次不是蒸汽浴或水浴，而是正己烷製成的化學浴（油脂會受溶劑吸引），之後再以較高溫度蒸發掉正己烷，以提取出更多的油。接著，再把此黏狀物質放入離心機，使油從種子殘留物裡甩出來，再添加磷酸鹽，分離出原油。由於在這個階段的油品聞起來奇臭無比，需要進一步加以精煉，因此為了生產澄清的無味油，還必須對油進行漂白和除臭的過程。顧名思義，漂白就是利用漂白劑（如氯仿）從油中去除雜質；除臭則使用高溫（500℃）高壓蒸汽來除臭。

我們所食用這類「健康的」植物油，其生產過程恰恰反映了任何類型的原油生產的過程。一切正如同製糖業創新所取得的成就一樣，

人類的創造力也讓我們製造出一種新型食品——一種在表面上純淨的健康脂肪，可添加到食品中或用於烹飪；並且適合在全球範圍內進行儲存、運輸和貿易的食品。這是一種我們從以前不會食用，有些甚至是從有毒的植物種子中提煉出適合食用的食物。因此，我們又再度成功了，人類的「發展」繼續前行。

這真的是食物嗎？或者只是一種適合食用而沒有明顯健康顧慮的人造化學物質？植物油的可燃性就像烤肉時生火用的油一樣，如果在燒烤架上倒太多，絕對會讓你嚇一大跳。人類的演化是否已走到如此，以致我們的脂肪消費跟汽車使用的汽油屬於同一類？

「相信」這些新的植物油確實都是健康的選擇，應該只是一廂情願的想法。然而，自 1970 年代以來，由於害怕膽固醇增加，造成植物油的消費量長年飛速增長（見圖 8.3）。事實上，自 2000 年以來，植物油的普及抵銷了建議減少動物脂肪的部分，反而導致我們攝入的總脂肪量增加，這點與原來國民健康指南的建議恰好相反。

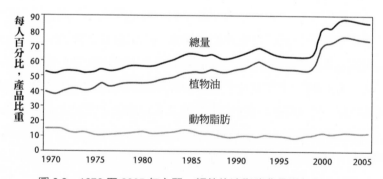

圖 8.3　1970 至 2005 年之間，額外的油脂消費量增加了 63%（注：2000 年，向美國普查局提報植物油產品的公司數量急劇增加）

資料來源：美國農業部經濟研究局糧食供應量（人均）資料系統。

從煎鍋裡出來的……

　　一般宣稱，植物油裡富含有益健康的 omega-3 脂肪酸（我們將在第九章中詳細介紹這些脂肪酸）。但就食品工業而言，omega-3 的問題在於它會導致食物變質腐爛（剛好可用來證明你的食物是否是真食物還是人造的食物替代品），所以必須透過所謂的「氫化」（hydrogenation）過程來處理植物油，以確保它們不會含有過多 omega-3，不會讓保存期縮短。

　　然而，氫化會把一些 omega-3 從好東西變成危險的壞分子，也就是變成容易導致心臟病的「反式脂肪」（trans-fats）。事實上，反式脂肪是非常有效的毒藥，一旦進入人體，就會增加壞膽固醇顆粒 LDL 型，也就是較小的密集分子，鑽入你的動脈，引起發炎和動脈粥樣硬化。此外，反式脂肪也會減少血液中良好的 HDL 膽固醇含量，增加心臟病的危險（更多訊息請參閱附錄一膽固醇的相關說明）。

　　因此，我們等於在減少心臟病風險的探索中，白白繞了一大圈。透過減少動物脂肪和增加植物油的食用，無意間增加了反式脂肪，也提高罹患心臟病的風險。然而多年來，吸菸率的下降和高血壓治療的進步，都在流行病學上「掩蓋」了這種食用油上的變化對心臟病產生的有害影響。

　　學界發現反式脂肪的危險後，立刻引起極大的公衛恐慌。因此政府現在鼓勵食品製造商減少或消除植物油中的反式脂肪含量。然而，由於植物油本身的性質（除非經過加氫處理，否則很容易腐敗），反式脂肪將會一直存在。而且在煎鍋或烤箱中加熱植物油的高溫過程裡，也會產生這些有害毒素。當麥戈文報告要求減少豬油和奶油的使用後，原先烘烤過程所使用的傳統穩定脂肪（飽和度高），便被一種稱為「起酥油」（shortening）的固態植物油給取代。植物油本來在室溫下應呈現液態，變成固態只有一種方法——你猜對了，就是「氫化」的程度必須更高。這就意味著所有類型的加工食品（蛋糕、餅乾、薄餅、甜

甜圈、各種派及人造奶油）中的反式脂肪，都會變得更多。

那麼到底攝入多少反式脂肪才算過多呢？美國食品藥物管理局
（FDA）最新的標準規定，反式脂肪攝入量不得超過總熱量的 1%（每
天 20 大卡或二公克以內）。然而，只要吃下一塊蛋糕、餅乾或薄脆餅，
便可達到這個份量。

嘿，這塊肥皂看起來像豬油！

從食品加工史來看，在我們一路上為各位導覽的過程裡，最有趣
的故事就是寶僑公司（Procter and Gamble）的故事。英國蠟燭製造商
威廉·普羅克特（William Procter）和愛爾蘭肥皂製造商詹姆斯·甘布
爾（James Gamble），因為彼此老婆是姐妹而有了親戚關係，兩個家
庭也都定居在辛辛那提市。因此，他們合作拓展事業，從歐洲購買了
一項新技術專利，這項技術是把植物油從液體加工變成固體。他們深
信這是肥皂生產上的重大突破，因此建立實驗室和工廠進行生產。實
驗室藉由這項技術，製造出一種固體的白色物質，這種物質雖然可拿
來當肥皂，但看起來真的很像可食用的「豬油」。而到 1910 年時，他
們已讓最新的產品通過許可並公開販售。這項產品等於是第一種也是
最早使用的氫化植物油，被命名為 Crisco，也就是起酥油。幾年之內，
甚至在膽固醇恐慌發生之前，它就已成為一種普遍的家庭食品，裡面
充滿了反式脂肪。

全部混合起來

大多數加工食品是由糖和脂肪混合而成，加上一點鹽，然後再加
上高度精製的麵粉。這類食品混合物會以色素、調味劑、乳化劑和防
腐劑搭配組合，模仿出未加工食品的天然味道，藉以掩飾其令人反感
的人工品質。這些加工食品的不同濃稠度（例如柔軟、耐嚼或香脆口

感），都可在食用時帶來更多的愉悅感受。加工食品會在實驗室經過設計，並在志願者身上進行味道測試，以歸納出哪種組合會達到「最佳」食物感受。只要加工食品能令人愉悅且令人上癮，銷售量就會更高。這就是市場經濟學的根本：你必須多方嘗試並擁有比競爭對手更好的產品。

2016 年對九千多位美國公民飲食習慣進行的一項調查顯示，他們每天攝入的熱量中，約有 57% 來自高度加工的食物，這些食物占含糖飲食的 90%（參 10），因此確實是一門大生意。雀巢（Nestlé）公司是全球最大的食品公司，每年營業額高達九百一十億美元。

不幸的是，食品製造商並不考慮這些會令人成癮的高熱量食品，到底會對消費者的健康帶來怎樣的長期影響。他們只負責提供產品，食用與否必須取決於消費者本身對產品的抗拒能力。這些產品不僅在表面上看起來很健康，產品上面的標籤也可能會造成混淆，例如「低脂」（卻是高糖產品）或「不添加糖」（卻是高脂產品）。營養標籤一般都會「隱藏」在產品背面，這點相當令人難以置信，而且我也發現，必須使用計算機或具有「高等數學」程度才能解讀某些資料，但整體內容仍然難以破解。因此，我們除了可以看到這些美味可口的食物，還看到上面有五顏六色的標籤，說明它們很「健康」，甚至價格也都合理。只差一個意志非常「薄弱」的人群來購買即可，剛好你我、全體人類、智人就屬於這類人，也就是學會烹飪食物而演化出來的同一物種。現在我們不僅製造出專屬自己的食物類型，大家也都喜愛這些加工食品。

適應我們的新環境

人類先學會了控制火源，然後學習用火烹飪。隨著烹飪讓新陳代謝發展，人類演化出了更大的腦。到了現在，我們已用大腦建構

出一個非常不自然的食物環境，自由市場經濟學也把我們製作出來的食品散布到世界各地。人類的智慧讓我們能改變我們居住的環境，變成一個更加舒適和方便的世界。這種地點已是各個「城市」，裡面住著成千上萬的人，像鄰居那樣生活在一起，但彼此之間通常沒什麼互動。人類已無需為了生存而移動遊牧或是進行狩獵採集的體力勞動，白天和黑夜也都被噪音和人造燈光模糊了界線，人們的生活壓力很大，睡眠可能也常受干擾。在你我身邊也有讓人無法習慣的各種汙染物。現在的我們離迪士尼烏托邦或許很近，但這真的是我們需要的嗎？

　　這種新環境賦予我們什麼呢？現在我們有了優良的醫療保健系統，可以戰勝那些殺死狩獵／採集祖先們的傷害或疾病，但隨著醫療保健水平的提高，人類也發展出越來越多的「文明病」。我們的醫療保健系統便是用來治療這些「新疾病」，人們也認為這些新疾病是由於環境和生活條件的惡化所引發，這些文明病包括心臟病、高血壓、第二型糖尿病、憂鬱症和癌症等等。在它們之上主宰著一切的疾病便是「肥胖」。

　　讓我們再來看一下這兩種族群的食物金字塔。

　　狩獵／採集者主要吃肉和碳水化合物。所有食品都是天然食品，因此富含天然養分（維生素、礦物質和植物營養素）。被食用的動物

表 8.2　游牧和現代社會中常見的疾病和死亡原因

狩獵／採集者和現代人類常見的疾病和死亡原因

狩獵／採集者	現代人類	
感染	糖尿病	
事故	心臟病	肥胖
分娩	癌症	
飢餓	憂鬱症	
掠食動物		

內臟是脂肪的主要來源，因此無法避免攝入膽固醇。

　　現代的食物金字塔則代表政府希望我們吃的食物。不幸的是，根據瞭解，現代人大部分的熱量來自高度加工的食品。雖然大多數人都知道政府推動的飲食準則，但卻沒有真正地遵循。

　　若整體人口都確實遵守這些飲食準則的話，那麼讓我們看一下食物金字塔會發生什麼變化。動物的肉和動物脂肪（迷人的內臟）已從游牧祖先認為最健康和最有能量的食品名單中排除了，因為我們被告知這類食物會導致肥胖和心臟病。肉類（生肉類食品）和雞蛋的重要性在食物金字塔上方接近逐漸縮小處，僅稍微多於季節性佐料食物。由於它們原本占據狩獵採集者飲食金字塔之底部，因此這在健康飲食上是很大的降級。21 世紀新金字塔的主食不再是根莖類（紅薯、木薯、

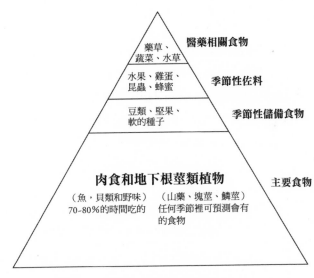

圖 8.4　狩獵／採集者食物金字塔

改編自邁克爾・M・席森（2012）的《原始藍圖》(*The Primal Blueprint*)。倫敦：埃伯里出版社。

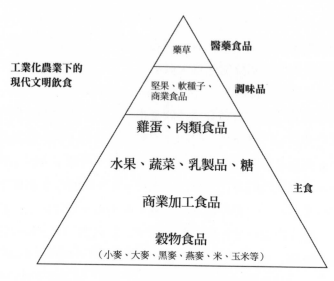

圖 8.5 現代食物金字塔

資料來源：改編自美國農業部，1992 年，《食物指南金字塔》。

山藥、芋頭、胡蘿蔔、蔥、薑等）和肉類，而是穀物（小麥、大麥、黑麥、
燕麥、米、玉米等）。我們被告知草本植物的種子更健康，應該成為
我們的新主食。而新指南中的肉類和乳製品中的脂肪，已被植物油取
代了，因為它們是「商業加工食品」的一部分。從主食的位置來看，
在這些新主食上方的竟是美妙的食糖。

狩獵／採集者主食	新主食
肉類，包括高脂肪內臟	穀物
塊莖	植物油／糖

　　所以從現代新疾病的觀點來看，請各位老實告訴我哪些食物是健
康的，哪些食物會導致肥胖、心臟病和許多文明病呢？

痛啊！

　　有時候我會在課堂上問我的醫學院學生，他們會如何治療因為「站在圖釘上」而造成腳痛的患者？這些用功的學生通常都會開出一系列止痛藥處方，從對乙醯氨基酚（paracetamol）到伊布洛芬（ibuprofen、異丁苯丙酸）再到可待因（codeine，上述三者均為止痛藥）等。這些我期待將來可以從事公衛事業的聰明學生們，很少能給出最正確的答案。醫學上的正確治療方法，應該是要求患者「停止」站在圖釘上。如果你能給出正確的建議，便不需要用到藥物。

　　過去五十年間，我們的公衛系統到底發生了什麼問題，才讓目前人類最大的兩個殺手——癌症和心臟病，發病率逐年上升。現代醫學和技術的進步，都對我們治療這些疾病的方法產生了重大影響。事實上，有些人可能會說我們在征服各類型的癌症上進展順利，例如現在我們可以更早診斷出某些癌症，並提供多種不同的治療選擇，包括從手術到標靶治療、化療或更新的免疫療法都有。而隨著支架和心臟繞道手術的安全性越來越高，心臟病的治療也取得了進展。而嚴重的肥胖症同樣也影響了很多人，因此我們開發了減重手術，更安全地逆轉肥胖症的病況。由此看來，整個現代醫學的架構，幾乎都建立在針對這些現代文明疾病的治療上。

　　不過值得討論的重點在於：若不是我們大幅改變了生活環境，就不會發展出這些疾病，也就不需要這些醫學上的進步。目前昂貴的醫療保健系統，確實可以抵禦生活方式改變所帶來的各種文明疾病，但結果也只是讓 2017 年英國工人階級的預期壽命（七十三歲），與維多利亞時代居住在英國中部的工人階級（先活過五歲者才算）的預期壽命相同（參 11）。因此就預期壽命而言，我們這種新生活方式下的「文明疾病」，等於完全抵銷了醫學上的進步。

　　為了對抗這些新疾病，大量資源投入醫學研究中，但我們是否忽略了最明顯的治療方法呢？就像站在圖釘上的病人一樣，預防絕對勝

於治療。就像我們在遏制吸菸人口和使其在社會上難以普及等方面，取得了相當大的進展，這種預防對於心臟病、肺氣腫和肺癌的發生率有著重大影響。但當我們面對另一種流行病——肥胖症，當它讓各種「生活方式型」疾病的發生率攀升，導致糖尿病、心臟病和癌症的發病率提高時，我們到底該怎麼辦？是繼續將更多錢投入醫學研究和治療，還是用更明智的做法，從歷史中汲取教訓並解決問題？

新世界的流行病

　　肥胖並不是一種全新的疾病，幾千年來一直都影響著某些人。最早的人類雕塑可追溯到大約西元前 30000 年，描繪的是一位豐滿性感的女人。這些黏土小雕像以最初發現的北歐地區為名，稱為「維倫多夫的維納斯」（Venus of Venendorf）。這些雕像彼此極為類似，都被雕塑成肥胖的裸體女人，有著巨大的乳房和臀部。在這個時代裡，任何有幸變得如此肥胖的女人，應該都比其他女人更富有。她的臀部脂肪就像是個誘惑人心的廣告，暗示即使在食物短缺時，身上所擁有的能量儲備，也可以讓孕程安然地持續下去。這對於任何希望伴侶成功生育的男人來說，都可稱得上是完美女人。不過，這個男人的選擇可能是不幸的，因為肥胖在游牧時期極為罕見，它的存在可能代表罕見的遺傳疾病。我猜在這種時代裡，應該只有不到 1% 的人患有肥胖症。

　　一旦人類以農業改變了獲取食物的方式（約兩萬年前），肥胖率便會緩慢上升，最後在維多利亞時代中期隨著糖的普及，肥胖率達到了人口比例的 5%。然後就是工業時代，由於食品加工和貿易發展，在接下來的一百年裡，肥胖率更進一步上升，直到 1980 年時約占人口比例的 15%。

　　接著在 1980 年代之後，發生肥胖的人數突然激增，西方人口的腰圍像氣球一樣膨脹了起來。這一代人的肥胖情形在許多國家都相當

普遍，受影響的人口約有 1/4 至 1/3。根據世界衛生組織 2017 年的資料顯示，在這段期間裡的全球肥胖率約增加為三倍。

　　肥胖率的突然升高與飲食膽固醇實驗的時間相互吻合，這項實驗對於生活在已開發國家（現在則是在開發中國家）的人，並沒有充分的證據證明是否真的有用。當麥戈文報告出爐後，科學家介入了原先由文化和家庭背景所決定的食物「選擇」。因此從 1980 年開始，人類食物的質量發生了重大變化，變成包含更多的糖和植物油，以及更少的飽和脂肪。

　　在 14 世紀時，鼠疫肆虐歐洲，造成一半的人口喪生。1918 至 1919 年的西班牙流感，在一年內導致全球五千萬到一億人死亡；而愛滋病迄今為止，已經奪走了二千五百萬人的生命，加上 2020 年致命的新冠病毒等，都是致死的重大流行病。然而，如今在全世界已經有超過六億五千名肥胖症患者（世界衛生組織 2018 年統計）。在中東的某些國家裡，如果你是女性的話，肥胖會比不肥胖來得更為普遍。我懷疑在不久的將來，我們可能就會以相同的方式談論肥胖症的大流行，例如以後的人可能會在聊天裡談到，在 21 世紀初肥胖的副作用（糖尿病、心臟病和癌症等）導致富裕國家的人民遭受死亡和痛苦等……。

本章總結

　　讓我們回顧一下人類到底如何陷入這種困境的。為什麼身為智人的我們建立了現在這個貪圖享樂、危險且不健康的世界？在上一章裡，我們瞭解了祖先如何利用火來改變環境和食物，這點給了他們新陳代謝的運作空間，因而發展出更大的大腦。接著，人類利用發展出來的智力，持續自己與食物的關聯。歷經幾代人的農業、貿易和食品研發，直到最後我們看到工業規模生產的加工食品興起，以及大型食品公司的驚人成長。但是這一切尚未結束，我們的食物應該還要再多做點改

變⋯⋯。

　在本章中，我們瞭解自 1950 年代以來，科學家如何就糖或飽和脂肪是否引起心臟病持有不同意見。最後製糖業的財力幫助他們贏得這場戰鬥。結果就是，天然飽和脂肪（尤其是膽固醇）被認定是對人類有害的食物。食品業和製藥業發起的大量研究（首先是糖業的贊助，然後是藥廠的經費），讓「飲食—心臟假說」永遠流傳下來。

　關於糖和脂肪的科學鬥爭，終於導致 1977 年的美國政府制定了「飲食目標」建議，這是有史以來第一次由政府向人民提供有關「應該吃與不應該吃某些食物」的建議。結果從 1980 年代開始，飽和脂肪的食物減少，糖類和植物油的消費量激增，導致西方人的肥胖症發生率驟然上升。

　這些就是我們如何建構出「致胖環境」的經過。在接下來的章節裡，我們將帶領各位瞭解這種環境如何影響健康，以及如何才能創建出一個全新且更安全的食品環境。

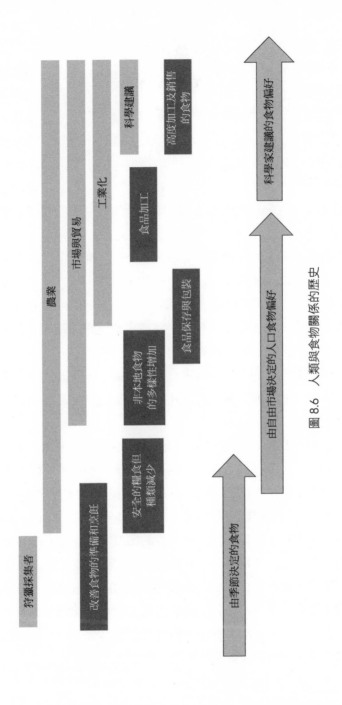

圖 8.6　人類與食物關係的歷史

第九章
Omega 密碼
肥胖是一種「缺乏症」嗎？

人類已知疾病中有 90% 是由廉價食品所引起，你吃什麼就會變成什麼。

──維克多·林德拉（Victor Lindlahr），營養學家暨《人如其食》（*You are What You Eat*）一書作者

在倫敦的一個黑暗冬日早晨，就在我到達醫院時，醫療團隊緊急呼叫我去病房探望一名新病患，他們說他「病了」。「病了」是較非正式的醫療術語，通常表示病患「極度不適」，所以我快速穿過遮蔽醫院走廊兩旁的混亂設備，跨過連接掃描儀的雜亂電線，並閃身繞過早餐推車。

當我終於到達病床時，眼前看到的醫療團隊是由效率極高的初級醫生（junior doctor，約等於本地的住院醫師）和他們的醫學生負責。他們聚集在新病患周圍，於是我立刻向她自我介紹，並坐在她的床邊，方便她告訴我問題出在哪裡。這位名為索尼婭（Sonia）的病人看起來狀況並不好，她是一位三十多歲的印度女人，龐大的身軀像是從高處扔到病床上一樣攤著，一條腿在床的側面擺動，另一條腿則彎曲起來。她的手臂伸出床單外，床單則在身體四周扭曲著，看來躺得並不舒服。她身上穿的不是醫院的病患服，護士可能因為辦不到而放棄為她著裝。索尼婭看起來很累，當我嘗試與她交談時，她因為太虛弱而無法回答。我只聽見細微的耳語，但我無法理解。

於是，我在床的四周尋找線索，有輪椅在場表示前一晚的病況應該還好，不過現在的她根本不可能坐到輪椅上。她的健康狀況惡化得很快。病床後面掛著一個「早日康復」（Get Well Soon）的氣球，表示有親戚關心她的病況。病床周圍散落著幾個嘔吐碗，裡面都是吐出來的唾液和膽汁。我檢查她的生命跡象：沒有發燒，脈搏穩定，血壓也還可以，應該沒有感染或內出血的情況。她的呼吸也正常，當我按壓她的腹部時，並沒有壓痛感，所以也不像有腸穿孔或阻塞的跡象。

　　我的醫療團隊負責人說，索尼婭的體重為 130 公斤，在一個月前接受了胃繞道手術，出院後情況都還不錯。她的丈夫說她在手術一週後開始有嘔吐現象，並且持續了三週。然而在過去四十八小時裡，她開始變得非常虛弱。眼前一切就像謎團——除了脫水跡象外，患者所有常規血液檢查均正常——這些醫學院三年級的學生自她入院以來，就為她進行大量靜脈輸液，如果純粹是因脫水現象造成的不舒服，應該已經可以改善她的病情。不過她看起來仍然非常虛弱，無法動彈也無法說話，眼睛只是虛無地看著。

　　索尼婭的情緒似乎異常低落。她完全不想交談，只是盯著我們看，有點像是手術後陷入心情沮喪的情況。因此其中一名醫學生認為，她可能罹患了僵直型憂鬱症而被憂鬱症僵化了（catatonic）行為舉止。所以建議應該請住院心理醫師來治療，因為她目前的行為找不出其他病情線索。

　　我要求他們做進一步的血液檢查，並要研究小組開營養劑（通常是為酗酒者開的營養補充劑）給她。

　　第二天早上，我到索尼婭病床巡房時，再次遇到我們的醫療團隊。經過診療後，她的神情看起來好多了，也對旁人的大驚小怪感到不解，現在她很正常地坐在病床旁邊的椅子上翻看雜誌。其實她得了一種病，這種病幾百年來一直在世界上消聲匿跡。過去它曾經嚴重影響熱帶地區貧窮的食米族群，然後病情趨緩至休眠狀態，靜靜等待適當的條件

捲土重來。這種病在目前如此罕見，以致醫學生的教科書裡也很少提到，即索尼婭得了「腳氣病」（beriberi）。

這種硫胺素（Thiamine，即維生素 B1）缺乏症，很快就能讓你生病，因為這種維生素在人體系統中只有十八天的存量，因此往往會影響到難民、絕食者和遇上飢荒的人。隨著新型減肥手術的出現，這種由於維生素缺乏而造成的疾病也悄悄捲土重來。請記住：在減肥手術後，荷爾蒙引起的進食慾望消失了（如我們在第六章所說）。因此如果患者嘔吐的話，人體並不會有本能的慾望來補充系統流失的營養素。一旦缺乏營養素，就會引起麻木、麻痺和精神病症狀，這可是一種相當可怕的疾病組合。如果沒被診斷出來，最終可能導致死亡。幸運的是，面對索尼婭的情況，我們給她的維生素混合物中包含硫胺素，因此立即改善了她的病情。她也很快就完全康復了，丈夫和年幼的兒子都很高興她能恢復。

歷史的教訓——腳氣病

現代世界裡竟然有一種古老疾病復活了，而且我們在應對這種疾病時的無知與無能，都讓我感到驚訝。幾個世紀以來，人們一直未曾把腳氣病視為一種缺乏營養的疾病，因而在那段時間裡有成千上萬的人喪生。在不知道腳氣病真正的發病原因之前，一般給予的治療均無效，一直等到硫胺素作為必要的維生素被分離出來以後，腳氣病才真正被克服。

在腳氣病歷史上的每個時刻，也就是發現真正病因的很多年以前，即使毫無療效，醫生也都相信他們所使用的治療方法是正確的。所以，我很想知道未來的醫學界，是否也會在肥胖上看到相同的情況，就像在發現維生素 B1 之前，醫生對腳氣病患者進行了許多的錯誤理解與治療一樣。當然我們目前的所有建議和治療，似乎都無法有效治

癒這場肥胖危機，但現在的醫生可能跟當時面對腳氣病的醫生一樣，都堅信目前的治療方法是正確的。

　　跟肥胖症相同的是，腳氣病也是在加工食物開始出現後，才呈現蔓延的趨勢（參 1）。腳氣病只影響到食用精米的人，因為這些稻米的外皮（和裡面的菌種）被去除以方便食用、儲存和運輸。在東南亞的貧困地區，因為沒錢蓋碾米廠而讓村民受到保護，反而免去這種疾病的侵擾。他們食用用傳統方法製作的野生稻米，會將米搗碎放入碗中，然後將破殼與米一起過篩。只要在二十四小時之內食用，這種大米便是完美的食物。不過它們無法被儲存或運輸，因為大米剩餘的胚芽油會迅速腐壞，引起黴菌和昆蟲的侵襲。

　　因此，這種野生稻米並不利於商業交易，也無助於向偏遠地區的大量人員（如行動中的軍隊）提供物資。至於去殼後的精米則能保存好幾個月，適合運輸與交易。除了與野生稻米相比具有儲藏優勢之外，精米的品質令人滿意，味道也更好。但是對於那些以米飯為主食的人來說，很少人知道被去除的穀殼和胚芽層裡，含有對人體健康相當重要的維生素 B1。如果在飲食中精米占主食的絕大部分，這些人便很容易罹患腳氣病。

　　最早在西元前 2000 年的中國古代手稿中，就已經描述了腳氣病。病名源自僧伽羅語的「虛弱─虛弱」之譯音。而羅馬軍團士兵也曾指出腳氣病爆發時，可能殺死 30% 的軍隊，比任何敵人都更危險。腳氣病似乎會影響到緊密生活在一起的人群，尤其是士兵、水手和囚犯等。早期對這種病的觀察者也說，該病襲擊了中國南部以水稻為主食的城鎮，但似乎跳過以小麥為主食的北方人民，因此懷疑是某種飲食缺乏的問題。

　　然而，這種訊息英國殖民地醫生和科學家並不知曉，他們被送來分析在遠東地區殺死大量人民的奇怪疾病，也在歷史的各個階段裡得出不同的結論，認為病因可能是由於：

1. 沼氣或惡臭的氣體

2. 某種傳染源

3. 稻米所含的抗毒素

誤會與困惑

　　殖民地的科學家和研究人員最初認為腳氣病是由瘴氣所引起，也就是由衛生條件不佳和腐爛食物散發出的惡臭空氣雲所致。甚至大家鍾愛的佛羅倫斯‧南丁格爾（Florence Nightingale）也支持這項理論，並且負責改善她所管理的軍事醫院之空氣品質。清理醫院除了讓空氣聞起來更好之外，副作用便是讓一般傳染病得到了更好的控制，因此醫院的死亡人數也跟著減少，所以大家更加相信瘴氣是這種疾病的病因。

　　腳氣病的爆發也影響了偏遠的城鎮和村莊，因此某些科學家據此得出結論，認為該病可能是由傳染原或毒素所引起。也有其他人指出這種病只影響水稻主食區，因此認為可能是由水稻中所含的某種「抗維生素」（antivitamin）所引起。這就像目前許多疾病來源的情況一樣，不同國家和文化之間的科學交流並不通暢，導致錯誤的理論會被不同的醫生傳播多年。

　　即使在同一個國家內部，也會因為缺乏共識和理解，平白傷害了許多人的生命。1895 年，日本海軍的一名醫生高木兼宏（Kanehiro Takaki），認為缺乏蛋白質是腳氣病的主因。因此他向長途航行的所有船員推薦額外的蛋白質補給品（剛好含有足量的維生素 B1），接著觀察到腳氣病的狀況徹底根除了。然而不幸的是，日軍其他醫療人員並不相信他的理論，繼續認為腳氣病的爆發是由傳染病所引起。因此他們繼續食用定量的精製白米飯，沒有額外補充其他食物，只加強了衛生條件。結果在日本海軍已經徹底根除腳氣病十年之後，在 1904 至 1905 年與俄羅斯的日俄戰爭中，八萬人的陸軍部隊裡出現這種疾病，

並導致八千人喪生（參2）。

從現在看來，當時已有充分證據證明腳氣病是由於缺乏某種營養素所引起。但問題在於沒有一個科學家能同時將所有證據集中在同一處：因為這些都是歷史的、分散的片段證據。最終真正在病因上有所突破的時刻，要歸功於科學的老朋友和老搭檔，也就是「運氣」。

病情的突破

1890年代，東印度群島（現為印尼）的荷蘭科學家，被交付尋找腳氣病傳染原因的任務。他們從已發病的籠養母雞中抽血，並將血清注入未患病的籠養母雞中。被注射血清的母雞會迅速出現相同症狀，這點證實了他們的理論，亦即腳氣病是由於「感染」所引起。不過，這些細心的科學家希望可以再次驗證這項發現，因此他們重複實驗，然而這次被注射了「感染」腳氣病血清的母雞卻仍然健康。因此他們感到困惑，為何同一個實驗會產生兩個相反的結果？他們仔細分析兩個實驗之間是否存在任何差異，結果發現唯一的區別是照顧雞舍的飼養員換了。詳細詢問他們照顧雞舍的過程後，發現之前的飼養員餵雞吃白米飯，而新的飼養員餵雞吃野生稻米飯！最後他們終於發現，腳氣病是由於精米中缺少了某種物質所引起。幾年之內，研究團隊從野生稻米殼中分離出維生素B1，並將其純化用於治療腳氣病。在造成數百萬人死亡之後，腳氣病終於被瞭解並有了治療的方法。

壞血病，另一種營養缺乏症

讓我們來看看另一種因營養缺乏而引起的疾病案例。這種疾病（Scurvy，壞血病）也被誤解了幾世紀，造成無數的痛苦和死亡。該病的病因曾被認為是：

1. 敗德與髒汙

2. 鄉愁

3. 太少運動

4. 產生惡臭與腐爛味道的一種瘴氣（又是瘴氣）

這種病會導致人格丕變、極度疲勞和對食物的渴望（與節食者經歷的症狀不同）。伴隨牙齦腫脹、腐爛、蔓延的皮疹，傷口無法癒合等，最後會造成受害人失明、罹患精神病以及內出血，加上可怕的嘔吐和難聞的吐血症狀。

這種因為缺乏維生素 C 所引起的壞血病，甚至早在長途航海時代之前，就已是眾所周知的一種疾病（參 3）。「壞血病」是十字軍跋涉穿越中東沙漠時常見的疾病，拿破崙的軍隊在長期戰役中也受過類似影響。拿破崙自己的醫師就曾經指出，吃馬肉似乎能保護病人免受這種疾病侵害。這些新鮮馬肉裡含有適量的維生素 C，因此可以防止壞血病進一步擴展。因此拿破崙軍隊的士兵養成食用健康馬肉的習慣，即使在離開軍隊後也繼續食用，因此也形成法國的一種飲食傳統，這種傳統傳承了幾代人，並一直延續到今日。

英國海軍的紀錄也指出，被壞血病殺死的水手人數遠超過任何敵人。在 1756 年參加對法國和西班牙的七年戰爭裡，根據報告在十八萬四千名英國水手中，有十三萬三千多人因疾病失蹤或死亡，而當時最常見到的疾病便是壞血病。海軍外科醫生威廉・克羅斯（William Clowes）寫道：「這些士兵的牙齦甚至爛到牙齒根部，臉頰也又硬又腫……病人的身體與心靈都很痛苦，皮膚上有許多傷疤和淡紅色的疹痕或斑點。」

酏劑是治療藥？

壞血病的主因是缺乏新鮮水果和蔬菜（含維生素 C），幾世紀以

來航海人士都知道這點，但是正式醫療機構卻從未接受這種說法。相反地，他們用了目的在活化消化系統的碳酸飲料來治療這種症狀。這些飲料是由硫磺酸和大麥水混合而成的「酏劑」（elixir of vitriol），再加上香料來掩蓋其臭味。而且這些飲料還經年累月地存放在英國海軍的每艘船上，不過它並無法治療壞血病。

真正的治療方法雖然早已被發現，但在幾個世紀中被多次遺忘。所有水手都本能地知道食用新鮮水果和蔬菜可防止這種情況的發生。因此 16 世紀時，葡萄牙人會在港口附近種植橘子樹和檸檬樹，以便讓生病的水手得以迅速恢復健康。

蘇格蘭的年輕海軍外科醫師詹姆斯・林德（James Lind）在前往加勒比海途中，得到第一手的壞血病經驗。比起醫療機構裡的許多醫師，他的實際觀察能提供更廣泛的視野以及對病情的理解。他的心態也很健康，不怕破壞醫學知識的權威性。他對壞血病的「真正病因」深信不疑，所以對自稱專家的那些人無法理解病因而感到沮喪。

詹姆斯・林德的臨床試驗

1747 年，林德進行了有史以來第一個對照臨床試驗，以評估壞血病的治療方法。他將有壞血病症狀的十二名水手隨機分成幾組，每組接受不同的治療。提供給他們的治療方法包括：

1. 酏劑（當時的標準治療法）
2. 每天一夸特（約 0.95 公升）的蘋果酒
3. 醋：每人兩匙，一天三次
4. 大蒜、辣根（西洋山葵）、香脂和芥末籽調成糊狀
5. 海水：每天半品脫（約 0.24 公升）
6. 每天吃兩個橘子和一個檸檬

幾天之內，接受柑橘類水果治療的兩名水手已經康復，並能重返工作崗位。因此林德在 1753 年出版了《壞血病專論》（*Treatise of the Scurvy*），描述了這個臨床試驗（參 4）。在這篇論文裡，他還寫了關於醫學知識現況的評論，「雖然理論被發明出來，卻是依據每個作者的幻想及當時的普遍觀點……。這種博學的無知，被掩蓋在毫無意義且難以理解的術語面紗之下……。」雖然他的理論已被證明是正確的，不過英國海軍部竟然花了四十年，才將他的理論付諸實踐。

即使英國海軍實施林德理論的速度很慢，但仍領先其他國家的所有競爭對手，並因此獲得了重要的軍事優勢。事實上，在皇家海軍於 1804 年將拿破崙船隻封鎖在法國港口內的行動裡，如果皇家海軍沒有事先幫水手購買了五萬加侖的檸檬汁，便無法讓這些水手在船上待上好幾個月，阻止拿破崙對英國進行海上入侵的宏偉計畫，也因此改變了歷史。

1867 年時，英國議會下令所有海軍船艦必須攜帶萊姆和酸橙汁。而這些伴隨船運載而來的萊姆，讓英國水手得到了「limeys」（英國佬）的綽號。這個暱稱也一直沿用至今，用來描述居住在海外的英國僑民，彷彿在提醒人們已被遺忘的那種疾病。

是否可能因為缺乏某種營養而導致肥胖？

回到現代，「營養缺乏」有可能是大腦把體重設定點提高的某種信號嗎？也就是說，西式飲食中的某種營養缺陷，是否會被我們的身體誤認為是飢荒或漫長寒冬即將來臨的信號？如果是這樣，是否可能是由某些人的某種「缺乏症」而引發肥胖？如果這樣，肥胖症與腳氣病和壞血病等歷史性疾病，便等於有了相似的情況──也就是長期以來一直都被醫生和科學家所誤解。

如果是某種缺乏症成為了肥胖症的驅動因素，就會與我們在第一

章所討論的體重設定點理論相互吻合。讓我們回顧一下，體重設定點理論主要在說明我們的潛意識大腦（下視丘），會負責計算出對人體最合適的體重。它會利用來自基因和環境的數據，計算出每個人的體重設定點。當環境有所變化，例如基本的食物缺乏時，就會讓體重設定點上升。而一旦體重設定點升高（高於人的實際體重），大腦潛意識就會透過強烈的食慾信號（帶來飢餓感）和降低新陳代謝（讓你疲倦和無精打采），以便將體重升高到新的設定點。接下來的事情大家都很清楚，你會一直處在飢餓狀態，無法停止進食，體重也會不斷地增加。

這個想法是一種觀察肥胖症、全然「意料之外」的方法。強烈的飢餓感加上無精打采，將不再被認為是疾病之因，而是它的症狀。正如壞血病患者的疲倦被認為是疾病症狀，而非病因一樣，一旦發現肥胖症的「維生素C」（病因），歷史將會重演。但更重要的是，我們便能擁有一個治療肥胖的有效策略。

到底缺了什麼？

繼續尋找這個缺乏點之前，我們要先回答三個問題：

1. 肥胖率從何時開始上升？
2. 目前我們的食物到底發生了什麼問題？
3. 是否有什麼東西被剔除或被替換了？

第一個問題很容易回答：1980年代中期，肥胖率開始急劇上升。這時我們的食物到底發生什麼事？那就是政府健康飲食指南的出現。

1977年時，麥戈文報告「美國的飲食目標」（在第八章討論過）發布給信任政府的民眾。制定指南的原因是為了對應二次大戰後「心臟病」急劇增加的情況。儘管許多科學家並不同意「飲食—心臟假

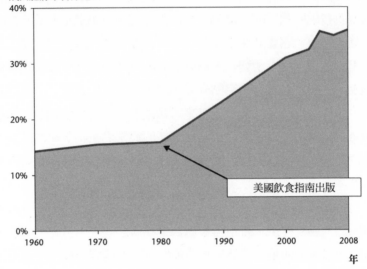

成人肥胖率百分比

圖 9.1　1960 至 2008 年的美國肥胖率

資料來源：C. L. Ogden 和 M. D. Carroll（2008）。成人過重、肥胖和極端肥胖的
發生率：美國，1960 至 1962 年以及 2007 至 2008 年的趨勢。全國健康和營養檢
查調查（NHANES），6 月。國家衛生統計中心。

說」，但它依舊成為飲食指南的立論基礎。飽和脂肪也被妖魔化為心
臟病流行的根本原因（目前依舊如此，請參閱附錄一）。因此，肥胖
症的流行與人們接受政府的飲食建議之重大變化有關。如果我們的「缺
乏症」理論成立的話，那麼飲食中的某種基本要素，一定已被剔除或
更換掉了。

「健康的」植物油占領市場

　　飲食行為發生的其中一個最顯著變化，便是使用植物油（如棉
籽油、紅花籽油、低芥酸菜籽油和葵花籽油）來代替飽和脂肪（奶油

和豬油等）。植物油也被認為對心臟有保護作用：證據顯示，它們可以降低血液中的膽固醇水平，並且依此推測（如果認可飲食─心臟假設的話）可以降低罹患心臟病的風險。植物油的消費量從 1970 年的每年十五磅，一舉增加到 2009 年的每年六十磅，成長了 300%（見圖9.2）。

較為「安全」的奶油替代品，是一種稱為「人造奶油」的半固體植物油，到目前為止依然很受歡迎。倫敦馬拉松比賽的贊助商 Flora（原意為植物群），也成為人造食品的健康象徵。

然而，食用脂肪種類的變化卻帶來不利之處。事實上，即使飽和脂肪的消費量持續下降，植物油、起酥油（用於烘烤的固體植物油）和人造奶油的攝入量，卻造成人類脂肪總消耗量增加：從 1970 至2005 年增加了 63%。

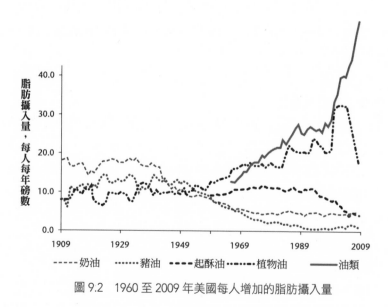

圖 9.2　1960 至 2009 年美國每人增加的脂肪攝入量

資料來源：美國農業部經濟研究局統計數據。

送給小麥農民和玉米農民的一份大禮

這份「美國的飲食目標」還建議了第二項重大的改變：增加穀物的攝入量，因為穀物也被認為對心臟有幫助。穀物消費量的增加有利於美國農業部的運作，因為美國擁有大量小麥和玉米儲備可以出售，西方大眾也很適切地遵循了這項建議。從 1980 至 2000 年間，小麥麵粉的消費量從每人每年一百一十五磅增加到一百五十磅。這項飲食指南希望人們可以食用全穀類，不過實際上消費的大多數小麥都經過了高度精煉，對人體胰島素的影響與食用糖類似。稍後我們將會更全面討論「胰島素」水平在確定體重設定點的重要作用。

這項飲食指南並未激發大眾對家庭烹飪的興趣；相反地，人們對該吃什麼食物越來越困惑，結果便是出現越來越多加工食品，而且常常都會帶有讓人安心的標籤，例如「低膽固醇」或「有益心臟」健康等。植物油和精製穀類的消費量急劇增加，而且大部分都是以這類加工食品的形式出現。廉價的油品和穀物商品，完全可跟製造出餅乾、脆餅、蛋糕、濃湯和滷汁所需用到的其他調味劑、防腐劑和食品添加劑一起混合使用。

肥胖高峰前的食物變化

總而言之，在 1980 年代開始出現肥胖高峰前，我們的飲食改變為：

- 植物油增加
- 穀類增加
- 加工食品增加

只要看一下圖 9.3，飲食方式的主要變化就顯而易見了。肉、蛋、乳製品、水果和蔬菜的消費量差異不大（糖的增加也很小，約 30 大

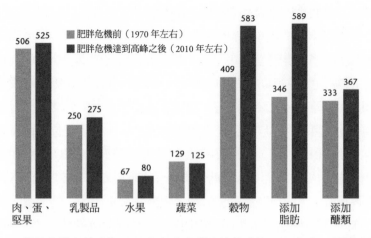

圖 9.3 肥胖危機之前（約 1970 年）和危機高峰後（約 2010 年），美國人平均
按食物組成所消費的每日卡路里

資料來源：美國農業部經濟研究局華盛頓特區皮尤研究中心的統計數據。

卡）。但是穀物的消費量每天增加了 170 大卡，而從植物油中添加的
脂肪則每天增加了 240 大卡。

到底缺了什麼？

接著是尋找缺乏因子的最後一個問題：這些改變從食物裡剔除了
什麼？植物油消費量的急劇上升以及食品加工技術的演進，是否會讓
食物裡對健康相當重要的某種微量營養素缺乏？根據最近對脂質（脂
肪）的研究證明：確實如此。這些變化不僅可能導致肥胖，還可能導
致其他常見的西方疾病如心臟病、自體免疫性疾病和癌症等。我們對
體內脂肪功能的科學理解，遠遠落後於我們對維生素的瞭解。目前這
個引人入勝的全新研究領域，正在努力找出飲食所消耗的脂肪類型，
以及包括肥胖症在內的西方疾病之間，是否有更加密切的關聯。

為了幫助我們瞭解可能導致肥胖危機的潛在脂質（脂肪）缺乏症，讓我們來複習一下脂肪在體內的作用。

脂肪除了儲存能量的功能外，還具有許多其他重要功能。人類的大腦和神經主要由脂肪組成；事實上，大腦由 50% 的膽固醇組成，因此脂肪對於神經和大腦維持正常功能來說相當重要。人體的荷爾蒙是行為的重要驅動力，它們也是由脂肪構成。這些荷爾蒙包括性荷爾蒙（動情激素和睪固酮）和皮質醇（又稱壓力荷爾蒙，幫助身體在壓力下回復體內平衡）。而在人體的發炎過程協調組織修復並抵抗感染的，是由脂肪所衍生的信號驅動。最後，也許是最重要的一點：脂肪構成了地球上每個生物細胞膜，細胞膜則是外界進入細胞核心 DNA 的通道與最後屏障。

大家來燒腦一下吧

脂肪有三種不同類型，每個脂肪分子是由碳原子鏈所組成。鏈中的每個「碳—碳」鍵都帶有脂肪中珍貴的能量。碳鏈的一端被脂肪吸引，稱為 omega 端。碳鏈的另一端被水吸引，稱為 alpha 端。這種一端愛好脂肪，另一端喜歡水的碳鏈結構，便稱為脂肪酸，也就是脂肪在體內的存在方式。我們可以將脂肪分子想像成中世紀宴會中的長餐桌，國王和王后（各具不同吸引力）位於長桌兩端。

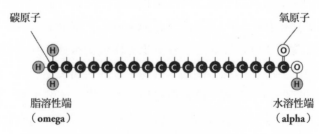

碳原子　　　　　　　　　　　　　　　　　氧原子

脂溶性端　　　　　　　　　　　　　　　　水溶性端
（omega）　　　　　　　　　　　　　　　（alpha）

圖 9.4　脂肪分子的組成碳原子

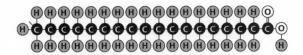

圖 9.5　飽和脂肪酸的組成

餐桌上的「客人」數量，決定它將成為何種脂肪酸。就脂肪酸而言，圖表裡的「客人」是氫原子。如果餐桌上坐滿了「客人」，再也沒有空位，便叫做「飽和脂肪」（Saturated fats）。這種結構相當堅固、不易彎曲，而且也非常穩定，可以彼此堆疊在一起，容易結合成堅固的結構。

這種結構上的穩定，讓飽和脂肪在室溫下為固體，含有大量飽和脂肪的食物包括奶油、豬油、乳酪、棕櫚油、椰子油和動物脂肪。而當餐桌坐滿但剩下一個空位時，這種脂肪稱為「單元不飽和脂肪」（monounsaturated fat，mono 即單一之意）。這種類型的脂肪比飽和脂肪的剛性鏈更柔韌，因此在室溫下為液體，但在冰箱中會凝固。含有此類脂肪的食物包括：橄欖油、花生油和酪梨油。

而當餐桌上還有幾個座位可坐時，這種脂肪便稱為「多元不飽和脂肪酸」（polyunsaturated fatty acid），它們比飽和或單不飽和脂肪具有更大的彎曲性和柔韌性，因此在室溫下及冰箱中都呈液態（請想像食用油的情況）。

特殊脂肪

有兩種特殊類型的多元不飽和脂肪酸，稱為 omega-3 和 omega-6 脂肪酸，它們與其他類型的脂肪有所不同。

其他脂肪、飽和脂肪或單元不飽和脂肪，可以由人類在自己體內製造，因此我們並不需要依賴飲食來獲取。例如剛剛說過飽和脂肪膽固醇是大腦和細胞膜的重要組成，因此對我們的健康相當重要。如果

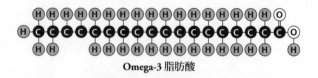

Omega-3 脂肪酸

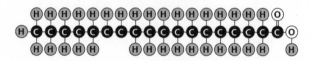

Omega-6 脂肪酸

圖 9.6　omega-3 和 omega-6 脂肪酸的組成

我們不吃含膽固醇的食物（某些營養學家可能會如此建議），身體便會自動接管這項任務，可以在肝臟內從頭開始生產膽固醇。

　　然而，omega 脂肪卻是獨一無二的，亦即人體無法自己製造這些脂肪。因此如同人類必須攝入含有維生素的食物一樣，我們也必須從食物中攝入這些「必需脂肪酸」，因為它們對我們的健康相當重要，所以必須是攝入食物裡的重要成分。

　　Omega-3 和 6 表面上看起來相似，但在進一步介紹之前，我想強調它們之間的一些重要區別，讓你瞭解每種脂肪如何影響你的身體（參 5）。首先，omega-3 的捲曲性更大，有更多柔軟的碳尾，因此移動速度快於 omega-6，每秒可多次改變形狀，所以能讓包含它的任何人體組織都更加靈活、快速且更容易適應。這是我們體內 omega-3 很重要的一個特徵。其次，omega-3 的氧化速度比 omega-6 快得多，也就是說，

表 9.1　omega-3 和 omega-6 的特徵

	omega-3	omega-6
碳尾	捲曲、動態、移動快速	慢而僵硬
建立組織	更具彈性、適應性強	靈活度、適應性均較差
氧化作用	容易分解	更穩定

當它暴露於氧氣中時會更容易裂開或分解。試想一下食物暴露在外會發生什麼事：變成褐色與分解，也就是氧化。如果將新鮮食品暴露在外而快速腐爛的話，這種食物往往就含有大量的 omega-3（例如魚）。

因此，我們已確定這兩種類型的脂肪跟維生素一樣，都是攸關人體維持健康所需的飲食內容。而我們現在攝入脂肪種類的變化，也就是 1977 年飲食指南所帶來偏向植物油的變化，以及它們與肥胖危機開始升高互有關係的情況，是否導致這些必需脂肪酸的缺乏？讓我們檢視一下它們如何在自然界中產生。

陽光脂肪 omega-3

當陽光照耀著雨林、草地和海洋時，對地球上所有生命相當重要的某個過程正在發生。稱為「葉綠體」（chloroplast）的結構嵌入所有綠葉的細胞內，也存在於漂浮海上的所有浮游生物和藻類體內。葉綠體相當於植物自己的細胞能量工廠（類似我們的粒線體），但它們卻是地球上最重要的結構，因為它們的功能是從陽光吸收能量並將其轉換為化學能。這種能量可用於產生結構更複雜的脂肪、蛋白質和碳水化合物，從而使植物或浮游生物能夠生存與成長。這些結構所產生的珍貴能量，構成了地球上其他生物的食物基礎，提供給吃它們的牛、魚到包括人類在內的更大掠食者所需。

地球上所有的「生物能」（biological energy）都來自葉綠體。葉綠體也產生了對我們來說相當重要的東西——葉綠體會產生 omega-3。而且，由於世界上有許多雨林、廣闊草地和草原以及大量在海上漂浮的藻類等，因此 omega-3 是世界上最常見的脂肪。你永遠都不會想到一份菠菜或生菜所含的脂肪竟然如此豐富，而且對人體健康非常重要。

Omega-3 可透過食物鏈傳遞，因此吃進任何綠色植物的動物或魚類，便會在細胞內擁有 omega-3。魚類除了浮游生物以外，並沒有太多的食物選擇，因此魚類通常含有大量的 omega-3。而在草地上放牧

的任何動物如綿羊或牛，體內也含有大量 omega-3。一旦食肉動物吃了專吃綠葉或草的動物，omega-3 也會被整合到體內組織中。人類位在食物鏈的最上層，只要我們食用含有大量 omega-3 的蔬菜，或是以綠色植物為食的魚或牛，我們體內就能擁有豐富的 omega-3。

秋天脂肪 *omega-6*

另一種必需脂肪酸 omega-6 也是由植物所製造，不過它出現的地方是在種子中而非綠葉中。跟 omega-3 一樣，它也可以透過食物鏈傳遞，因此在食用種子的動物以及獵食這些食用種子動物的動物中，omega-6 的含量都很高。

接著我們要來看看在肥胖危機開始時，我們所吃食物類型的變化，到底如何影響這些必需脂肪酸的含量？

判決結果：omega-6 快速升高

我們先來整理一下。美國飲食指南建議減少攝入飽和脂肪，增加飲食中的穀物。因此，許多飽和脂肪被植物油替代了；但事實上，脂肪總消耗量反而增加了。這些代替飽和脂肪的植物油是由種子所製成，因此含有豐富的 omega-6。

如今，大豆油占全美消費植物油的 50%，它們含有 54% 的 omega-6 脂肪，每湯匙大約 120 大卡，這也是目前最常被添加到加工食品中的油。

右頁的油品長條圖證實了一件事，那就是：比起 omega-3，多數植物油中存在著大量 omega-6 脂肪。魚肝油（來自吃浮游生物的魚）和奶油除外，因為它們具有天然的傳統飽和脂肪和低含量的多元不飽和脂肪。

美國飲食指南建議增加食用穀物（種子）的量，也因此增加了飲食中的 omega-6 含量。加工食品呢？我們知道加工食品內含有大量植

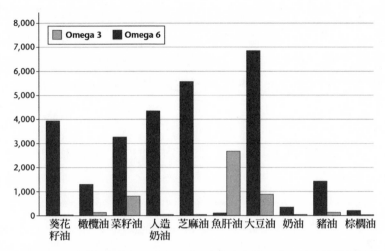

圖9.7　omega-3（淺灰色）和omega-6（深灰色）在常見食用油和抹醬裡的含量。
單位為每湯匙（14克）裡含毫克數

來源：美國農業部國家營養數據庫提供標準參考：營養數據。
詳見 https://nutritiondata.self.com。

物油和小麥等精製穀物，因此 omega-6 的含量將再次提高。換言之，
飲食指南並未造成脂肪的缺乏，而是讓體內的 omega-6 含量空前暴增。
對於那些仍堅持「飲食—心臟假說」，並認為 omega-6 有益於降低血
液中膽固醇水平的人來說，看起來似乎是對人體有益的飲食變化。所
以，讓我們來測試一下……

　　2013 年發表在備受尊崇的《英國醫學期刊》（British Medical
Journal）上的一項研究，針對食用 omega-6 脂肪來代替飽和脂肪，會
對人體健康產生哪些影響進行研究。該研究的理路是，儘管飲食建議
尚未經過嚴格測試，但仍鼓勵西方人改變飲食內容。這項研究進行了
兩組對照比較，每組包含大約二百二十名近期有心臟問題的男性。一
組繼續食用含飽和脂肪的正常飲食，另一組則以含亞麻油酸的紅花籽

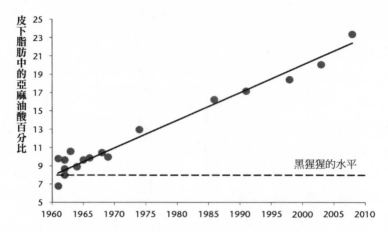

圖 9.8　1961 至 2008 年美國國民體內脂肪中發現的亞麻油酸（omega-6）水平增加

資料來源：S. Guyenet（2011），種籽油和身體脂肪，有疑問的重新回顧。整體健康資料，8 月 21 日。

油（紅花籽是一種種子）和人造奶油（omega-6）來代替這些脂肪。結果顯示：在飲食中用亞麻油酸代替飽和脂肪，會增加包括心臟病在內各種原因的死亡率（參6）。儘管這項研究（以及許多其他的類似研究）得到了明確的結論，但我們所收到的飲食建議仍未做出改變。NHS（英國國家醫療服務體系）仍提倡使用富含 omega-6 的植物油來代替飽和脂肪。也就是「飲食—心臟假說」仍在飲食建議的核心中根深蒂固，即使面對越來越多的反對證據，也依然不會動搖（更多細節請參見本書後面的附錄一）。

　　由於飲食中的 omega-6 數量劇增，因此正如我們所料，人體組織中所攜帶的 omega-6 數量也急劇增加。《住在大腦的肥胖駭客》（ The Hungry Brain ）一書作者史蒂芬・基文納特（Stephan Guyenet）博士，發表以上這張圖表（圖 9.8）以證明此一現象。經過越來越多植物油和穀物的消費增長，我們的 omega-6 水平已從 8%（相當於 1961 年的其

他靈長類動物如黑猩猩的水平），逐漸在 2008 年達到了 23%。

Omega-3 與西式飲食

如果 omega-6 的含量在 1980 年代後的飲食裡變多了，這些變化會如何影響到 omega-3 呢？飲食指南已建議減少攝入飽和脂肪，因此人們為了減少膽固醇而減少草食動物肉類和乳製品的攝入，就會同時減少了重要的 omega-3 來源。我們知道以草為食的任何動物，其組織和乳汁中都含有大量 omega-3。因此從這個觀點來看，減少食用紅肉和乳製品數量，當然也會減少人體攝入 omega-3 的總量。

畜牧業餵食廉價穀物

然而，不僅是影響 omega-3 攝入量的肉類減少，肉類的品質也跟著下降。現代的圍欄式畜牧讓大多數牛隻都被餵飼穀物，使其能夠更快速地生長（第二章討論過）。與相同重量的牧草相比較，種子（穀物）含有更多能量，而且可以保存更長的時間（因為它們的 omega-3 含量較少），因此對大型農場來說，餵食穀類確實是更方便且更具成本效益的養牛方式。

以穀物餵養的牛隻 omega-6 高，而 omega-3 低

用穀物餵養的牛，等於從穀物中攝取大量 omega-6，錯過了以前可以從牧草中獲得的 omega-3。這種飲食上的變化也反映在肉的營養價值上（較少的 omega-3 和較多的 omega-6）。魚的營養價值也有相同的情況，目前在超市裡出售的大多數魚類來自人工養殖場。就像圈養下的牛和人類的情況一樣，如果以穀物而非天然食物（浮游生物）來餵食，魚就可以長得更大。而人類處於食物鏈最高點，每天食用便宜的穀物餵飼的肉或魚，就會將人體組織中的關鍵 omega 脂肪酸成分，從 omega-3 轉變為 omega-6。

如果食物具有保存期限，就不會有 omega-3

我們消耗植物油和加工食品的數量增加了，這點將會如何影響人體的 omega-3 攝入量呢？你是否還記得食物暴露在外會逐漸變成褐色，也就是被氧化的食物含有 omega-3 這件事？

加工食品（在工廠而非農場所製造的食品）需要有較長的保存期限。但請記住一點，任何有較長保存期限的食品，都會把大部分的 omega-3 去除。而新鮮食物中含有 omega-3，這也就是為什麼當它們離開冰箱時會迅速腐壞的原因。相同規則也適用於植物油（橄欖油除外），這些植物油必須去除 omega-3，否則很快就會腐壞，因此 omega-3 被刻意使用化學處理和熱處理消除掉了。如同前面提過的，透過「氫化」技術去除不飽和脂肪的氧化能力，會產生對心臟不利的反式脂肪，而加工處理都是為了讓食品的好吃口感長久保留，其最終目的是為了讓食品公司獲得更大利潤。

本來在食物建議上的改變，是為了幫助我們減少飲食中的飽和脂肪含量，但反而導致人體攝入兩種必需脂肪酸的比例產生巨大差異——omega-6 含量迅速增加，omega-3 含量急劇減少。

Omega-3 與 omega-6 的比例變化

橫亙整個人類歷史中，我們體內所含的 omega-3 與 omega-6 的比例理想上應該保持在 1：1 至 1：4 之間（亦即 omega-6 的含量是 omega-3 的四倍）。若回到狩獵／採集時代，當所有食物都是新鮮且不以穀物或植物油為基礎時，我們就會看到這樣的正常的比例範圍。目前生活在偏遠地區的人仍食用天然的自家種植食物，攝入比例也會大致如此。但照目前的情況看，如果你食用的是西式飲食，大部分的 omega-3 脂肪酸已被去除，而大量 omega-6 脂肪酸則被添加到加工或商業化生產的食品中。因此，在某些西方城市裡，omega-3 與 omega-6 的

表 9.2　不同人群中的 omega-6 與 omega-3 比率

人口	ω6 / ω3	參考
舊石器時代	0.79	伊頓等 (1998)
1960 年以前的希臘	1.00–2.00	西莫普洛斯 (1998)
現代日本	4.00	杉野等 (2000)
現代印度農村	5–6.1	佩拉等 (2003)
現代的英國和北歐	15.00	桑德斯 (2000)
現代美國	16.74	伊頓等 (1998)
現代印度城市	38–54	佩拉等 (2003)

資料來源：A。P. Simopoulos（2004）。Omega-6 ／ omega-3 必需脂肪酸比率與慢性病。國際食品評論，20（1），77–90。

比例達到了驚人的 1：50。

　　表 9.2 總結了華盛頓特區遺傳、營養與健康中心（Genetics, Nutrition and Health Center）在 2004 年做的一項研究，說明了 omega-3 與 omega-6 比例隨時間變化及地區之間的差異。

這些 omega 比例上的變化如何影響我們的身體？

　　因此，我們察覺到一種新的現代營養缺乏，而且直到最近，才知道人類的食物上有這種缺陷。加工食品的氾濫和新鮮食物的缺乏，加劇了一種必需脂肪酸的缺乏偏差。這種類似維生素 B1 和維生素 C 缺乏症的情況開始出現。然而，正如這些維生素缺乏症在研究後證明為腳氣病和壞血病的真正病因，我們現在確定的這種新的營養素缺乏症，是否也有機會幫助我們瞭解肥胖症的真正病因？

Omega 兄弟的故事

　　我們知道這對 omega 兄弟來自植物的不同部位：omega-3 來自綠

葉，omega-6 來自種子。當我們觀察它們在人體內的作用時，可以看到它們有許多「相反」的作用。它們就像兩兄弟一樣，雖然來自同一個母親，但個性截然不同。omega-3 快速、靈活有彈性，個性療癒但身體孱弱。較強壯的 omega-6 則堅定和穩固、行動緩慢，所到之處也常引起麻煩。和許多兄弟一樣，omega 兄弟之間也經常競爭。他們會一直爭奪自己最喜歡的地方，互不相讓——因為它們都想坐在同一面牆上。這面牆就是我們的細胞膜，對人體健康相當重要。

請想像有一個穿著綠色衣服（來自葉子）、身材較小、個性較友好、快速且靈活的（omega-3）哥哥，另一個是身穿棕色衣服（來自種子）、體型較大、力氣較強且愛生氣的弟弟（omega-6）。然後再想像一下，有很多對這樣的 omega 兄弟坐在你的花園牆上，扮演守衛的角色。在正常的情況下，綠衣和棕衣兄弟檔數量會是偶數（因為比例為1：1）。如果我們希望把某些東西從牆上傳遞到花園，牆上有很多友好靈活的綠衣哥哥，可以幫你移動這些東西。然而如果有一天，牆上突然出現了幾十個棕衣兄弟，而且幾乎沒有（只有兩、三個）綠衣兄弟，那麼這道牆就會變成主要是由個性僵硬、難以溝通的棕色衣服弟弟當守衛。想讓他們同意把東西透過牆壁傳遞給鄰居，就會變得很困難。此外，當你冒險離他們太近時，還可能被踹倒，甚至可能被伏擊和受傷。

現在請再想像一下實際的狀況，這些小小的 omega 兄弟正在保護你的細胞膜，協助控制進出細胞的物質，並保護細胞免受危害。這就是 omega 兄弟的功能：它們在細胞膜的功能性上有相當重要的作用，亦即掌握進入細胞的鑰匙和保護細胞的武器。

正如前面所提到的，omega 兄弟一直坐在我們細胞膜上互相爭鬥。但此地空間有限，有些兄弟會找不到地方坐下。如果有更多 omega-3 在人體循環中存在，細胞膜上就會出現更多 omega-3，omega-6 的情況當然也一樣。在人體細胞膜中的 omega 比例，忠實反映了我們在飲食

中所攝取的 omega-3 和 omega-6 比例。

食物會在細胞膜上留下自己的印記

我們知道在過去四十年來，人類飲食中的 omega-3 含量急劇下降，而 omega-6 的含量則快速增加。我們在所選飲食中的 omega 比率變化，也會反映在每個細胞膜上所有 omega 兄弟的比率變化，也就等於反映在人體所有的三十兆個細胞膜中。我們的細胞膜 omega 兄弟比率，突然變成大約每一個快速、友善、靈活的 omega-3 哥哥，對上二十個僵硬、不友善的 omega-6 弟弟。讓我們來想像一下，這種情況可能對人體健康造成什麼影響？

Omega 脂肪酸的功能

Omega 兄弟的作用有三個主要領域：

1. 防禦（發炎）
2. 細胞膜通透性（胰島素敏感性）
3. 信息傳遞（情緒和食慾）

防禦

Omega-3 和 omega-6 在對付感染或傷害的發炎反應中，具有相反的作用。

Omega-6 脂肪酸在細胞膜中被分解，釋放出鼓勵的因子：

• 發炎反應增強
• 增加血液凝結性（凝血作用）

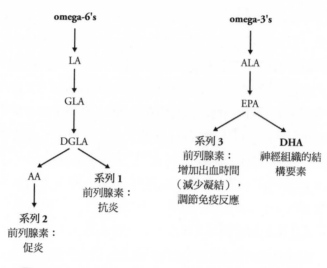

圖 9.9　omega-6 和 omega-3 面對發炎產生的化學物質

說明：LA—亞麻油酸；GLA—gamma-次亞麻油酸；DGLA—雙同-gamma-次亞麻油酸；AA—花生四烯酸；ALA—alpha-亞麻油酸；EPA—二十碳五烯酸；DHA—二十二碳六烯酸。

資料來源：改編自 W. E. Lands（1992）。n-3 脂肪酸的生化學和生理學。FASEB J. 6（8），5 月，2530-36 頁。

　　從細胞膜釋放時，omega-3 脂肪酸會有「相反」的回應，它們會減低發炎現象，並降低血液凝結性。因此，如果細胞膜中的 omega-3 減少、omega-6 激增的話，將會刺激發炎的程度，造成人體免疫系統更加敏感。如果 omega-6 對 omega-3 的比率差異急劇上升，可能會讓我們的免疫系統更容易過敏。

　　過敏性免疫系統會導致自身免疫性疾病的蔓延（造成免疫系統混亂並攻擊自身細胞），症狀包括關節炎、過敏、氣喘和腸發炎等等。在免疫系統過度啟動後，原先體內低度的發炎症狀會提高罹患癌症風險。結合血液凝固性的增加，這些低度發炎症狀也會增加罹患心臟病的風

險。

因此，血液中 omega-6 與 omega-3 的比例變化，便會增加罹患這些現代疾病的風險。然而在加工食品和植物油成為我們身體的一部分「之前」的時代裡，這類疾病都相當罕見。

最後一點，體內持續低度炎症的情況會增加 TNF-α（第五章討論的發炎分子），而我們知道 TNF-α 的作用是阻斷瘦素，而產生瘦素抵抗便會導致較高的體重設定點，因而造成肥胖。

細胞膜通透性

Omega-3 脂肪酸的彈性、機動和快速移動的尾巴，增加了細胞膜的彈性，讓細胞膜的流動性和適應性增強。當細胞膜有更多 omega-3 存在時，像鈣這類元素通過細胞膜的傳輸過程就會更快，代謝適應和通融度也會增加，這道隔離牆對外界的荷爾蒙訊息也能變得更敏感。然而，當細胞膜中有較高比例的頑固 omega-6 時，情況就會相反；不但細胞膜的適應性和滲透性降低，代謝適應遲鈍，細胞膜對荷爾蒙傳遞的敏感性也會降低。

高 omega-6 對 omega-3 比率的細胞膜形成了重大變化，讓細胞膜對肌肉中的胰島素和腦中的瘦素敏感性降低。而較高的胰島素水平和瘦素抵抗，便會增加體重設定點，同樣增加肥胖的風險（參 7）。

信息傳遞

Omega-6 脂肪酸是「內生性大麻素」（endocannabinoid）的前驅物，也就是刺激大腦中大麻素受體的信號分子。沒錯，你可能已經猜到了，就是吸食大麻時所觸發的受體！吸大麻時刺激大麻素受體的作用，會為吸食者帶來愉悅的心情，如果劑量夠高的話，也能產生快感。我們還知道當大麻刺激了大麻素受體後約一小時會發生什麼事：食慾會突然升高，以及出現尋找食物的行為。而且終於吃到食物時，它還會給

人帶來更愉悅的感覺，並增強甜味的感受。

當我們暴露在現代西式飲食中而導致 omega-6 對 omega-3 比率提高時，人體的內生性大麻素系統會發生什麼變化呢？過量的 omega-6 會產生過量的內生性大麻素訊息，系統也會長期受到刺激（參 8）。不過這並不是說每個 omega-6 對 omega-3 比率過高的人，都會像吸食大麻的人一樣四處走動，看起來一副非常開心的樣子。而是說，這個相同的內生性大麻素系統，會被長期持續低度刺激著。

讓我們看看 omega-6 對 omega-3 的比率增高在內生性大麻素系統的功能上，對我們的行為和健康有哪些已知的影響（參 9）。

- 刺激 CB1（大麻）受體導致食慾和熱量攝入增加 [1]
- 由於內生性大麻素系統參與人體的能量平衡，因此過度的刺激會導致肥胖（參 10）
- 刺激系統會增強甜味，而且會增加大腦裡愉悅和獎勵化學物質（多巴胺）的釋放。讓食物味道更好，為你帶來更多享受，讓你更想吃東西

這些訊息說明那些僵硬又不友善的 omega-6 圍牆守衛們，有著神祕的「大麻親和力」。細胞膜上的 omega-6 越多，我們的食慾和體重調節系統就越會趨向「增加體重」。而增加體重會是一種愉快的體驗，因為 omega-6 可以刺激出更愉悅的口味和更好的飲食感受。一般人對於肯德基家庭桶炸雞的那種熟悉的渴望並非無中生有：它來自先前對

---

1 有件事值得我們注意，大約在十年前出現了最令人興奮和最有效的肥胖藥物治療法。這是一種名為「利莫那班」（Rimonobant）的藥物，可以阻斷大腦中的 CB1（大麻）受體，也就是跟來自 omega-6 的內生性大麻素刺激相同的受體。我有許多曾服用此一藥物的肥胖症患者，當時均大幅減輕了體重。然而，利莫那班上市一年後立刻遭到停用。根據研究，它很可能導致服用者罹患精神病甚至自殺的情況。

肯德基的美食體驗，當時所攝入的 omega-6 仍塞滿在你的細胞上，並持續低度地刺激產生大麻素。

　　Omega 脂肪酸比例改變後，對健康的另一個重要影響，便是它們在大腦所帶來的功能影響。本書並未詳細介紹這類腦神經相關內容，但至少我們應該記住以下重點：

- 腦細胞膜內通常必須存在大量的 omega-3（25%）
- 飲食中 omega-6 與 omega-3 攝入量的變化，必然會改變兩者存在於大腦中的比例
- 嚴重的 omega-3 缺乏症會導致麻痺、虛弱和視力模糊
- 在多發性硬化症、黃斑部病變和亨廷頓氏病中，均發現大腦中的 omega-3 水平偏低（參 11）
- omega-6 對 omega-3 的比率增加，可能造成以下疾病：阿茲海默症、老人癡呆，焦慮性情緒障礙、自殺等

　　這些精神疾病在西方世界已經越來越普遍。

　　牛津大學生理學名譽教授約翰·斯坦（John Stein）評論了 omega-6 對 omega-3 脂肪酸的比率不斷增高的情況，他說：「人類目前的大腦變化，就像氣候變化可能威脅到生命的狀況一樣。」

Omega-6 阻礙 omega-3

　　最後，彷彿這些壞消息還不夠糟一樣，大量的 omega-6 甚至還會阻止人體將我們從植物中獲得的 omega-3，轉化為從魚類和動物中獲得的那種更活躍的 omega-3。換句話說，如果飲食中的 omega-6 含量過高時，無論你再吃多少綠色蔬菜都沒用，因為它們在轉化為更有用的 omega-3 時，將會受到阻礙。因此我們終於有了一個具有說服力的證

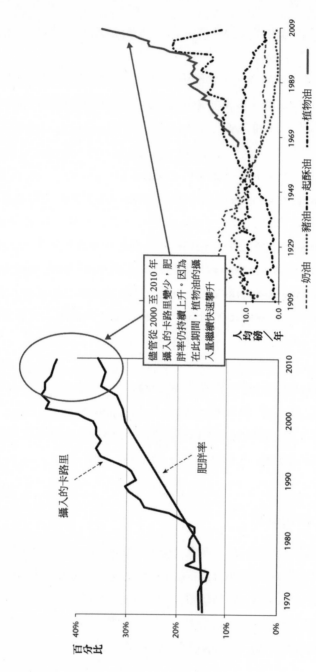

圖 9.10　1970 至 2010 年美國植物油的攝入量與肥胖率之間的關聯性

資料來源：有關卡路里的攝入量，請參閱美國農業部經濟研究局，損失調整後的食物消失；有關肥胖率，請參閱 C. L. 奧格登和醫學博士卡洛爾（2008）。成人過重、肥胖和極端肥胖的患病率：美國 1960 至 2007 以及 2008 趨勢。美國國家健康和營養檢查調查（NHANES），6月。國家衛生中心統計；有關添加的脂肪，請參閱 USDA 經濟研究局的數據。

據，也就是缺乏必需的飲食營養素 omega-3，可能就是人類肥胖的原因。這點符合以下說法：

- 流行病學證據：omega-6 對 omega-3 比率低的人群鮮少罹患肥胖症（日本人和任何非西方農村社區），而 omega-6 與 omega-3 比率高的人群總是有較高的肥胖症罹患率
- 脂質（脂肪）細胞膜研究：已發現 omega-6 對 omega-3 的高比率在代謝上的多種影響，從而導致體重設定點升高
- 患者怎麼說：omega-6 對 omega-3 的比例需要幾個月的時間才能改變，而節食對此無法產生影響。這也解釋了為何節食後體重迅速回復。而且當肥胖症患者搬遷到另一個國家時，他們的體重設定點將重新適應新的食物環境（在本書第三部分中，我們將討論如何精確地做到這一點，而無需搬到國外住）

人類的「新」缺乏症

正如飲食中缺乏維生素 C，會導致壞血病並導致極度疲倦、性格改變和對食物渴望的症狀一樣。西式飲食中 omega 脂肪酸比例的變化，也會導致體重設定點升高。飢餓和疲倦便是這種狀況的病徵，導致體重增加而最終成為肥胖症。

凜冬將至──演化適應

我們的體重設定點是一種「回應機制」，針對來自基因和表觀基因的遺傳訊息，加上人類過去和現在的環境來做出回應。身體使用這些數據來選擇適當大小的「油箱」（脂肪儲備），協助我們在未來可能的飢荒等環境災難中生存。當我們以這種方式思考時，omega 脂肪酸就像是大自然的代理者一樣，充當信差角色，提醒我們未來的環境

將會如何演變。

來自自然界的例子可為我們提供線索，看看自己的 omega 訊息通知到底如何發展出來，以及這些訊息為何能改變我們的體重和免疫系統。請記住 omega-3 來自綠葉，omega-6 來自種子和堅果，在遠離熱帶地區的溫帶氣候中，食物中的 omega-3 和 omega-6 含量會隨著季節變化而改變。在春天時，隨著植物開始萌芽，omega-3 成為飲食中的主要成分。而秋天當樹葉開始掉落時，種子和堅果就會更加豐富，讓 omega-6 處於優勢地位。因此在幾週到幾個月的時間裡，動物的細胞膜成分，也會隨著食物環境的變化而改變。在春夏時，omega-6 對 omega-3 的比率較低，而在秋季和冬季則比率提高。

這些季節性的細胞膜變化，又對動物有什麼影響呢？牠們在行為和生物學上發生了變化，以便為即將到來的冬天做好準備。隨著秋天的陽光開始稀疏，環境中的食物能量也隨之減少。因此在寒冷的冬季環境來臨前，動物必須開始適應不斷減少的食物能量供應，然而寒冷的冬天需要儲存更多的熱量才能生存。因此，隨著環境信號「預測」能量輸入會變少、輸出會增加時，動物們的代謝平衡便開始緊張起來。鳥類的合理解決方案就是當環境裡的能量公式不適合生存時，便飛向溫暖的南方，因為那裡有來自陽光下的更多食物能量。然而被困在陸地上無法長距離遷移的動物，又將如何應對呢？

我們知道棕熊會隨著冬季的接近而變得食慾旺盛，額外增加 30% 的體重（全都是脂肪），以便在冬眠的漫長月份裡慢慢燃燒脂肪（參 12）。而在季節食物中的 omega-6 和 omega-3 水平，以及因此而存在於冬眠動物細胞膜中的比例，具有讓動物冬眠或休眠的「觸發作用」（參 13）。當牠們準備在幾個月沒食物的環境裡度冬時，食物裡更多 omega-6 可讓牠們的體重設定點上升。雖然夏末和秋天仍然可以提供食物能量，但棕熊會一直吃下去，直到身體的「燃料箱」達到體重設定點所計算出最適合冬季生存的重量為止。當冬日降臨，棕熊還有另

一種生存策略：冬眠，可以降低體溫，因而降低代謝率。亦即在整個寒冷的冬季裡，棕熊會在春季的溫度信號喚醒大地之前，用最低的代謝率慢慢消耗身上的儲備能量。

回應環境信號而改變行為的另一個例子便是花栗鼠（chipmunk，參 14）。隨著秋天接近，食物供應發生了變化（漿果變少、堅果變多），花栗鼠細胞膜的 omega 兄弟比例變化，就是刺激食慾和體重增加的信號。此外，牠還會表現出囤積行為（你可能在影片上看過），花栗鼠會把堅果儲存在洞穴中，以便安然度過整個冬季。因此，食物中 Omega-6 對 omega-3 比例，就像在通知動物何時該進入休眠期（能量消耗和代謝率非常低，但仍維持有意識的狀態）。

黃腹土撥鼠（yellow-bellied marmot）是居住在加拿大寒冷地區的一種地松鼠，每年要冬眠八個月。牠的主食是多葉植物、草、堅果、雞蛋和昆蟲。但只要我們在實驗室中，以人為方式提高其 omega-3 水平，牠就不會得到進入冬眠狀態的信號（參 15），因此也不會進入冬眠。這些都表示在大自然裡，omega-3 與 omega-6 比例的改變，便是觸發冬眠機制的信號。

冬季食物和動物生物學

這些是曾被研究過 omega 特徵的冬眠動物實例。目前知道還有一些其他的環境觸發因素，也會導致野生動物進入冬眠狀態，包括氣溫、環境光照和維生素 D 的變化，但我認為更具說服力的原因就是「季節性食物」的變化，導致了包括人類在內的動物行為和生物學改變。根據這項理論，我們可以看到生物對高 omega-6 對 omega-3 比率回應的變化，事實上是針對未來嚴酷環境的原始保護信號回應，而且這點是有理論根據的。隨著冬季逼近，omega 信號告訴我們需要更強烈的食慾，也就是生物必須更緊急地尋找食物、享用食物和儲存食物；我們需要較少的能量消耗和更多代謝穩定的細胞膜，以防止代謝浪費了能

量。我們也演化出更強大的免疫系統，以便在冬季抵抗感染和治癒組織。某些科學家推測，當 omega-6 對 omega-3 的比率增加時，胰島素抵抗會導致較高的血糖值，這是一種古老生物傳承下來的生存特性，保護自身避免凍傷（因為冰點會隨糖分增加而降低），某些極端的冬眠者如黃尾蛙（在真的可能導致身體某些部位凍結的環境裡），仍然使用此種策略來抗凍（參 16）。

所有這些生物學上的反應，都可能是我們古老演化資產的一部分，存在目的是在幫助我們生存下去。所以在這種情況下，肥胖的主因並不是缺乏意志力或懶惰，而是回應環境變化所產生的「保護性增重」。不幸的是，目前我們的食物環境變化相當極端，不是來自季節變化，而是來自我們的西式飲食變化。這種不自然的秋天狀況，會導致脂肪酸大幅傾向 omega-6 並遠離 omega-3，而且這場人為的不自然秋天還會無限期地持續下去。

這項理論雖然尚無法完全經過科學證明，但確實有道理，因為它與我們所見所聞的肥胖症狀相互關聯，也可以解釋我們以前的錯誤觀念，並可以說明為何某些肥胖症治療方法只能起部分作用，有些治療則根本沒有作用。更重要的是，它符合體重設定點理論，並可解釋為何我的患者在嘗試減重方面一直失敗，甚至還可以用來解釋為何減重偶爾會有效果。我們更能因此而理解為何某些人的體重設定點，會根據他們所居住的國家／地區的不同，以及在新環境食物中的 omega 比例不同而上下浮動。

不過，這種理論尚無法解釋所有的肥胖病例，因為環境中還有其他因素會改變我們的體重設定點，包括我們吃零食的習慣和食物裡的 GI（糖）指數，兩者都會導致慢性的胰島素升高和肥胖的情況。我們將在下一章對此進行討論。此外，在本書第三章裡，我們還談過節食減重時的定期低熱量飲食，也會讓大腦提高人體的體重設定點，以防將來出現食物短缺的情況。在第五章也描述過某些患者的肥胖症已變

得極端不可控制，這些人會出現「瘦素抵抗」的情況，即使在積極的環境和飲食變化下，體重仍會進一步增加。我們將綜合所有因素，在本書的第三部討論如何「優化」我們的體重設定點。

不論身為科學家或醫生，我們經常無法從過去的錯誤裡汲取教訓。歷史應該已經教會我們，從現在起的五十年或一百年甚至兩百年後，未來的科學家與醫生們，應該會因為我們目前錯誤的肥胖觀念，以及面對這種影響一整代人健康的最大危機有所誤解而感到莞爾，大概就像我們現在回頭看當年的腳氣病和壞血病研究一樣。其實問題的解答可能就在你我身邊，只是我們必須找到它。

本章總結

在本章中，我們瞭解到為何攝入食物的脂肪類型對健康和體重如此重要，也瞭解了人體內無法產生兩種特殊的脂肪 omega-3 和 omega-6。因此，就像維生素一樣，它們在我們的飲食中也是不可或缺的（這也是為何它們會被稱為必需脂肪酸）。這兩種脂肪會相互競爭體內每個細胞膜上的空間，我們吃進去的兩種 omega 脂肪含量，會直接反映在人體細胞膜上的含量比例。而這兩種脂肪在細胞膜上的含量（或比例），對人體的新陳代謝、體重和體內發炎程度，都有深遠的影響。

從 1980 年代開始，科學家（和政府）建議我們將攝入的脂肪，從天然的飽和脂肪改為多元不飽和植物油；而植物油中的 omega-6 脂肪含量極高，使其更穩定不易被氧化（或腐壞），因此適用於需要較長保存期限的食品，而讓種子油類（葵花油、菜籽油、大豆油等）的消費量在三十年內增長了兩倍。這種西式飲食裡所攝入的過量 omega-6 脂肪，會直接轉化為細胞膜上的脂肪組成。人類食物供應中 omega-6 對 omega-3 脂肪的比例，便直接反映在他們的細胞膜上。因此經過西

式飲食所攝入脂肪的類型和數量的變化，導致 omega-6 對 omega-3 的比例，從自然狀態的每一個 omega-3 對四個 omega-6 的比例，增加到目前的每一個 omega-3 對上五十個 omega-6 的比例。

細胞中 omega-6 含量的升高會導致發炎症狀增加（因而形成一系列常見的西方文明病），發炎增加導致胰島素功能降低（透過 TNF-α），因此瘦素（由脂肪細胞所產生，可讓我們變瘦的荷爾蒙）的作用減弱。胰島素功能降低也代表血液中需要更多胰島素，而產生大量胰島素也會導致瘦素信號變得遲鈍。所有這些綜合影響都會導致體重設定點抬升，然後不可避免地攀高，造成體重增加。

目前有證據證明，在冬季來臨前，冬眠動物所食用的食物，便是讓牠們體重迅速增加的誘發因子。這種信號來自秋冬的食物供應偏向堅果和穀物（omega-6），來自枝條和葉子（omega-3）的食物減少，因此影響動物細胞中 omega-6 與 omega-3 比率，觸發了增加體重的誘因。在本章最後，我們推測了人類對這種「秋天」食品也有類似的演化反應。事實上，西式飲食對我們的 omega-6 與 omega-3 比例的影響，會比從春天食物到秋季食物的大自然轉變來得更強。此外，無論在什麼季節裡，西式飲食基本上並無太大差異，因此可能會產生一種「永久性」的信號，誘發大腦增加體重，這很可能就是某些人會罹患肥胖症的重要原因。

就像過去的腳氣病和壞血病一樣，omega-6 對 omega-3 的比率過高，是否就是現代健康流行病（肥胖）的重要誘發因子？

第十章
血糖雲霄飛車
葡萄糖、胰島素和我們的體重設定點

你是否懷疑過某位運動員使用了禁藥？也許是因為他們已經變老，體能卻變得更好、更強壯：他們似乎可以領先群倫，而且外表看起來凍齡，完全健康的樣子，而且他們的肌肉似乎可以抵抗疲勞。這些運動員到底有什麼祕密？真的只是因為優秀的基因、飲食和刻苦耐勞的訓練所致，還是他們很聰明地服用了某種藥物，而且這些藥物在運動員必須接受的藥檢測試中，幾乎無法被檢測出來？

事實上，有許多健美的運動員（最近的一份報告宣稱多達 10%）正服用這種藥物（參 1）。它可以促進血液中的葡萄糖快速吸收到肌肉中，因此肌肉可以儲存更多能量，工作更長的時間，甚至能防止肌肉衰竭。如果你想比競爭對手儲備更多肌肉能量，這種藥物讓你達成目的。不過有一個問題：如果濫用的話，它會在幾分鐘內讓你喪命。

目前只有一位主要運動員坦承曾使用這種藥物，然而藥檢人員從未抓到證據，因為我們正在談論的這種「禁藥」，幾分鐘之內就可以從體內消失，不留下任何痕跡。這位名叫馬里恩·瓊斯（Marion Jones）的運動員是全世界跑得最快的女人，也是美國田徑運動的看板女郎。她承認使用了胰島素及其他合併藥物，來改善自己的體能表現。

還記得前面提過的胰島素嗎？它會讓血糖儲存在細胞中備用，這是胰腺腺體對血液中大量的葡萄糖所產生的反應。[1] 不過運動員可以在幾小時內，攝取額外的胰島素和糖來促成這種狀況（此過程稱為 hyperinsulinaemic clamp，即高胰島素鉗）。利用這種方法，他們的肌肉可以立刻充滿葡萄糖，與其他未使用這麼做的運動員相比，他們更具有耐力和體能優勢。然而這種做法亦有其致命缺點：如果他們不知道在服用胰島素時也必須同時攝入糖分的原理時，胰島素便會快速消耗掉所有可用的血糖，讓血糖在細胞中消失，而不留任何營養給他們的大腦。這麼一來，他們會迅速陷入昏迷並且死亡。儘管存在著這種風險，但我依然懷疑有某些知名運動員，仍在監督之下使用這種藥物，因為他們知道永遠不會被藥檢抓到，而且還能使他們比競爭對手更具優勢。

如果你是運動員的話，胰島素是一種讓葡萄糖進入肌肉細胞的良藥。然而，如果是沒有經常運動的人，效果便會有所不同。胰島素不僅無法讓他們的肌肉看起來飽滿爆出，還會迫使葡萄糖進入脂肪細胞，過了一段時間之後，你的腹部（而非腹肌）便會顯得飽滿，甚至比肌肉飽滿更突出。

我最近看到一名多年來對抗糖尿病和肥胖症的患者，他只有二十五歲，但從十歲開始就患有糖尿病。當他以胰島素治療糖尿病時，注意到自己增加了很多體重。他在使用胰島素控制的情況下，體重約在 100 公斤，而在停用胰島素、讓糖尿病較難控制的情況下，體重則會掉到 80 公斤。也就是當他覺得自己太胖時，便會停用胰島素、停止治療糖尿病，讓體重下降。但是這種減肥法對身體沒有任何好處：他已經開始有視網膜病變（視網膜受損），這是一種糖尿病控制不佳時的併發症，最終可能導致失明。

眾所皆知，體重增加是用胰島素治療糖尿病的副作用。胰島素迫

---

1 食用蛋白質後也會產生胰島素。但是在釋放胰島素的同時，蛋白質也會刺激生成一種稱為「升糖素」（glucagon，抗胰島素）的荷爾蒙。升糖素具有與胰島素相反的作用，因此食用蛋白質會讓胰島素呈中性反應。

使血液將其能量儲備釋放到脂肪細胞中，當胰島素在人體血液裡流動時，能量之門只有一種開啟方式，也就是進入脂肪細胞。然而，脂肪細胞不會釋放出任何能量，因此脂肪就被鎖住了。

如果血液中的胰島素含量很高，便可以預期體重設定點將被拉高，這也就是在糖尿病患者中發生的情況。而一旦取消注射胰島素（例如這位肥胖症患者所做的），體重就會減少。有許多科學研究證實，改變胰島素含量會導致體重的變化，增加胰島素會增加體重，減少胰島素便可減肥。因此，胰島素會改變體重設定點（向上或向下），接著體重就會隨之改變。

高胰島素＝較高的體重設定點
低胰島素＝較低的體重設定點

來自加州聖地牙哥一項有趣的研究，證實了胰島素在體重設定點的作用（參 2）。該研究事先測量了十四名糖尿病患者的體重，接著讓這些患者的胰島素治療在六個月的時間內逐漸增加，一直到他們血糖獲得控制為止。研究結果證實，這些受試者的體重平均增加了 8 公斤。但當他們分析受試者在接受胰島素治療時的飲食狀況，結果卻叫人感到非常驚訝：儘管這些人的體重逐漸增加，但他們每天攝取的熱量平均比接受胰島素治療之前少了 300 大卡。正如我們在第三章所瞭解的，胰島素會使體重的主要控制者「瘦素」（由脂肪產生的荷爾蒙）作用失常，導致瘦素抵抗和較高的體重設定點。瘦素抵抗的代謝作用（在這種情況下是由高胰島素水平所引起），與由疾病或飢荒（或飲食）所引起的體重減輕而降低瘦素水平都一樣，造成了低代謝率（變慢）。儘管受試者的飲食減少了，但他們的新陳代謝卻減慢，導致體重增加。這是說明胰島素如何將體重設定點向上移動，並減緩新陳代謝率的完美範例。因此，除了直接作用於細胞、以促進能量儲存和體重增加外，

胰島素還會透過引起瘦素抵抗，間接地引發促進體重增加的作用。

胰島素→瘦素抵抗→降低新陳代謝→
較高的體重設定點

如果我們給患者服用降低胰島素的藥物，又會發生什麼事呢？對他們的體重有好處嗎？田納西州羅伯特・盧斯蒂格（Robert Lustig）的研究小組，針對肥胖志願者「降低」胰島素水平的作用進行了研究（參3）。這些志願者被注射了一系列的「奧曲肽」（octreotide，一種體抑素），以減少胰腺中胰島素的分泌。經過治療後，該組肥胖志願者的體重確實都減輕了（平均3.5公斤）。此外，他們的胰島素敏感性（胰島素的效率）也得到改善。在受試者報告中說，這種治療法降低了他們的食慾。

降低胰島素水平→減輕體重

影響胰島素水平的 omega 食物

我們在第九章看到某些因素會影響胰島素的作用。其中之一便是omega-3 與 omega-6 的比例。如果細胞膜中的 omega-6 含量過多（由於吃下過多的植物油和穀物），胰島素便無法正常發出信號，導致人體需要產生更多胰島素以獲得相同效果。而且，omega-6 還會引發炎症和 TNF-α 的產生。我們在第五章也看過，這點也會降低胰島素在細胞膜上的效力（並引起瘦素抵抗）。因此西式飲食中的脂肪酸，也就是在食用油和起酥油中的脂肪酸，包括所謂有益心臟健康的植物油等，都會導致人體需要更多的胰島素，因而體重設定點會隨之升高。在飲

食中的高 omega-6 脂肪以及它們所引起 TNF-α 炎症的間接作用下，都會讓細胞對胰島素的接受能力降低（細胞無法察覺到），因而需要更多的胰島素。

> 西式飲食→較高的 omega-6 對 omega-3 比率
> 胰島素抵抗→產生更多胰島素→更高的體重設定點

> 較高的 omega-6 對 omega-3 比率→發炎反應
> 胰島素抵抗→更高的體重設定點

一茶匙糖……

你的大腦需要糖，需要血液中的葡萄糖來發揮大腦功能。[2] 人體必須在血液中維持這種珍貴大腦燃料的最適當含量：葡萄糖太少就會陷入昏迷，葡萄糖太多則會引起發炎性破壞。不過人體血液中實際攜帶糖的數量卻少得令人驚訝。

大多數人的整個身體約含有 5 公升的血液。裡面包含了多少糖呢？請想像一下在水桶裝滿 5 公升的水之後，應該在水桶裡倒入多少糖，才能讓這桶水跟血液一樣甜？答案可能會讓你驚愕不已，只要倒入「一茶匙」的糖，就可以達到最佳血糖水平的 80 mg ／ dl（每 100 毫升）。在人體的肌肉和肝臟中都有大量的糖分儲存，但在整整 5 公升的血液中，僅僅存有一茶匙的糖分而已。傳遞葡萄糖的相關荷爾蒙，尤其是胰島素，會努力維持血液中的葡萄糖水平，因此對我們的生命和健康非常重要。

---

2 只要不是處於飢餓狀態，人體在缺少葡萄糖時，細胞便會分解脂肪，並在血液中產生稱為「酮」（ketone）的葡萄糖替代物，供給大腦養分。

葡萄糖是所有碳水化合物的最終產物

吃下任何含碳水化合物的食物後，葡萄糖就會開始進入血液中，胰腺感受到葡萄糖後，便會開始分泌胰島素。胰島素的工作是將血糖引導到我們的細胞（主要是脂肪細胞）中。當胰島素水平很高時，身體會自動切換為儲存模式：胰島素迫使葡萄糖從血液中進入脂肪細胞，然後轉化為三酸甘油脂。[3] 一旦血糖再次回到一茶匙糖的水平時，胰島素就會暫時消失，因為我們不再需要它。

胰腺分泌的胰島素多寡，與進入循環系統的葡萄糖數量成正比。葡萄糖進入血液的量及其排出的速度，取決於我們吃下的食物。因此，胰島素水平等於直接受到我們所吃食物類型的影響。含糖量高的食物或飲料（如可口可樂）會讓我們產生大量的胰島素。而含有複雜碳水化合物（如芹菜菜梗）的食物，腸胃則需要一些時間將其分解，因而葡萄糖會緩慢地注入系統中，產生更長久但強度不高的胰島素分泌過程（慢慢流入）。

舉例來說，一茶匙的糖含有 4.2 公克的糖，大約跟 1/8 罐可樂的含糖量相同，也與四根芹菜內的份量一樣。我們喝一口可樂，糖便會在幾分鐘內注入血液中，導致血糖激增（數量增加一倍），因此身體需要大量的胰島素來解決這個問題。而如果我們吃的是四根芹菜，那麼腸道至少需要一兩個小時，才能把芹菜所含的複雜碳水化合物鏈分解成簡單的糖，因此血糖的上升將會非常緩慢，胰島素也只需緩慢地上升來應付糖分。雖然人體處理這些可樂糖分的胰島素數量與處理芹菜糖分所需的數量完全相同，但請記住我們接下來要討論的是長期的胰島素分泌總量，會被用來作為體重設定點計算的一部分：亦即胰島

---

3 三酸甘油脂（triglyceride）含量過高與心臟病風險有關。糖分攝入過多會導致三酸甘油脂的產生。一般認為，飲食中的糖（而非天然飽和脂肪）已成為真正的心臟病風險因子（見附錄一），這點也被越來越多人接受。

素長期分泌的總量越多，體重設定點就會越高。因此就碳水化合物而言，計算胰島素和體重設定點時，並不是看食物類型，而是看糖的總量，到底哪種情況容易提升最後攝入糖的總量呢？

雲霄飛車高低飛馳

讓我們把這種論點稍微擴展一下，雖然可口可樂或芹菜中的糖都一樣是糖，但如果攝入的食物（或飲料）釋放糖分的速度過快，含糖量也很高的時候，就會導致胰島素分泌快速增加。當進入血液的葡萄糖大量增加後，隨之而來的便是胰島素跟著大量增加。胰島素的作用是打開脂肪細胞，將糖吸入脂肪細胞中⋯⋯這就是我們必須注意的地方──胰島素激增後，會讓過多葡萄糖離開血液，導致血糖下降。這種過程會在大腦中引發「葡萄糖減少」的警示，讓我們感到焦慮，並強烈渴望繼續吃下任何含糖食品。因為大腦正進入關鍵的「生存模式」，傳達出來的訊息是「糖，快點吃下糖！」我們無法忽視這些警告訊息，必須立刻尋找糖分，因此無論糖在哪裡，大腦都會逼我們盡快找到糖。好在在西方環境中，人類等於被糖包圍著；但不幸的部分也是，糖已滲透到大多數的食品中。雖然大腦此時需要的並不是一匙糖，可能只要半匙就夠，但它所得到的可能是一片低脂藍莓鬆餅（含有九匙糖）⋯⋯。當糖分再次淹沒了血液，胰島素又再度活躍（胰島素大量分泌），並且不斷重複此一循環。

這就是經典的血糖雲霄飛車。當我們吃下高度精製的含糖早餐（穀物或吐司加果汁）後，很快地血液就會增加糖分。當早上大約過到一半時，由於胰島素反應性的大量分泌達到最高峰，迫使糖從血液進入脂肪細胞，造成血糖數值暴跌。因此到了這個時刻，你又會開始渴望獲得更多糖分。此時咖啡店便會呼喚你：「藍莓鬆餅時間到了！」在這種情況下，吃點東西的感覺非常棒，於是整個血糖上升的過程再來一次。然後到午餐之前，胰島素又到達分泌高峰，

造成低血糖的情況。因此我們趕緊去街上買午餐：三明治、洋芋片（你需要那些內生性大麻素）、可樂。是的，血糖就這樣一整天上上下下……。

這便是血糖雲霄飛車帶來的快感，不過這一趟卻是全新的路線。在 1977 年美國政府制定飲食指南「麥戈文報告」之前，許多人早餐時間已經吃了豐盛的煎蛋、培根或香腸，也就是典型的英式早餐。這樣通常就可以讓人們度過整個早上，直到中午再吃頓小午餐即可，完全沒有激動人心的血糖高峰，也沒有隨後令人恐懼的血糖過低。後來我們突然被政府告知，全套英式早餐中的飽和脂肪會讓大家得到心臟病，所以我們不得不停止食用這種早餐。取而代之的是，我們改吃低脂（高精製碳水化合物）早餐，並在血糖雲霄飛車上提早入座。

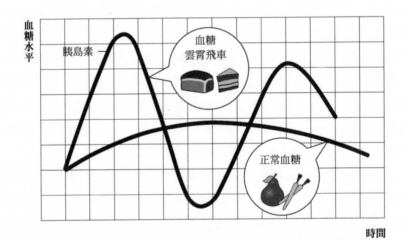

圖 10.1　血糖雲霄飛車

資料來源：J. Brand-Miller 等（2009）。健康受試者的升糖指數、餐後血糖和曲線形狀：對一千多種食物所進行的數據分析。Am J Clin Nutr，89（1），1 月，97~105 頁。

「可在正餐之間食用而不會破壞胃口的零食」

1977 年飲食指南推出後，食品工業有了新契機。人們正在吃新的健康、低脂、高糖早餐，並且在早上過一半時感覺有點空虛。因此他們渴望在早上中間吃點零食，然而當時在兩餐之間吃點零食並非常態，因此仁慈的食品工業介入以協助我們。

由於意識到人們想在早晨中間和下午中間「補充糖分」的新需求，並且瞭解這是賺錢的好機會，因此食品業也開始著手改變我們的飲食習慣。雖然它們已開始改變我們的日常食物，但這種新型態食物還需要人們也改變飲食習慣才行。也就是說，每天除了正常三餐之外，如果還要在兩餐之間保持正常的飢餓感（產生正常食慾），就必須改變人們的飲食習慣，以適應這些打算讓我們食用的新型態高糖食品。

因此廣告商慢慢開始建議大家：在學校讀書的孩子們，在正餐之間吃點零食是個好主意，可以增加他們上課時的專注力，也不會破壞他們的正常食慾。廠商陸續開發出輕巧蓬鬆的新型巧克力零食，讓我們相信這是一種「可在兩餐之間食用」卻不會破壞食慾的零食。經過多年之後，我們的飲食習慣便慢慢地發生了不可撼動的變化，讓人們在覺得在兩餐之間享用零食一點並不稀奇。然而在 1970 年代以前，這樣吃是很奇怪的行為。最後，零食似乎變得正常，甚至在公共場合大啖零食也被認為是正常行為。人類的飲食行為發生了改變，如此催生出數十億英鎊的零食業。

血糖雲霄飛車的累積作用便是讓我們攝入更多葡萄糖，也就是吃下更多各式各樣的糖分，比起我們從健康均衡飲食中所需要的糖分還多上許多。吃下這麼多高度加工的食物，加上這種用日間零食來滿足口腹之慾的新文化，讓人們逐漸增加了對應葡萄糖高低起伏浪潮所需的胰島素總量。而我們已知，人體使用的胰島素總量確實會反映在體重設定點上。只要持續幾週高於平均胰島素水平，就會增加你的體重設定點，體重也隨之增加；而只要能在幾週內低於平均胰島素水平，

就能降低你的設定點，減輕體重便可輕鬆實現。

因此，這件事跟我們不斷吃零食所攝入的卡路里總量無關，如果吃下的這些熱量都要算作能量輸入／輸出公式的一部分，我們的體重很容易就會膨脹到 200 公斤。各位還記得嗎？卡路里大量增加時，亦即我們在高糖零食中吃下的這些食物熱量，大多是透過增加人體代謝、努力燃燒而消耗掉的，這是人體對於過量飲食的正常代謝適應（如第一章和第三章所述）。然而，關鍵之處在於胰島素對體重設定點的作用會讓人們增加體重。胰島素使瘦素信號變得遲鈍，讓身體主要接收到的是「請儲存額外能量」的訊息。而且當胰島素水平升高時，瘦素抵抗也會隨之出現。當人體接受不到主要體重控制者——瘦素的信號時，我們的體重設定點便會上升，過重的體重當然也就隨之而來。

只要降低平均胰島素水平，體重設定點就會下降。因此在本書第三部裡，我們將探討如何透過「調整飲食」來做到這一點。同時，在飲食專家的協助下，我們還要學習如何擺脫「糖癮」。

酒精如何影響體重設定點？

酒精是由糖所製成。媒體經常提醒我們，那些愛喝酒的人在晚上喝進的葡萄酒中含有多少卡路里。一般說法是每公克酒精含 7 大卡，遠超過一公克碳水化合物或蛋白質（4 大卡）中的能量，也就是幾乎等於一公克脂肪（9 大卡）的熱量。一大杯葡萄酒或一品脫啤酒（約 500 毫升）便含有超過 200 大卡的熱量，相當於一片大披薩。喝上幾杯之後，就會達到每日卡路里建議攝入量的 20%。如果你在一家很棒的餐廳裡慶祝，先喝了點開胃酒，然後再繼續喝幾杯酒，那麼酒精中的熱量（600 大卡），很可能就會比你所吃食物的熱量來得更高。

我們知道酒精會引起許多嚴重疾病，包括肝硬化、心臟病和癌症等，然而飲酒量對肥胖危機有何影響呢？當我們計算酒精裡的卡路里

含量時，看起來確實毫不起眼，不過對於成年人來說，英國人平均每週的酒精卡路里攝入量超過 1800 大卡，幾乎足以讓你考慮戒酒。然而本書的目的並不在於計算卡路里，而是研究不同因素如何影響我們的代謝。因此就目前而言，請忘掉那些關於喝酒會攝入多少卡路里的想法，並請思考一下酒精會如何影響我們的體重設定點。

酒鬼飲食法

1960 年代，有一種相當有趣的減肥飲食法曾短暫流行過。羅伯特·卡麥隆（Robert Cameron）在 1962 年自行出版的《酒鬼飲食法》（*Drinking Man's Diet*）建議，如果你把攝入糖和澱粉所含的卡路里用酒精來代替的話，便可減掉一些多餘的體重。這種飲食法是基於觀察的結果，因為許多酗酒者雖然從酒精裡攝入了大量卡路里，但體重並未明顯增加。這些愛喝酒的人到底如何代謝或燃燒掉多餘的熱量呢？多年來這個問題困擾著營養學家。

1991 年，來自紐約西奈山的研究人員終於解答了這個難題（參 4）。他們研究一組酗酒男人，這些人每天穩定攝取 2500 大卡的食物。然後，他們在 2500 大卡的食物外，額外增加 2000 大卡的酒精，結果發現這些人的體重並未有所增加。酗酒者似乎能以某種方式燃燒掉酒精中所含的多餘熱量而維持體重。接著，研究人員用 2000 大卡的巧克力來代替酒精，受試者的體重卻增加了。於是他們發現重度飲酒者的肝臟中會產生的某種細胞機制，似乎能夠燃燒掉酒的熱量，增加身體的熱能消耗（類似第三章描述過的生熱作用）。[4] 隨後的研究也說明除了酒的熱量轉化為熱能之外，重度飲酒者的身體也會透過刺激交感神經系統而提高代謝率（就像第一章所說的暴飲暴食實驗一樣），

---

4 這種在肝臟裡發生的過程，稱為微粒體乙醇氧化系統（MEOS，microsomal ethanol oxidizing system）。

因而會有更快的心跳和更高的血壓,這些都有助於能量的耗散(參5)。

大多數醫生注意到剛飲過大量酒精的患者,他們的皮膚感覺就像發燙一樣,但身體並未發燒,體溫也沒升高,就只是身體很熱而已。上述研究解釋了這種現象,亦即在重度飲酒者的身體裡,酒精會被分解並轉化,但不是轉化為體內使用或儲存的化學能,而是轉化為透過皮膚輻射的熱能。這也就是在溫度零下的寒冷情況下,酩酊酒者在酩酊酒期間不會感到寒冷的原因。

如果酩酊酒者喝下的大部分酒精熱量都以熱能燃燒掉,不會儲存在身體裡,那麼適度飲酒者或偶爾飲酒的人呢?亦即大多數人是如何處理酒精能量的呢?酒精能量本身無法像脂肪或碳水化合物一樣儲存在人體內,因此人體會將其視為「毒藥」,先將其分解為一種稱為乙醛(acetaldehyde,引起宿醉的主因)的化學物質,然後分解為醋酸鹽(acetate,醋的基本成分),最後轉化為二氧化碳和水。在酒精分解的過程中,會釋放出小顆粒的「輔酶」(NADH,煙酰胺腺嘌呤二核苷酸),這些顆粒包含能量,可幫肝細胞中的ATP微電池(在第七章說過)充電。因此,在酒精分解過程中會產生一些能量,但這些能量無法直接儲存,必須立即用掉。此時肝細胞突然擁有大量充滿能量的ATP電池,在酒精分解期間(平均每小時兩單位),肝臟便可使用這種免費供應的能量,也就是它不必使用正常的能量來源,亦即脂肪了。因此,沒被用掉的脂肪便開始在肝細胞中堆積,而導致一種稱為「脂肪肝」的疾病。

所以,我們現在知道了代謝酒精的副作用,就是罹患脂肪肝的風險,但是這跟體重和腰圍又有什麼關係呢?關於酒精對體重影響的大規模研究似乎尚無定論(參6),某些研究表明體重會增加,另一些研究則又證明它對體重完全沒有影響。甚至還有研究表明,如果女性開始飲酒,體重會減輕(參7)。

如果飲酒會導致體重明顯增加，那麼我們便可預期人均飲酒量最高的國家，也將在肥胖國家排行榜中名列前茅。然而波羅的海國家、俄羅斯和東歐國家，在酒精飲料消費排行榜中排名前十；法國和韓國的酒精消費量似乎還更多，但肥胖聯盟的席位卻是由太平洋群島和不飲酒的中東國家（科威特、阿拉伯聯合大公國、卡達、巴林和沙烏地阿拉伯）給占據。換言之，在酒精消費量排名前二十名的國家中，幾乎沒有哪個國家也排在肥胖排行榜的前幾名，肥胖排行榜還是由非飲酒國家霸占了前幾名。在這種基礎上，酒精和體重之間似乎沒有能夠令人信服的關聯。

啤酒肚

不過，這種發現跟我們的日常觀察結果並不相符，因為在酒吧裡度過一生的人們（尤其是男人）通常會形成「啤酒肚」，亦即腰部脂肪堆積過多的情況。這個問題的其中一種解釋可能是酒精對「類固醇荷爾蒙皮質醇」（steroid hormone cortisol）的影響。目前已知，酒精會導致人體產生大量皮質醇（參 8），皮質醇通常是對應慢性壓力而產生。罹患「庫欣氏症」（Cushing's syndrome）的患者會不斷產生過量皮質醇，而長期服用類固醇藥片來治療關節炎或其他發炎症狀的患者，體內脂肪分布也會發生變化。這些影響通常包括腹部脂肪增加（教科書中稱為 pot belly，鍋肚）、圓臉（又稱 moon face，月亮臉），以及較瘦的手和腿。經常大量飲酒的人一旦增加皮質醇水平後，最終也會出現類似庫欣氏症患者相似的外觀，也就是大「啤酒肚」。

酒精、胰島素和食慾

有趣的是，酒精可以改善胰島素的功能，使其更有效率。至於副作用，則是喝酒會導致我們的血糖降低。因此大腦會感知到這一點，並告訴我們去吃點東西，因而導致在深夜裡會想在喝酒時配上烤肉串，

或是在隔天早上想吃點油炸食物。

　　酒精影響血糖（和皮質醇）水平，讓我們想吃進更多食物。雖然酒精本身所含的熱量不太會被人體吸收，但酒精會增加食慾，希望我們能邊喝酒邊配點高熱量的食物。如果我們喝酒時同時攝入了糖分、小麥或植物油含量較高的食物（也就是西方食物）時，這些食物便會在經常配酒食用下，提高你的體重設定點。

酒精和體重的關聯性

　　那麼，如果喝酒會讓我們吃得更多，為何這些飲酒量最高的國家並未出現在肥胖排行榜中？答案可能是那些人群可獲得的食物質量與類型。波羅的海、東歐國家、俄羅斯、法國和韓國人，並未完全接受高度加工的西方食品，因此儘管他們的酒精攝入量很高，下酒小菜也吃得多，卻不會大量增加體重，因此沒有造成嚴重的體重問題。

　　若酒精中的卡路里並未被儲存，那我們要如何解釋「戒酒」後體重減輕的現象？這些戒酒者在決定戒酒之前經常喝酒，當他們停止喝酒後，食慾便恢復正常，飲食行為也變回正常。這點結合皮質醇的下降，讓他們的體重設定點也跟著下降，因而減輕體重。

戒酒對減肥有幫助嗎？

　　我們已經知道葡萄酒、伏特加酒和琴酒中的熱量，在人體內的利用效率都非常低，因此儘管酒精含量為每公克 7 大卡，但其能量吸收卻比碳水化合物的每公克 4 大卡少得多，因此《酒鬼的飲食》這本書才會短暫流行過一陣子。酒精的能量之所以被人體釋放，是因為身體試圖分解這種「有毒物質」。即使是中度飲酒者，能量也會因生熱和散熱作用而損耗。酒精分解時產生的多餘能量，可以為肝臟提供發熱的動力，節省使用的能量，並減少通常會被用到的脂肪能量。

　　在中度或重度飲酒者中，由於飲酒而引起的體重增加，很可能是

酒精產生的食慾增加所致，因而在可食物選擇不佳的情況下，造成食物結構惡化，而食用了更多的西式加工食物，並導致體重設定點上升。此外，飲酒者的皮質醇較高，也導致體內脂肪分布到腹部。如果這些原因影響了你的體重，便可在大幅減少酒精攝入或完全戒酒後，讓體重設定點和體重都一起下降。如果你只是偶爾喝酒，或在喝酒進食時做了不錯的食物選擇，那麼酒精便不太可能對你的體重設定點產生重大影響。

本章總結

在本章中，我們研究了胰島素對體重的影響。我們瞭解將胰島素用於治療糖尿病時，會導致體重增加。減少胰島素的治療時，體重便會減輕。

當血液中含糖過多（如吃下小麥這類精製碳水化合物）時，胰腺便會釋放出胰島素。當血糖快速上升時，便會導致強烈的胰島素反應，而高胰島素會導致細胞從血液中吸收過多的糖，造成血糖過低，讓人體又強烈渴望獲得更多的糖。這種「血糖雲霄飛車」在一天中的血糖波動，增加了我們的平均每日胰島素水平。結果就像每天為你注射胰島素一樣，導致體重增加。

美國政府減少飲食中飽和脂肪的指導方針，讓許多食品公司增加了食物中的含糖量，以保持食品的可口。其結果便是自 1980 年以來，一般民眾的糖消耗量增加了 20%。此外，如前一章所述，這種飲食變化的建議，也導致植物油的消費量增加，進一步導致細胞膜上 omega-6 的增加。最後的結果便是胰島素效率降低，也就是人體現在需要更多胰島素。

飲食結構上的新變化以及新的零食文化，都會造成人體平均胰島素的大量提高，因此為大多數人帶來了更高的體重設定點。我們可以

透過改變飲食習慣來改變個人的胰島素狀況，並透過飲食上的變化來降低胰島素水平，因而可以讓體重減輕。本書的第三部便將提供如何執行這項操作的相關說明。

第十一章

法國悖論

飽和脂肪、營養建議和飲食文化

在過去四十年裡，營養學家告訴我們關於脂肪的兩件事：

1. 脂肪會讓你變胖
2. 飽和脂肪會引發心臟病

　　現在已有越來越多的證據證明，飲食建議中的這兩大脂肪觀點都是建立在並不可靠的基礎上（參閱附錄一）。正如法國人、馬賽人和因紐特人讓我們看到的情況一樣，脂肪讓並非讓你變胖的元凶。

　　「脂肪」有兩個認知上的問題，首先是它的能源效率。從重量來看，它的熱量確實比其他食品種類高（在與碳水化合物和蛋白質相比之下），因此人們普遍認為如果食物富含脂肪，便會攝入更多的熱量。而一般認為「飽足感」（讓你停止進食的飽腹感受）是由於吃入的食物「量」所造成，但這其實是一種過時的看法（除非你是正在挑戰美國電視節目《挑戰美食堂》的大胃王比賽選手）。事實上，我們現在已經知道脂肪引起的飽足感反應，要比碳水化合物來得直接。當人體攝入脂肪時，便會觸發釋放飽足感荷爾蒙（也就是在第四章討論過的肽 -YY 或 PYY 以及 GLP-1），這些荷爾蒙會對我們的體重控制中心（下視丘）產生作用，阻止我們繼續進食（參 1）。以下這項研究觀察結果可以解釋這點：當我們餵食老鼠吃高熱量食物時，牠們並不會突然大量進食，以吃進更多東西；相反地，牠們會根據吃下去的熱量而非

食物的數量，來控制自己是否吃飽而停止進食（參 2）。「脂肪」的第二個認知問題是為它帶來厄運的名字「FAT」（脂肪與胖的英文均為 fat）。如果這名字是由行銷人員所創造的，那麼他們肯定很早就會被開除。若要以對人體的影響來命名食物的話，那麼「糖」才應該命名為「FAT」，脂肪也許可以命名為「力量」（strength）或「活力」（vitality）。

將飽和脂肪妖魔化的「營養學」，算是一項相對來說較新的專業。不幸的是，營養學家給我們的建議弊大於利。[1] 許多研究都是基於不良數據（如餐飲回收問卷眾通常並不準確），而且經常會由食品工業贊助研究（可以想見當中的利益衝突）。

法國悖論

在目前歐洲有個國家就是最好的例子，該國民眾的體重設定點似乎並未比鄰國更高或上升速度更快。他們是「法國人」，他們比鄰近各國攝入更多的飽和脂肪（以及更多葡萄酒），但卻以某種原因避開了心臟病以及肥胖症的嚴重爆發。這怎麼可能呢？食品科學家和營養學家都找不到答案。而且由於無法解釋這種現象，所以他們稱之為「法國悖論」（The French Paradox）。但這很可能是因為他們對肥胖與飽和脂肪的思考方式，存在著某些缺陷。

---

1 營養主義（Nutritionism）是美國記者麥可・波倫（Michael Pollan）在他的《食物無罪：揭穿營養學神話，找回吃的樂趣！》（*In Defence of Food: An Eater's Manifesto*，2008）一書裡所使用的術語，用來描述這種科學食物「還原論」的意識形態。他們試圖透過將食物分解為基本組成的方式來理解食物，包括碳水化合物、脂肪、維生素、礦物質等，然後檢查這些基本成分，並嘗試確定哪些成分是好是壞。這種營養主義完全忽略了飲食文化，而且還讚揚營養科學可以為我們提供完美的飲食建議。不幸的是，目前看來這些建議，大多數都不利於今日的人類健康。

法國人為自己的飲食文化感到自豪，雖然該飲食文化目前逐漸被西方食品所侵蝕，但卻試圖堅持下去。儘管他們大可吃西式食品，但法國人的日常食物主要仍是新鮮食材。他們多半自己做飯，並且不會避免食用飽和脂肪，因為這是法國傳統飲食的一部分，所以他們也沒有發展出零食文化。法國人為自己的美食自傲，當你品嚐豐盛的法式早餐、午餐和晚餐時，裡面富含讓人感到飽脹的脂肪，也沒有空洞的碳水化合物，因而不會讓人產生零食需求。這就是為什麼法國人比歐洲其他國家或美國人更苗條的原因——他們食用未經加工的新鮮食品（有更好的 omega 比例），較少的碳水化合物和較多的脂肪（因此胰島素的分泌狀態也較佳），最後還加上沒有零食文化（再度改善胰島素狀態）。法國政府在幾年前把每週工作時間限制為三十五小時，也規定在一天工作後，員工可以有「拒收工作電子郵件」的權利。最重要的是，法國人喜歡從晚上開始與親人共度，在露台或小酒館聚會聊天（改善他們的皮質醇和褪黑激素），而不是花一兩個小時通車，然後狂看 Netflix 度過夜晚。這種法式飲食生活的最終結果呢？便是更低的體重設定點，並且生活品質也獲得了改善。當你吃正確的食物，避免吃零食並享受低壓力的健康生活，便完全無需計算卡路里。你的體重設定點將會處在健康範圍內，因為新陳代謝會自動讓它保持在範圍內。

　　法國人無視美國人對飲食中減少膽固醇的營養建議。他們繼續的享用乳酪、牛排和奶油，而其他西方地區則轉向使用植物油、精製小麥和糖，然後就變胖了。還有其他並未聽從或根本沒聽過美國人飲食建議的文化，例如肯亞的馬賽族只吃肉、血和牛奶等特別高脂的飲食，卻仍能保持健康苗條。格陵蘭的因紐特人也仍食用大量的海豹肉、鯨魚肉和鯨脂，這些幾乎都是純脂肪，但他們並未陷入肥胖和心臟病的危機中。

地球的食物

　　飲食文化在人口健康中扮演相當重要的角色。從日本的生魚片和米食，到印尼的蔬菜和麵條；從義大利南部的沙拉、義大利麵和橄欖油，到法國的牛排和紅酒；從坦桑利亞哈扎人的野生肉和塊莖，再到辛辣的印度扁豆咖哩等，各地飲食文化大不相同。來自不同國家的人們不僅食物不同，飲食方式（筷子、手、湯匙或刀叉）也有所差異，但是所有飲食文化都有兩個共同的重要特徵，這些特徵在西方世界裡已逐漸消失。

　　首先，「飲食文化」經歷了多代人的發展，與當地傳統密不可分。最重要的是，它們可以促進人群之間的互動（共同準備食材、烹飪和一起食用）。當西方世界接受營養科學時，就像是同時拋棄了幾代人積累的飲食智慧一樣。飲食文化對健康的重要性遠大於分析食物的個別成分，因為這種飲食文化是更快樂、更活躍且內涵更豐富的人群所不可或缺。減少食物多樣性的人，便等於忽略了這些飲食文化元素。他們只著眼於單一營養素（如碳水化合物、脂肪或維生素）的利弊，然後制式化地生產和強化這些高度加工的食品。

　　不同飲食文化之間的第二個相似之處，就在需要經過烹飪的「在地新鮮食材」。顧名思義，在地的飲食文化是指採摘、準備食材和烹飪當地種植的食物，這便意味著食物不是從遠處進口（因而無法長期保存）的食物。新鮮種植食物的優點便是當令的季節性，各種可用食物的類型取決於一年中的特定時刻，無論春夏秋冬都有。當令食品可確保食物的多樣性，一旦我們對夏天的葉菜感到厭煩，暖燙的冬季豆湯將會更具吸引力。這種不同時節的食物，還與我們的節令傳統交織在一起，如萬聖節（南瓜）、聖誕節（歐洲蘿蔔、球芽甘藍和瑞典蕪菁）、印度排燈節或西方感恩節（秋季和冬季盛宴）。飲食文化在整個季節裡提供各種健康的在地食物，這些新鮮的當地食物，運用傳統

且充滿愛意的方法烹飪，並與家人和朋友共享，這才是真正的飲食文化。而這些正是我們用工業生產、商業銷售的加工食品，以及營養主義者的意識形態所忽略的。你的曾祖母可能不知道「超級食物」是什麼，但她會教你如何做牛排腰子派（steak and kidney pie），就像她母親曾教過她的那種做法。

第十二章
奇蹟飲食書
為何你該停止節食

減肥手術門診、倫敦、2015

「Weight Watchers、Slimming World、LighterLife 的減重法、阿特金斯飲食法、南灘飲食法、康利減肥法、杜肯減肥法，紅綠飲食、蔬菜湯減肥法。」我的筆在筆記頁面上快速移動，試圖跟上湯普森夫人曾嘗試過的減重飲食法清單。最後她說：「還有所有其他減肥法，我記不得了……」。我抬頭問她：「想知道這些方法為什麼無效嗎？」

奇蹟飲食法

　　這年頭賺錢的絕妙方法之一，就是製作一本減肥飲食手冊，你需要的只是限制攝入卡路里的新觀點，也就是以前不曾嘗試過的減重方案，一種讓人們真的以為可以解決問題的方法。接著加入一些測試者的滿意推薦；如果可能，請盡量提及這種減肥飲食法如何改變了他們的生活，如此便有了一份很像「名人代言」的清單。接下來，就是在小報登上這本新飲食手冊的摘要，然後安排在白天的電視廣告上露出，解釋這種奇蹟飲食法的發現。

　　在最初的媒體報導熱潮後，我們這本《奇蹟飲食書》後續推銷方式如下：

階段 1：減肥書激發讀者嘗試這種「絕不失敗」的新減肥方法。讀者遵循此種飲食法，其中當然包括限制了卡路里的做法。他們將發現在減肥的前幾週裡，真的會瘦上 3 到 7 公斤！秘訣就在這裡：3 到 7 公斤會讓工作中的讀者看起來明顯減輕了體重，辦公室裡的同事一定會看到這種變化，於是讀者就會把這本拯救了她的新奇蹟飲食書分享給同事。

階段 2：十個上班族去買書並且也都減輕體重。於是他們告訴所有的朋友、親戚和鄰居。

階段 3：減肥方法的傳播就像是一個複雜的龐氏騙局，可能擴大到連社群媒體都不斷討論這本書（書會在這個階段大賣！），因此又多賣了很多本。

階段 4：出書後幾個月到了停滯階段。書可能還能賣上一些，但是這種新奇蹟飲食法的討論與興趣都在逐漸減弱。每位讀者，也就是每個嘗試這種減重法的讀者，都已陸續回復體重。幸運的是，這些回復體重的人並不會高聲談論這件事。他們也不會覺得是這本書的錯，他們多半只會責怪自己的意志力薄弱。

階段 5：到了這個階段，大多數讀者的體重，都已比購買本書時來得重了，但這點並不會阻止他們尋找下一本奇蹟飲食書（這些書通常每六到十二個月會出現一次）。畢竟，這套飲食法確實有效，只是持續的時間很短，算是一種「短期」的奇蹟飲食法。

階段 6：你可以想像這本減肥書的作者，剛剛從他新買的加勒比海別

墅（用這本書的收益所購入）回到寒冷的英國。他注意到有別人出版了新的奇蹟飲食暢銷書，出現在當地「水石」（Waterstones）書店的健康生活區裡，並且在極明顯的位置上陳列著，然後他們低頭發現自己的書藏在書架下方，上面貼著「買一送一」的貼紙。

這些賣出去的暢銷減肥書的重量，幾乎就等於那些讀者身上復胖回來的體重；事實上，這些讀者甚至可能胖得更多。但這就像是一場完美的犯罪，讓可憐的讀者天真地認為多增加體重是自己的錯，他們完全不知道這是節食以後的正常代謝結果：也就是以低熱量節食飲食減輕體重後，他們的體重設定點會逐漸升高。

減重飲食書之所以如雨後春筍般大量出現，就是因為大家都沒有考慮到人類體重的主要控制因素：體重設定點。這也是為何所有的減重飲食都無法長期有效的原因，以及為何坊間會有太多錯誤的奇蹟飲食書充斥在書店裡的健康生活區書架上。你的體重無論如何都會返回預定的體重設定點。

當我問患者哪種飲食法可以減掉最多體重時，大多數人都會說是LighterLife 代餐。這種超低熱量的代餐飲食可在短期內大幅減輕體重。然而，所有患者（無一例外）都會告訴我說，在完成這種飲食法的幾個月後，他們的「體重就回復了，而且還胖得更多」。這種例子成功地證實了我們在本書前幾章得出的結論：節食的行為越極端，新陳代謝和食慾的反應也就越極端，因為最後的贏家一定是體重設定點。

這些發現均能符合我們在體重調節上所說的「體重設定點」理論。當食物可能變得稀缺時，我們的覓食行為信號和我們對高熱量食物的享受慾望，便不斷上升並維持在高點。節食往往是短期的，大家常會聽到「我現在正在減肥」的說法。因為大部分的人都是簡單的「能量輸入／輸出」公式的信徒，所以認為自己可在一段時間內，保持短期的「負能量平衡」來減重，然後當我們達到理想體重時，通常就會立

刻停止節食。這是所有節食、飲食法和運動計畫的基本前提，因為它們都是短期快速的減肥法。由於這些低熱量飲食可能會產生令人不愉快的各種副作用，因此無法長期持續下去。大家都有一種想法：在節食時一定會努力遏制以前的一些不良飲食習慣，也許是戒掉速食，也許是發誓要持續去健身房。因為我們認為這樣做一定可以減輕體重。

節食者的身體與非節食者的身體大不相同

可惜的是，由於節食的本質使然，我們改變了自己的身體。節食讓體重減輕 5、10 或 20 公斤後，從生物學的觀點看，我們變成了「另一個人」，適應了新的低熱量環境，並發展出較慢的新陳代謝。請記住，你的身體無法分辨你是自願節食，或是環境食物短缺、遇上飢荒之間的差別。

經過低熱量飲食，你減輕的體重越多，新陳代謝就會變得越慢。此時你的食慾荷爾蒙拼命尖叫著：「千萬不要經過星巴克！」人體調節效率超高的新陳代謝，加上飢餓的身體，都會讓你無法遵照原來的計畫持續減重。戒掉速食加上每週去一兩次去健身房已經不夠了。為了持續減輕體重，我們必須在能量輸入／輸出公式中變得更加積極：必須不斷減少卡路里，並且要在健身房中更努力鍛鍊身體才行。只要為減重而戰的時間越長，身體就越會想辦法阻止你，因為你的對戰者是自己的體重設定點。

我們的體重控制是潛意識進行的，就像呼吸一樣。只要身體對環境感到滿意，我們就不必提醒自己呼吸，也不必過於擔心體重。正如你可以自己摒住呼吸來暫時遏止潛意識對呼吸的控制一樣，你也可以透過節食來暫時克服體重設定點的控制，但是當身體感覺到我們正在遠離理想狀態時，便會介入干預而改變你的行為。暫停呼吸的時間越長，就會越覺得不適，到最後你會渴望呼吸。你也知道沒辦法繼續憋氣，於是你開始重新呼吸，不舒服的情況便消失了。

在節食的期間，我們的身體也會發揮類似的保護作用。當你終於來到星巴克，聞到令人安心的咖啡香氣，接著購買摩卡咖啡和甜甜圈「零食」（熱量為 710 大卡）時，你終於可以喘口氣：體重設定點贏了這場與你本身意志控制完全相反的戰鬥。

爲什麼不跳過節食，直接進入維持體重的階段？

你最初的計畫是透過各種奇蹟飲食法來減肥，一旦體重減輕了，就會對飲食習慣和鍛鍊身體更加積極。但如果你不先節食，而是直接改變生活方式，會發生什麼情況呢？也許你以前很懶得動，每週也會吃兩次速食而非自己煮。也許你的工作太累了，以至於很少上健身房。

所以現在我們假設你已決定不進行節食，而是改為烹飪更營養的食物，並且每週去幾次健身房。請注意，這項生活方式的改變並不涉及計算熱量，只有改善一些不良習慣而已。這樣的結果將會是「沒有」明顯減輕體重；可能在幾週或幾個月內都沒有減輕體重（事實上，如果你做重量訓練的話，身上增加的肌肉可能還會讓你的體重增加）。不過，只要你繼續保持良好的飲食和運動習慣，這些訊息將會在幾個月後傳遞給你的體重設定點，讓設定點下降。也許幾個月後，你的體重就會減輕 4.5 公斤左右。一年下來，你的體重將可能減輕 10 公斤。雖然同樣減輕了 10 公斤，但與節食減肥不同，因為你的身體會對這種減肥方式感到滿意。由於你的實際體重將與體重設定點相符，因此你也不會有飢餓感或新陳代謝變慢的問題。而且由於你已變得更健康，因此新陳代謝率將會提高，隨著時間流逝，減重也會變得越發容易。在這樣的生活習慣下，你的身體便能維持平衡的體重。

這是透過降低體重設定點來減輕體重的範例。改變自己的生活習慣和環境（如走路上班、上某種運動課程，或每週去健身房兩次）來減重，進而改變發送給體重控制中心的信號來降低體重設定點。

這便是唯一可成功的方法，才有機會達成持續減重的目標。如果你詢問一些真正減肥成功的人，尤其是那些能長期減重的人，你會發現他們都是透過改變自己的日常習慣，因而降低體重設定點才辦到的。因此，我們將在本書的第三部，討論降低體重設定點的一些實用方法。

新的飲食法或新的生活習慣？

若比較兩個體重減輕 10 公斤的人：一個透過低熱量飲食減重，另一個則透過改變生活方式來降低體重設定點，就可以看到兩種截然不同的人。

低熱量飲食者可能會比改變生活方式者更快達到減輕體重的目標，然而他們的體重設定點並未降低。事實上，由於飲食習慣的問題，設定點還可能攀高。對於低熱量飲食的節食者而言，時間越久，要讓體重減輕便越困難。而生活方式改變者將具有與體重相符的體重設定點，其減肥過程雖然會花費更長的時間，但卻可以長久維持。事實上，隨著健身習慣和新陳代謝的增加，時間越長，減輕體重就會變得更加

表 12.1　兩個減輕 10 公斤體重者的比較：第一個人透過節食來減肥；另一個人則透過調整體重設定點

減重 10 公斤		
	透過節食	透過體重設定點
代謝速率	減少	增加
食慾	增加	正常
飽足感	減少	正常
疲勞	是	無
生活品質	較差	較佳
長期結果	體重回復到比節食前更重	維持減重成果

容易。

那坊間常見的減重飲食法呢？它們會如何影響我們的體重設定點呢？

低熱量飲食

LighterLife 代餐、劍橋減肥計畫和 SlimFast 飲食法都是「低熱量」飲食減肥法（每天 600 至 1200 大卡）。這類飲食通常是讓你食用替代正餐的低熱量奶昔、湯和低熱量零食（必須向它們公司購買）。因此長遠看來，就它們的飲食定義而言，並無法讓你擁有良好的生活品質（也就是敢放心地吃東西）。我們已討論過低熱量飲食之後會發生的代謝變化，時間一久，甚至會提高你的設定點。也就是當你結束這類飲食法後不久，你將重新回復所有減掉的體重，並且還會再增加一些體重，直至達到新的體重設定點為止。

低脂飲食

Slimming World（瘦身世界）的飲食法以「低脂」飲食為基礎，並不限制你可以吃進肚裡的食物量，只是建議用低脂食品來代替高脂食品。這種方法是基於「錯誤的假設」，亦即脂肪會讓你發胖（請參閱第十一章）。他們將食物分為三類：無限制食物、健康的額外食品以及放縱食物（Free Foods、Healthy Extras and Syns）。顧名思義，無限制食物可以無限量地食用，包括蔬菜、瘦肉和水果，但也包含麵食和米食形式的無限量碳水化合物。他們也建議食用少量的健康食品，包括乳製品、穀物和麵包。放縱食物則是指餅乾和巧克力等「特殊」食物，每天可吃五到十五片。

就體重設定點來說，Slimming World 飲食的好處在於鼓勵家庭烹飪與食用更多天然食物。但其缺點則是人們可能會選擇食用碳水化合物含量較高的食物，這會破壞他們的胰島素平衡。總而言之，使用

Slimming World 減肥法成功減肥的人,可能必須減少超精製的碳水化合物(包含放縱食物中)的食用,才有助於稍微降低體重設定點。

低碳水化合物飲食

　　Atkins、Paleo 和 Dukan 等飲食減重法是以「低碳水化合物」飲食為基礎。一旦碳水化合物的攝入量減少到每天 20 公克以下,就會引發稱為「生酮作用」(ketogenesis)的過程。

　　生酮飲食的提倡者很多,如勒布郎詹姆士、金卡戴珊與荷莉貝瑞(LeBron James、Kim Kardashian、Halle Berry)。我認為這是減輕體重的有效方法,但它有一個問題:會產生非常令人不舒服的副作用,包括從劇烈的頭痛,到全身虛弱無力、便秘、反胃和嘔吐(至少你不覺得餓),以及類似流感的症狀等。生酮飲食的目的是讓體內缺乏碳水化合物,因此可以用光身體的儲備能量。一旦不攝入任何可分解為葡萄糖的食物,便會迫使身體開始使用儲存在肝臟中的葡萄糖。

　　人類到目前為止,都是將脂肪集中在體內作為主要儲備的能量。然而在本書第一章裡,我們曾提過「肝臟」也可作為能量儲存器。在挨餓(或節食)時,或者在消耗大量能量但未攝入大量食物時(如跑馬拉松),人體此時最需要的便利快速的能量就來自肝臟。肝臟可供應兩到三天的儲存能量。然而,正如我們之前說過肝臟所儲存的葡萄糖必須被水包圍才能使用,因此與脂肪相比,這是非常「重」的能量來源。任何熱量限制飲食法的最初減肥效果,都是來自肝臟中消耗掉的這些葡萄糖儲備——因為隨著能量消耗,將它們保留在肝臟中的水分也會流失。結果呢?最初減掉的體重相當多,但減掉的重量都是水而不是脂肪。

　　如果想更瞭解人體這兩種能量來源(脂肪和肝臟)的話,請各位把人體想像成一輛「混合動力」車。混合動力車多半時間都依靠電池運行(在人體中可比作肝臟),但當電量不足時,它就會切換為使用

汽油動力來供應能量。一般日常工作中，我們會依靠肝臟來提供主要的能量來源。當肝臟的電量不足時，就會被迫轉換而使用另一種能源，也就是脂肪（油箱）。生酮飲食的倡導者等於是將他們的混合動力能量選擇在空的肝臟（也就是沒電的電池）上。因此，當肝臟「用光能量」後，整部發動機（人體）的運轉效率就會降低，因而更容易用光油箱（減輕體重）。

生酮飲食還有另一個主要缺點，如果你要保持減輕後的體重，就必須終生堅持下去。但考慮到它的極端副作用，這可能相當困難，而且在街上也很難找到不含碳水化合物的營養食品。當生酮飲食者的電池（肝臟葡萄糖）用完時，身體就會「燃燒」脂肪，減重者可以感受到這一點，因為他們的大腦被迫使用「酮體」（ketone bodies）作為能量。許多這種飲食法的追隨者會說，這種替代性的大腦燃料，能讓他們更加警覺並讓思考更為清晰。這有可能是因為我們的祖先處於食物匱乏的環境時，若具有快速清晰的思考能力，便是演化上的生存優勢。

除了生酮飲食的副作用較多之外，平常也很難找到正確的食物，因此生酮飲食實踐者的意志必須非常堅定，他們可能也要習慣有點飄飄然、耳中嗡嗡鳴響的日常狀態。我個人不建議任何人嘗試生酮飲食，因為正如本書介紹過的大多數減重飲食法一樣，如果你透過這種方式減輕了很多體重，然後又恢復成以前的正常飲食後，那麼你就會重新回復所有減掉的體重，而且還會變得更重。

間歇性斷食

「間歇性斷食」（intermittent fasting）的普遍做法是 5／2 飲食法和 16／8 飲食法。5／2 飲食法就是在一週中有五天正常飲食，然後在不連續的兩天內，限制卡路里攝入量為 500 至 600 大卡。16／8 飲食法則是只能在一天中的八小時內進食，然後在剩下的十六小時內只能喝茶、咖啡和水，也就是只要早餐或晚餐不吃就能辦到。兩種飲

食法都建議食用健康食品，並避免加工食品或速食。

　　跟前面說過的許多種飲食法不同的是，間歇性斷食就像低碳水化合物飲食一樣目前仍「很受歡迎」，也就是說它很可能對某些人真的有效。我們說過，在舊式的傳統思維裡，認為長時間禁食或減少進餐次數，攝入的卡路里數量便會減少，因此就能量輸入／輸出公式而言，體重一定可以減輕。不過我們現在知道，光是單純限制熱量並不能持續減重。那麼這種飲食法的效果到底如何呢？由於減少進食機會的同時，還需避免食用加工食品和垃圾食品，因此有機會讓實施這類飲食者的胰島素狀態和omega比例得到改善，所以體重設定點確實有可能降低。

蔬食和素食主義者

　　許多提倡蔬食和純素食的人是出於對環境和動物福利的關注，但這是一種可靠的減肥方法嗎？還記得本書討論到的設定點升高（導致體重增加）的兩個主因：一個是胰島素水平異常升高，以及每日飲食中omega-3相對於omega-6必要脂肪酸較為缺乏等。一般游牧部落（如馬賽人）會食用肉、血和牛奶，也就是「肉食性」飲食。由於這些部落的飲食缺少了高糖分、碳水化合物和人造油等，因此避免了肥胖或體重增加。那麼相反於肉食飲食者的情況呢？避吃動物食品會帶來什麼風險？

　　大多數蔬食主義者和素食主義者會避開許多類型的加工食品，因為這些食品裡往往含有動物成分。這點會對糖的攝入量和omega-6植物油的攝取量產生正面影響。不過，他們可能比較不會意識到攝入用植物油煎炸過的食物，或是食用堅果和種子（富含omega-6），會對體內的omega含量比例產生不利的影響。尤其因為omega-3的寶貴來源——魚類，被排除在他們的飲食之外。素食主義者（不攝入乳製品）的陷阱是他們會增加對麵包、麵食和米食的消費，以彌補日常生

活的能量需求。這點會對他們的胰島素狀態和體重設定點產生不利的影響。

　　就我的經驗而言，大多數蔬食主義者和素食者比較瞭解自己所吃食物的品質，因此可能更傾向於自己準備食物。此外，他們也很可能避開了加工食品和速食。只要避免攝入過多的糖或精製的碳水化合物（如小麥），那麼他們的體重設定點便可能因此而下降。

第十三章
大地的脂肪

生活事件、荷爾蒙、地理和你的體重

我有許多患者（包括小時候並不胖的患者）都說他們在這輩子的某段「特定時間」裡，體重才開始增加。在這個時間點之前，他們甚至根本沒想過體重問題，一切都是順其自然。然後發生了某些事，讓他們的生活產生某些變化，結果導致這段時期的體重失控。這些患者所說導致體重增加的生活事件通常包括：

1. 離開家
2. 上大學
3. 結婚
4. 夜班工作
5. 新工作
6. 搬到其他國家

一旦發現體重突然增加，他們就會試圖做一些改變，例如聽從醫生或營養師的建議，維持低熱量飲食（甚至也會買最新的奇蹟飲食書來看）。在短暫減輕體重後，他們的體重設定點當然也進一步升高，這就是麻煩真正開始的時刻。也許經過十年、二十年重複的短期節食過程，不斷地把體重設定點推高，讓他們的身體對瘦素產生抵抗（如第五章所述），接下來便導致全面發胖、無法控制。這就是許多患者進到我的減肥診所之前的親身經歷。

從本書第三章和第十二章的內容裡，我們知道為何節食會導致體重設定點升高，因為我們等於在告訴自己的身體，要為可能到來的飢荒做好準備。然而，為什麼這些患者描述的生活其他事件，也會導致體重設定點上升呢？

讓我們來檢視一下這些常見的生活事件，看看他們的環境中到底發生了什麼變化，導致自己的體重設定點變化和體重突然增加。如果我們瞭解觸發體重設定點上升的原因，就有機會加以控制。

新的地平線

讓我們先看離家去上大學的情況。在這種情況下，為什麼人體需要更大的「能量箱」？請想像一下在過去的歷史上，年輕人離開家庭、部落或家鄉，冒險進入未知的世界、進入曠野中，也就是進入獲取食物的「不確定」情況中。在這種無法確定溫飽的時刻，身體想要更大的能量儲存是件相當自然的事。在這種情況下，體重設定點的升高可能是由壓力激素皮質醇所引起。如今的青少年離開家進入陌生的大學世界時，通常也會產生相同的壓力荷爾蒙（參 1）。皮質醇可以作為治療發炎疾病的一種藥物，其副作用便是產生旺盛食慾和覓食行為（可能也會讓你略微狂躁，這點可用來解釋許多大一新生的行為）。而食慾增加就會導致體重增加，因此較高的皮質醇水平便會導致體重設定點升高，這更能解釋為何大一新生平均會出現體重增加 5.5 公斤的情形（參 2）。

壓力→高皮質醇→更高的體重設定點

我現在宣布你們⋯⋯餓了

婚姻呢？跟沒結婚的人相比，為什麼在結婚頭兩年會導致夫妻體

重明顯增加？（參3）這也是壓力造成的嗎？

　　儘管婚姻和親戚都會帶來相當的壓力，但婚後體重明顯增加的原因並不僅限於此。事實上，有研究證明幸福的夫妻所承受的壓力荷爾蒙皮質醇，比起單身人士來得更少（參4）。

　　然而，婚姻通常是「建立家庭」的先決條件，新婚夫妻結婚後的前幾年，會比只是同居的男女更有機會生下小孩。因此對於許多夫妻來說，無論是有意識地或在潛意識感受到的「婚姻」概念，都是開始準備一個「甜蜜的家」的信號。在這個時代裡，一對夫妻往往會先制定確實可行的財務計畫，他們可能會選擇住在有能力負擔的房子裡，以應付嬰兒的到來。他們也可能會盡量讓自己有足夠的經濟能力來應付這種情況，例如許多夫妻會延後婚禮，直到先有了房子才結婚。而且，他們通常也會為家人與房子買好各種保險，以保護自己受到意外事件的影響。

　　但是人類並不一定總得到擁有住所或食物供應上的保證，這些都是現代的奢侈品，也是我們的基因無法理解的變化。在整個人類歷史中，我們的游牧祖先只有一種保險措施，那就是身體面對飢荒時的「保險」措施。從演化角度看，當一個家庭即將誕生嬰兒時，如果男人和女人的體重設定點都能提高的話，對生活會有相當的幫助。因為父母雙方可能在母親懷孕時期需要更多的能量儲備。而從生物學角度來看，如果設定點提高，即使遇到糧食短缺的情況，母親也能安全地懷孕，父親則更有能力保護和養活自己的家庭。

　　對於女性而言，增加的能量儲備（以脂肪的形式保存）將能確保在食物短缺的情況下也有機會懷孕，這些額外的體重可提高她的生育能力。從男性角度看，當配偶懷著你的寶寶時，也會同時帶來一些新挑戰，這是大多數哺乳動物常見的捍衛之戰。尤其是像黑猩猩和人類這樣的靈長類動物，必須花時間保護自己的領土，阻止其他男性有機會與你的配偶相處，也就是你在執行守衛配偶或領土的職責時，覓食

的機會便會減少。而對這種情況最明智的保險，便是先發制人的增加體重，也就是讓身體擁有更大的「能量儲備」，好保護家庭並養家活口。雖然導致體重設定點增加的完整機制目前尚不明瞭；不過我們確實知道在結婚後，男性的睪固酮水平會降低，女性的動情激素水平會升高（參5）。男人的睪固酮水平降低有助於家庭穩定，但也會導致體重增加；而女人的動情激素含量變高，可提高生育能力，但也就代表脂肪的儲存量會增加，尤其在臀部和胸部的位置（參6）。

一旦結婚後，隨著夫妻各自的體重設定點升高（為家庭做準備），便會驅動他們出現尋求食物與囤積食物的行為，也會促使食慾增加，並以較慢的新陳代謝來幫助體重增加。一般認為，結婚後體重增加的解釋可能是夫妻因為「幸福」而「放棄」控制體重。不過這種說法可能並不正確：因為他們更像是透過生物學的標準程序增加了體重。[1]

婚姻→較低的睪固酮（男性）→較高的體重設定點

婚姻→較高的動情激素（女性）→較高的體重設定點

夜班護士

當我還是初級醫生時，晚上經常會在病房區待上很長的時間。我對醫院在凌晨三點時的安靜狀態有過許多美好回憶，例如與和善的夜班護士聊天和大笑等。我還記得，夜班護士的一個特色就是她們的「體型」。平均而言，她們似乎比白天上班的護士重約14公斤左右。在那個稚嫩的初級醫生年代，我甚至以為她們本身就是過重或肥胖的人，

---

1 有些人會說，他們與真愛相遇並「同居」之後體重就增加了，因為這種生活上的改變也會觸發與婚姻相同的生物連鎖反應：也就是提高你的體重設定點。這並不需要結婚證書就辦得到！

所以決定選擇安靜的夜班護士工作。一直到我開始在診所與肥胖症患者談論病情時，才意識到「夜班工作」其實就是導致體重增加的原因。

現在已有證據顯示，「夜班工作」的人罹患心臟病、糖尿病和肥胖的風險比一般人高。在最近的一項研究，分析了志願受試者所發生的生理變化，而這些志願者處在與夜班工作者相同的睡眠中斷情況下。研究證明，他們的瘦素水平降低，而瘦素便是控制體重的荷爾蒙（參7）。通常在節食時，瘦素水平會下降，導致食慾增加和新陳代謝降低，以保護身體免於繼續減重。然而，在夜班工作者睡眠模式變化測試的受試者中，並沒有節食者的熱量限制或是其他體重減輕的因子，來觸發較低的瘦素水平，因此他們身體裡瘦素下降的原因，純粹來自於睡眠遭到破壞。因此較低的瘦素水平，讓他們的體重無法減輕，並會透過提高設定點來刺激體重增加。此外，科學家也發現，夜班工作會增加胰島素和皮質醇水平，而且夜班工作者通常也會有較高的壓力荷爾蒙（跟導致大一新生體重增加的原因相同）。

夜班工作→瘦素較低→胰島素較高（瘦素抵抗）＋ 皮質醇較高 →較高的體重設定點

我有幾位在跨國企業擔任高薪職位的患者。這種工作增加了他們生活中的壓力，但同樣重要的影響是他們必須定期出國、長途飛行，因而他們的睡眠會反覆遭到破壞。所以就像夜班護士一樣，他們的體重設定點升高，而且通常是從他們就任新職位的時候開始變胖。

第三隻眼

到底是什麼原因讓睡眠障礙引起新陳代謝上的明顯變化？為何夜班工作或長途飛行的商務主管體重設定點會升高？我想大家應該都聽過「褪黑激素」（melatonin），這是人體回應昏黃光線到黑暗無光的

環境時所分泌的荷爾蒙，也是動物感受晝夜循環、會在晚上昏昏欲睡並在日出醒來的原因。[2]最近我們越來越瞭解褪黑激素不僅與人體疲倦或清醒有關，也與新陳代謝相關。

褪黑激素是由位於眼睛後面的松果體（pineal gland，類似於五公厘的微型松果而得名）所產生。松果體本質上是一種具感光功能的器官，透過神經刺激與眼睛相連。當腺體感受不到環境光時，便會釋放褪黑激素，這即是人體的嗜睡荷爾蒙，也就是我們的「第三隻眼」，可用來感知光線何時消失，並為身體做好睡眠準備。因此松果體讓光線（或缺乏光線）成為重要的神經生物學因子。

有越來越多證據證明，褪黑激素不僅有助於睡眠，而且具有重要的代謝作用，包括增加對瘦素的敏感性和降低皮質醇（參 8）。如果我們對瘦素較為敏感的話，體重設定點便可穩定下來。而通宵工作和白天入睡，則會導致松果體刺激減少（缺乏黑暗），褪黑激素水平便會降低，因而導致瘦素敏感性跟著降低。如各位所料，體重設定點當然也會升高。

褪黑激素降低→瘦素抵抗＋皮質醇升高→體重設定點升高

雖然松果體的作用以及褪黑激素對瘦素、皮質醇和新陳代謝的具體作用仍在研究中，但某些科學家推論，在霓虹燈照明的城市中因為缺乏黑暗，可能會對居住其中的居民的新陳代謝產生深遠影響：因為褪黑激素的缺乏會導致糖尿病和肥胖等問題。

邁向新體重的通行證

最後要談到目前越來越普遍的生活事件，也就是「遷徙」（搬家

---

2 這是指畫行性動物，也就是在白天清醒且活躍的動物。

或移民），很可能也會導致體重的驟增（我以前不曾在肥胖症患者看到類似的情況）。由於現在我們有了機械「飛翔」的手段（飛機），因此作為地球物種之一的人類，經常有機會搬遷到遠離家鄉的地方。然而，與候鳥不同之處在於，鳥類的遷徙由季節決定，一隻鳥會飛向適合其未來健康的環境、飛往溫暖的地方，但人類的遷徙往往取決於經濟或家庭環境。

搬遷到另一個國家，顯然會影響大腦計算未來安全能源儲備所需的環境線索，例如是否進入飢荒或食物短缺更為普遍的環境？或是，是否有跡象表明漫長的冬季即將到來？

我看過許多從亞洲或非洲遷移到英國並開始發胖的患者。在他們當中，某些人會立刻變胖，另一些人則在幾個月或幾年後體重增加。體重的變化通常是在他們從家鄉的傳統食物轉變為西式食物後開始。同樣地，許多從英國搬到美國的人體重都會增加，然後以新的「美國體重」穩定下來。有趣的是，那些從美國再次搬回英國的人，他們的體重會下降並回復為「英國體重」。從美國移民到杜拜的人體重會減輕，但到杜拜工作的英國人體重則會增加。甚至在同一個國家裡搬遷，體重也會發生變化。例如本來居住在農村環境，後來移民到城市工作的印度人，可能就會抱怨自己的體重增加了。

在大多數情況下，搬到西式飲食環境的人會面臨體重設定點增加的風險。我發現一個很有趣的情況就是：西式飲食地區似乎也可以區分成不同等級（可能是由該國食品的 omega 比例特點所決定）。美國位居榜首——移民到美國的人體重會增加，而離開美國的人體重設定點會降低。其次是阿拉伯聯合大公國，再來是北歐國家、南歐，然後是發展中國家的大城市，如孟買或德里等。

我們在第九章提到，大部分暴露於西式飲食的人，都會嚴重缺乏必需脂肪酸 omega-3，並且會攝入過量的 omega-6。這是因為速食餐點和所有加工食品的 omega-3 含量都較低，而 omega-6 含量較高。接觸

這類食物的人會發展出細胞膜上的變化，反映出食物供應中的不同脂肪酸比例。這種變化會提高遺傳敏感性人群的體重設定點（也就是偏向拉布拉多而非獵犬特性的人）[3]，從而導致體重增加（參9）。而在其他情況下，西式飲食引起的細胞膜變化雖然不會導致體重增加，卻可能引發其他現代疾病，如關節炎和心臟病等。

　　一個國家的食物中 omega-3 與 omega-6 的比例，會反映在該國人民細胞膜中的比例上，並符合肥胖症患者的觀察結論。這些患者的敘述說明當他們遷居到新國家時，體重因為接觸到西式飲食而改變。儘管歐洲、美國和阿拉伯聯合大公國的人都同樣食用「西式飲食」，但飲食當中的成分卻有所不同。例如在美國所消費的卡路里中，有 70% 來自加工食品（參10）。只要去美國旅遊過的人就會知道，想找到健康飲食有多困難。而在英國所消費的食物中只有大約 50% 是經過加工的，歐洲其他地區的百分比則更低——德國為 46%、奧地利 35%、斯洛伐克 20%、希臘和義大利均為 13%（參11）。

　　隨著移民將新國家食物中的 omega 脂肪酸吸收到體內後，食物中omega-3 與 omega-6 的比例以及其細胞膜的 omega 比例便會逐漸相同。如果新國家的食品中 omega-6 對 omega-3 的比率更高（即比他原先國家提供的加工食品和速食食品更高），這些移民的體重設定點便會上升。而如果新國家的 omega-6 對 omega-3 比率低於其原居住國（加工食品比例較低），他們的體重設定點便將降低。我的患者根據他們在新環境中西餐食品的品質，描述了幾乎相同的體重向上或向下的變化。這種飲食變化通常需要幾個月的時間，才會完整嵌入細胞代謝中。

---

3 請思考一下拉布拉多和獵犬之間的肥胖基因差異，拉布拉多具有致胖遺傳敏感性的常見基因突變。因此餵食吃加工過的狗糧（缺乏 omega-3），你家的拉布拉多犬總會變得過重，但是獵犬卻可以大吃特吃而不會增加過多體重。這種對肥胖的遺傳敏感性差異，同樣存在於人類之中。

高比例加工食品攝入＝食物中 omega-6 對 omega-3 比率變高

→細胞膜上的 omega-6 對 omega-3 的比率變高

→胰島素抵抗增強＋瘦素抵抗增強

→體重設定點更高

微生物群與減肥

　　如果外部環境對我們的體重設定點有如此深遠的影響，那我們的內部環境又如何呢？最近人們對體內微生物群產生了濃厚的興趣，因為人體內的微生物群中生活著數十億細菌（還有真菌和病毒），這些菌叢是否也會影響人體變胖或變瘦？

　　自 2014 年以來，科學期刊上發表過數十篇相關文章，這些文章都把腸道細菌的組成變化與肥胖連結起來。然而，微生物群的研究算是非常新的領域，我們必須以開放的態度謹慎對待這一門新科學。我們當然知道腸道細菌會對健康產生深遠的影響，你只要得到腸胃炎，應該就能體會並暸解這種關聯性。單一細菌（如大腸桿菌）與胃腸炎之間的關聯顯而易見，但如果要研究我們腸胃道中一千種不同細菌的相對種群關係，並將其與肥胖聯繫起來呢？突然之間，我們有了一大堆細菌數據，而且研究結果並不是非黑即白的二元論（因為沒有確定的答案，就像各種胃腸炎的症狀一樣）。加上許多研究有樣本汙染，導致事實被抹黑而混為一談，讓一切變得更混亂。

　　此外，腸道細菌還會受到飲食類型的影響。如果我們吃的是典型的西方低纖飲食，腸道中的微生物群多樣性將會更少。因此要得出「腸道細菌的變化會導致肥胖」的結論，需要以某種方式將「西式飲食導致肥胖」及「西式飲食導致腸道細菌變化」這兩個事實區分開來，而這簡直就是一項「不可能的任務」！

　　那為何會有這麼多科學和媒體，都把焦點放在微生物群和肥胖症

間的可能聯繫上呢？其實只要到任何保健食品店走一趟，就可以搞清楚這件事。現在這些商店大都致力於銷售益生菌，因為科學家告訴我們這些含有細菌的膠囊是好菌。根據 2016 年統計，益生菌行業的產值達到四十億美元，預估到了 2022 年，包括研發在內的微生物群市場，以及益生菌、益菌生（prebiotics，促進益生菌生長的營養素）和藥用食品形式治療法的市場價值，將會高達六十九億美元的規模。這個新興行業在自籌資金的研究以及媒體的推動下，以每年超過 9% 的速度成長。

我相信微生物群將來會在我們對許多疾病的理解中發揮重要作用，但目前尚無可靠證據，證明它會對體重設定點產生直接的影響。

減肥的唯一方法：降低你的體重設定點

我希望現在一切已經很清楚了，唯有透過終生飲食和生活方式調整，才能實現具有「持續性」的減肥，這些改變可以降低體重設定點並改善生活品質。

既然我們已經瞭解體重設定點的基本原理（體重設定點如何根據飲食和環境中的信號而升高或降低），現在就可以開始進行適合你的體重改變計畫。

在本書接下來的這個部分，我們將更詳細地研究如何透過變更以下的生活內容，來降低自己的體重設定點：

1. 環境和心理健康
2. 飲食習慣
3. 運動和生活方式

我們在本書裡探討了糖和高度精製的碳水化合物（如麵包和麵

食），如何帶給我們愉悅感。人類很難抵抗糖的誘惑，因為它為我們帶來一種像吸毒一樣的快感。這並不是你的錯，這只是人類演化的方式。也正是由於這個原因，許多人會對含糖和含小麥的食物所帶來的快樂和愉悅感受上癮。這種食物成癮相當難以克服，因此我會在減肥心理學家的幫助下，加入心理層面的技術，為各位提供協助。

第三部
讓體重更健康的藍圖

持續減重的秘訣

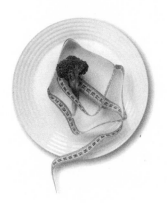

第十四章
準備自己動手做
讓你的家和心靈都先做好準備

DIY 是我人生最大的噩夢之一，也是一生中最令我沮喪的部分。雖然身為外科醫生，雙手相當靈活，但即使是最簡單的 DIY 工作，我似乎也很不在行。大家都喜歡的週末宜家（IKEA）採購，往往讓我不寒而慄。宜家店裡的家具看起來是北歐風格的時尚極簡，但如果我一時衝動，家裡就會出現一大箱東西（包括幾百種釘子、螺絲釘和墊圈，以及幾十種不同形狀和大小的木板），提醒我為何不能定期造訪這家店（雖然它們有賣非常美味的肉丸）。經過幾小時的彎腰屈膝，或採用各種不同扭曲姿勢，終於把這些螺釘固定到煩人的位置後，我才意識到自己沒有正確看懂說明書，一切必須重頭開始……當我終於完成新衣櫃的結構後，卻發現還有一些剩下的可疑螺絲應該要用到才對。這些剩餘螺絲的功能在幾年後衣櫃門鬆脫時，突然變得顯而易見。而當我想嘗試修復時，一條衣櫃的腳又崩了下來……

但只要仔細回想一下自己的 DIY 災難，我就會意識到自己不斷犯下的簡單錯誤：沒有正確閱讀說明書、沒有先花點時間準備，就匆忙組裝。而且最重要的是，我帶著不切實際的錯誤期望，輕忽地認為這個複雜衣櫃一定可以迅速地組裝完成。

準備重新設定

在本章中，我們將研究修改體重設定點的必要準備工作。就像複雜的衣櫃DIY任務一樣，除非你為接下來的工作做好必要的基礎準備，否則很可能就會以失敗或失望告終。我們的目的是改變一小部分的環境，並改變你的生活方式和習慣。當你的體重控制中心感應到這些變化之後，你的體重設定點就會下降。

你需要：

1. 現實的期望
2. 瞭解如何解決問題
3. 準備好居家環境
4. 時間

現實的期望

在長期減肥並維持體重的準備工作裡，最關鍵的部分便是要抱持「現實可行」的期望。減肥的成功與否，取決於你是否能誠實面對「可能實現的減重目標」。

如果你在成年後增加了很多體重，那麼即使現在你的生活方式達成最佳改變，你的體重也不太可能回復到十八歲時的體重，因為在生物學上這幾乎是兩個不一樣的身體。而如果你有很強的肥胖基因，例如來自一個家庭成員都相當肥胖的「大」家庭時，那麼你應該也不太可能變成完全苗條的身材。減掉一些體重、讓身體變得更健康、心情更快樂，會是更可行的期望。

誠如前面所學過的，每個人在特定環境中增加體重的原因都不同。因此，當我們養成習慣和改變環境來降低體重設定點時所發生的情況，當然也會不一樣。所以在你進行這些改變時，應該抱持的主要

期望是「減重」，但同樣重要的期望是「變得健康」，並能因此擁有更長壽、更快樂的生活。所以當你展望未來生活時，請盡量將注意力集中在改善健康和幸福感上，這就像集中在改進你的腰圍一樣重要。如果達不到減肥目標，請不要感到沮喪，這很可能是你的減肥目標不夠實際，或者是這些改變的時間還不夠長，身體還來不及回應變化。

這種改變跟坊間常見的短期飲食解決方案非常不一樣，改變的過程會隨著時間增強動力，並且隨著時間拉長變得越來越有效，因為你所採用的是適合自己的生活方式，並且可讓身體免受環境的危害。

有些肥胖症患者確實會對減肥手術抱著「不切實際」的期望。也許他們在手術前的體重是 120 公斤，但他們會說只有把體重減到 60 公斤才會開心。即使他們已屆中年且一生從未苗條過，但經常會希望自己真的很瘦。一般而言，我會告訴他們進行手術之後，你的體重大約會降到 80 到 85 公斤，而非 60 公斤。如果他們以不切實際的期望繼續下去，那麼即使在手術後成功降到預期的 80 公斤，他們仍會感到失望，甚至還可能認為手術失敗。因此，實際一點的期望和抱持開放態度，才是減重成功的關鍵。

瞭解如何解決問題

如果你對減肥很認真，千萬不要立即跳到本書的這個部分直接啟動改變。因為你必須先瞭解如何控制體重，以及身體與環境的相互作用，才能讓改變發揮作用。瞭解體重設定點的概念相當重要，因為這將是你減重成功的關鍵。就像在開始組裝複雜的家具之前，必須先學習並理解說明手冊的內容，否則很可能帶來嚴重的挫敗感。因此在開始計畫之前，必須先瞭解這個全新的體重調節概念。如果你還不瞭解這種理論的話，請回到本書第一部和第二部，完整瞭解問題所在與解決方案。

準備好居家環境

前面說過，當人從一個國家遷居到另一個國家時，他們會在自己的身體上烙印下遷入國家的飲食痕跡。即使是以相對健康的方式進食，這國家的食物和飲食文化仍會占上風。本書的主要目的是透過降低設定值來減輕體重，透過更改身體收到的環境信號來完成減重。大家應該都不想讓身體經歷完全的西式食物（和壓力），因為這些食物會讓身體像慢性中毒般讓新陳代謝混亂，是導致體重增加和罹患肥胖症的主因。

如果減重後想要繼續維持下去，就不能依靠工業化食品或加工食品，因為它們含有太多的糖、小麥和植物油。要確保吃下去的是對自己有益的食物，最好的方法便是購買新鮮食材自行烹煮。這是非常重要的一點，因為減重只有在你瞭解「要吃什麼食物」時才會成功。而只有當食物味道鮮美，讓你想吃它們時，減重才能維持下去，因此烹飪是實現這個目標的最佳方法。

請記住：你就是大廚

即使你從未做過飯，現在開始學習也不會太晚。烹飪可以豐富你的生活，讓減輕體重的過程裡沒有痛苦、只有美食。如果你實在煮得不好，可能就要考慮上點烹飪課或向朋友、親戚學習。你也可以上網看免費的烹飪節目，例如傑米．奧利弗（Jamie Oliver）總會在網上教學，他有很多新鮮的健康食材配方可以傳授給你。改善烹飪技巧的另一種方法，就是嘗試與食品快遞公司合作，例如 Gousto 或 HelloFresh。他們除了配送給你一箱新鮮食材之外，包裝盒裡還會提供如何烹飪這些食物的簡單說明，讓你可以獲得一份飽足而營養豐富的「餐廳級」餐點。如果你和家人同住，烹飪也可以變成一項家庭社交活動：你可以輪流選擇各種食材，做飯給家人享用。

烹飪應該會是一種愉快的經歷。請記住，就是學會了烹飪才讓我

們發展大腦、成為現代智人。一旦學習了各種烹飪方法，你可能就發現煮飯會成為你一天生活中的亮點，因為烹飪所需的動作和注意力會讓你放鬆。經過一段時間後，烹飪將成為你生活裡最珍貴的一部分，甚至可能會把這種良好習慣傳遞給下一代。

為了使烹飪體驗更加美好，除了建議你使用一整套標準的鍋碗瓢盆和碗碟以外，我還建議各位能投資一套新刀具，加上老式的磨刀器、沉重的砧板和食物攪拌器等。你可能需要先清理過冰箱，然後在冰箱（和冷凍室）裡放入新鮮食物。廚房可以設置收音機或藍牙喇叭，享受完整的放鬆體驗，讓自己的注意力集中在食物（和音樂）上，也讓所有的煩惱和不愉快都拋在腦後，你甚至還可以向家人和朋友炫耀自己的烹飪技術。

廚房之外

在開始享受烹飪前所需進行的其他準備工作，就是整理你的家庭環境，尤其是休閒空間與臥室環境。我們的計畫是鼓勵你能多睡一點。因此最好在睡前一個小時，讓房間保持燈光昏暗。例如可以將照明更改為低瓦數燈泡，或是購買較低的桌燈並使用調光開關，也可在睡前選擇一本書，幫助你在床上放鬆身心。

還有，這是你家庭環境的最後一項改變：請扔掉你的體重計！成功減肥和身體健康一定都會來臨的，所以不要讓體重計造成壓力與迷惑，也不要強迫自己被數字給限制了。

減輕家庭或工作壓力

我們瞭解環境會影響你的體重設定點。生活中的外部壓力和焦慮，同樣也會影響我們的皮質醇分泌，因此會影響到身體希望的體重設定點，也就是影響你身上可能需要保有多大的「能量儲存箱」。如果承受的壓力過大，你的新陳代謝就會像受傷動物的新陳代謝一樣，

皮質醇的訊息會讓你無法輕易拋開身上的能量儲存。

雖然生活中的某些因素可能相當難以控制，但這些事情一定會造成過多壓力，影響你的皮質醇水平和體重（皮質醇→較高的體重設定點）。因此在開始減重計畫之前，你必須盤點並思考這些壓力因素：你的工作壓力很大嗎？是否有家庭或親戚關係造成的家庭壓力？通勤時間太長嗎？你一直在擔心錢的問題嗎？這些因素與飲食的內容一樣重要。除非你能解決這些問題，否則你可能會發現降低體重設定值十分困難。請記住，即使其他因素均無法控制，睡眠、運動、音樂、按摩、跳舞和笑聲，都有助於降低你的皮質醇。

開始執行的時間

我們就快要準備好了。你已經有了切合實際的減重期望，即將開始變得更健康苗條。你也閱讀過本書，瞭解控制體重的理論基礎，並且也已備妥廚房與居家環境，因此最後也最重要的就是你的「時間」。若要改變生活方式，你必須騰出時間購買高品質的新鮮食物，然後也需要規劃烹飪的時間，還要空出運動時間與更多的休息時間。

如果你可以挪出時間照顧自己，一切都會變得更容易。請記住，你正在建立一副新的身體和一個全新生活，當然必須投入許多時間才能正確完成這項工作。如果你忙於工作或有很多家庭因素或其他原因而沒時間的話，那就必須先退一步，仔細盤算目前的生活，看看到底要如何找出這些寶貴的時間。或許目前在休息空檔時，你會無意識地一直觀看 Netflix 或瀏覽社群媒體，那就請認真考慮你的生活方式，找出日常活動裡的時間，因為這點只有你自己辦得到。我猜各位可能必須減少或放棄目前非工作時間的活動，以便每天能多騰出一兩個小時。

只有在自己喜歡這種生活方式時才會有效

降低體重設定點的關鍵在於飲食和生活方式的改變，我們將在接

下來兩章加以討論。如果這些改變能夠改善你的生活，讓你更快樂的話，便有可能持續下去，讓你的體重設定點永久重置。這與目前大家常用的短期飲食法剛好相反，那些減肥方式所做的改變都會讓你感到身體不適、不快樂以及飢餓，因此無法持續下去。

做好心理準備

　　要降低體重設定點必須進行的一項重要變更，就是讓你的胰島素狀況正常化，這也就代表不再有突然激增的糖分。我們會在下一章進行更詳細的討論，不過你一定要為飲食習慣的這項改變做好心理準備。前面說過，糖和高度精製的碳水化合物（如麵粉）都會直接刺激大腦中的獎勵途徑，導致多巴胺激增，讓你感覺良好。多巴胺在食用含糖食物或性生活後會自然釋放，但它所使用的其實是與酒精、尼古丁、可卡因甚至海洛因等藥物相同的途徑。這種獎勵如此強大，所以人們會迷上它，並沉迷於觸發這種感受的物質，包括毒品、性生活……或是糖。你可能已有部分或完全成癮的「糖癮」症狀。無論如何，當你限制糖分攝入時，可能都會發現自己出現「戒斷」症狀，很可能會發生頭痛、肌肉酸痛、疲倦和睡眠不佳的情況，直到你滿足「糖癮」的極端渴望，才會停止戒斷症狀並再次分泌多巴胺。

　　因此，你必須為改變飲食的這些短期副作用做好適當的心理準備。就像我們為家庭環境所做的變動一樣，也必須要為這些即將發生的變化做好準備。雖然減重必須適應更健康的飲食方式，但由於糖帶來的多巴胺分泌所產生的愉悅感，會讓人有極高的成癮性，所以你很可能需要額外的幫助。

　　在我的減肥手術團隊中，必定有一位臨床心理學家。由於大多數嚴重肥胖的患者會發展出對糖和含糖食物的依賴性，因此當瘦素缺乏時，就會讓他們的大腦不斷收到飢餓信號（如第五章所述）。這就是為什麼大多數患者（在荷爾蒙影響後）會暴飲暴食、進食過量（通常

是偷偷進食），同時也因為無法控制自己的食慾而產生罪惡感。由於暴飲暴食和強迫吃進更多能量食物的本性，讓他們的問題更加惡化而陷入「糖癮」，因此若要肥胖症患者突然停止攝食大量糖分，便需心理學家的介入協助。他們在減肥手術後幫助患者完成心理適應的過程中，扮演不可或缺的重要角色。

正念與正向的飲食指南

我的朋友兼同事傑克・多伊爾（Jackie Doyle）是我在倫敦大學學院醫院（UCLH）服務部門的首席臨床心理學家，他針對如何為飲食變化做好心理準備，以及這些變化可能對你產生的的影響，提供了一些相當有用的建議，並提供了實用的應對策略。

第一節：正念冥想

我所知道控制壓力最好的方法是透過「正念冥想」（mindfulness meditation）。有大量研究證明，練習「正念思考」可改善情緒健康和生活品質，也有越來越多證據證明它可以對壓力激素（如皮質醇）產生更直接的生物學作用。

正念讓我們能充分認清現實，瞭解自己所處的位置，瞭解自己在做的事，以及自己的感受和思考方式，與我們每天熟悉的「自動駕駛」生活型態恰好相反。例如今天早上我坐在辦公桌前，突然意識到外面馬路上的施工停下來了。這種突然降臨的安靜，讓我感到真正的欣慰。而且這件事說來奇怪，因為我原先根本沒有真正意識到這種噪音對注意力的影響。所有人在日常生活中的感覺、情感和思想過程，很可能都是在我們並未真正注意到的情況下在「幕後」發生。例如你是否曾經突然對某件事感到非常生氣，

但後來又覺得自己反應過度了？同樣地，這些經常發生的「突如其來」的情緒反應，經常是因為我們沒有充分意識「背景」裡的實際故事。在我們生活體驗的「背景」裡一直發生著許多故事、身體感覺和情感等，一旦有了正念，我們便能更清楚地瞭解這些「背景」裡的各種體驗，並能透過瞭解環境背景而學會熟練的對困難做出反應，而非直接在生活上的「自動駕駛」狀態裡，做出不經思考的反應。

請各位不要過於擔心：學習冥想並不是要你到西藏高山上修行。事實上，你甚至不需要成為以內心引導為主的佛教徒（除非你願意）。我們可以透過面對面或線上課程，或是透過書籍、電腦應用程式等方式，來學習冥想的方法。最近剛退休的牛津大學臨床心理學教授馬克·威廉斯教授，以「在狂熱世界中找到和平」（Finding Peace in a Frantic World）的活動名稱，開發了一系列的冥想相關資源，若想知道更多內容請造訪 https://franticworld.com。

第二節：正向飲食

坊間關於食物和體重調節有許多傳說與誤解，我也經常遇到對瞭解「如何吃」與「吃什麼」食物完全沒信心的人。曾經有研究證明，即使讓嬰兒自行選擇各種未經加工的食物，他們也會在大約一週時達到飲食均衡。不過基於各種原因，長大成人的我們似乎對飲食失去了這種自然的「直覺」。

飲食已變成人類極容易分心從事的一件事情。在辦公桌前或在電視前邊注意其他事情邊吃飯，已成為西方文化的一大特色。現在甚至有許多人會說，吃飯時若不做點其他事情，就會感到不自在的地步（如必須一邊滑手機或讀點東西）。這種方式的缺點便是我們會錯過有關「飲食習慣」的珍貴訊息。

在我的診所裡，經常會籌辦「正向飲食」（Mindful Eating）小組或研討會等。在這些活動的某個特定時刻，我會發一小塊巧克

力供大家品嚐。大家往往會以歡笑、驚喜或恐懼來迎接這塊巧克力。大家通常會因為我竟然鼓勵他們吃巧克力而感到驚訝，但也會享受這項活動的「調皮」元素。不過有些人真的會拒吃這塊巧克力，因為他們擔心這塊巧克力會打開水龍頭一樣，讓他們難以收拾。

因此，接下來是一個簡單的練習，各位可以自己試試。在家嘗試時，我會鼓勵大家選擇自己喜歡的、以前吃過的、經常購買的巧克力。不過，如果因為擔心而覺得選擇其他食物比較安全，也沒關係。因為這裡最重要的是讓各位「自行嘗試」的實驗，而非只是在書上閱讀這項實驗。

正向飲食練習

一開始請先坐下來，最好是在一個五分鐘內完全不會被打擾的地方。接著，請將巧克力在自己面前打開。首先請仔細看一下這塊巧克力，就像第一次見到巧克力一樣。有注意到什麼嗎？感覺像你期待的東西嗎？接著，請注意自己的身體有什麼感覺？也許你會注意到自己的心跳開始加速，或是口中開始分泌唾液？

現在請拿起巧克力聞一聞，是否多注意到了什麼？它聞起來像你想像中的味道嗎？用一個鼻孔聞起來與另一個鼻孔聞起來的味道有差別嗎？接著請再次注意體內正在發生的事情，以及自己可能突然想到的任何想法。先自問一下：我有多想吃這塊巧克力？請以1~10分來評分（10分＝我非常非常非常想吃這塊巧克力！）。評分完畢後，請剝下一小塊巧克力放在舌頭上。請不要咀嚼，先把剩下的巧克力放下來。接著，請慢慢開始咀嚼巧克力，並在吞下巧克力之前，仔細注意口腔、胃以及身體其他部位產生的所有感覺。吞下巧克力時，是否注意到巧克力從喉嚨流到胃中的感覺？在吃完巧克力以後，請記下身體其他部位的感覺以及自己的想法。這一小塊巧克力的滿意度如何，還是同樣的分數嗎？(1~10

分，10 分 ＝極度滿意）？現在你有多想要這整塊巧克力（10 分
＝我非常非常非常想要這塊巧克力）？

接著重複此一順序。再剝一小塊放在舌頭上，先不要咀嚼，然後
把剩下的巧克力放下來。接著慢慢咀嚼舌頭上這一小塊巧克力，
一樣在吞嚥之前注意口腔的所有感覺。在吞嚥時再注意看看巧克
力從喉嚨流到胃中時，是否可以感受到這種過程。吃完這塊巧克
力之後，請同樣注意自己身體的其餘部位感受如何，自己現在的
想法如何。請對這次巧克力的滿意度進行 1~10 的評分，接著再
決定自己有多想要吃光剩下的巧克力？

最後，讓我們最後一次重複此一順序。再剝一塊放在舌頭上，先
不要咀嚼，然後再把剩下的巧克力放下片刻。慢慢開始咀嚼，在
吞嚥之前注意口腔中的所有感覺。同樣在這一小塊巧克力吃完
後，注意身體其餘部位的狀況以及你的想法。對這次巧克力的滿
意度 1~10 評分。接著再決定自己有多想要吃光剩下的巧克力？

完成練習後，請思考一下自己注意到的各種感受。這些發現是否
可以幫助你關注自己對飲食的感受？

這種練習通常會讓你大開眼界。有些人會發現他們事實上並沒有
自己想像的那麼喜歡吃巧克力。可能因為巧克力聞起來味道有點
奇怪或嚐起來太甜，或是會發現自己並不喜歡喉嚨後半部的味
道感受。也有人會說這種「緩慢進食」的經歷，讓他們從三小口
巧克力中獲得的滿足感與從一整條巧克力中獲得的滿足感「一樣
大」。這種說法雖然聽起來有點不可思議，但確實值得各位嘗試。
還有些人會說，這項實驗激起他們想要「多吃巧克力」的渴望，
發生這種情況時，我會鼓勵他們繼續吃巧克力沒關係，但請他們
一樣用這種「緩慢的」、注意感受的方式來吃巧克力，再看看自
己會發現什麼。大多數人會發現，他們對巧克力滿足感的要求其
實遠少於平常吃下的份量。

如果讓各位讀者踏上這種新的食物冒險之旅，卻錯過了食物可能
帶來的「樂趣」，或者那些曾讓他們感覺美味的食物變得「不夠
美味」的話，這絕不是我們追求「正向」食物感受的目的。讓我

們用一句美國兒科醫生兼正念專家楊‧喬森‧貝斯（Jan Chozen Bays）的話來說吧：「正念就是最好的調味料。」有關正向飲食的更多訊息，請造訪「正向飲食、有感生活」網站 https://me-cl.com。

第三節：管理渴望

有許多人回報說，一旦開始吃得好，自己的食物渴望就會減少。然而，進食不光是針對身體飢餓的反應，也是體內荷爾蒙變化的結果。有時似乎會有某些食物在呼喚我們！為孩子或孫子買的餅乾似乎也在櫃子裡大喊「快來找我！」。冰箱中的巧克力則彷彿在傳達「只吃一個沒關係」、「這是你應得的，你辛苦了一整天」之類的想法。

最重要的一點是，不要「低估」渴望的強度。我經常要求病患描述他們在強烈食物渴望中的感覺。他們說自己會感到尖銳、暴躁和坐不住，甚至還有人說就像身上到處都在發癢一樣。更重要的是，在這種狀態下人們說很難跟自己講道理，說服自己放棄這些正在呼喚他們的巧克力或餅乾。事實上，這是「自主神經壓力回應」（autonomic stress response）的例子，它會讓身體充滿緊張感，準備行動並讓思考能力降低。這點在「發生危險」時是重要的生理反應，但在與食物相關的系統開啟時，卻沒有太大的用處。如果這是你經常遇到的情況，那麼就該在渴望發生之前，「提前」製定一個對付食物渴望的計畫，讓你可以在渴望來臨時立刻實施。我建議各位透過以下各種方式來管理對食物的渴望。

- 動起來：如前所述，渴望與動作有關，因此「運動」可以有效燃燒這種多餘的能量。我有一些病患會在食物渴望來臨時把音樂調大聲，接著跳舞、原地踏步或進行其他激烈的體育活動。這不僅可以幫助你對食物的渴望分心，也可有效引導並釋放這

種額外的能量。

- 駕馭衝動：有上坡就會有下坡！人們通常認為這種衝動或渴望只會持續不斷。但當我們讓自己去觀察這種渴望時，會發生什麼情況呢？你可能曾經注意到食物渴望的強度不斷增強，但因為發生某些事情，這種衝動又消失了，一直到渴望又重複出現為止。我經常讓人們寫下一些「自我勉勵」的話，或是對自己有說服力的話，也就是面對食物渴望來臨時，可以不斷對自己說的一句話，例如「不要驚慌，這種感覺會消失的」。而且要在他們每次被食物的渴望驅使，因而走向與整體目標不符的方式進食時，進行這種特別的練習。重要的是，這句勉勵的話必須是事先準備好的，因為你在當下的「自覺」能力很可能非常薄弱。

- 呼吸……!!!：渴望是來自「高能量狀態」，我們只要記得再次「呼吸」，就可以降低能量狀態。我為下面的三步驟呼吸空間（breathing space）加入了練習的方法，只要經過一段時間練習後，便可幫助你更熟練地應對各種困難和不舒服的時刻。

呼吸如何給你正向幫助？

「呼吸空間」可提供一種「退出」人體自動駕駛模式、「重新連結」上現況的方法。其目的不光是讓你放鬆；你甚至可能會發現自己在開始呼吸步驟或結束時並未完全放鬆，但給自己這樣的呼吸空間後，便可協助你在面對困難或不舒服的情況時，進行更為周全的應對。三步驟呼吸空間分述如下：

1. 自覺的意識

請先舒服地坐著，雙腳穩穩放在地板上；如果可能的話請閉上眼睛。接著，先注意被椅子撐住的感覺（包括接觸點和受壓點）。現在問自己：「我（或我的思想）正在經歷什麼事情（暫停）？

周圍是什麼情緒或感覺（暫停）？我現在有什麼樣的感覺（暫停）？」你暫時不必改變任何東西，即使不喜歡，也只需要瞭解一下現在的感受。

2. 集中注意力

將注意力轉移到感覺呼吸最明顯「進出身體」之處。盡全力注意每個吸入和呼出空氣的動作，一個接一個地注意。專注呼吸可以讓你專注於當下，協助你調整到意識現況和周圍靜止的狀態，你可以決定是否數到一定次數的呼吸再暫停（可以把每次的吸入和呼出都計為一次）。

3. 擴展到全身

接著，請將注意力從呼吸移開，將你的意識轉移到整個身體上。看看是否可以關注到到整個身體，也就是包括從腳底到頭頂的「整個身體的感覺」。其中包括手臂和手掌的感覺、身體的軀幹、頭部、脖子和臉上的感覺（參 1）。

你可在 https://franticworld.com 下載配合三分鐘呼吸空間的冥想音樂。

當然，養成新的習慣需要花點時間。剛開始練習時，嘗試其中一種技巧可能會感覺就像是嘗試使用非慣用手寫字，或感覺搔不到癢處一般。但隨著練習時間增加，這些技巧會讓你覺得確實有效，非常值得一試！

為我們提供協助的賈桂林・道爾（Jacqueline Doyle）博士是倫敦大學學院倫敦醫院 NHS Trust 的 UCLH 體重管理、代謝和內分泌外科中心的首席臨床心理學家，也是 Living Well Psychology Ltd. 中心的主管。

第十五章
多吃多休息
降低胰島素和皮質醇

多吃少動可能聽起來與減肥背道而馳，這樣難道不會導致體重增加？「能量攝入與能量消耗」的減肥公式不就是這樣告訴我們的？

不過根據事實證明，能量攝入與能量消耗（攝入食物量與消耗的能量）確實超出了人類意識所能長期控制的範圍。因為我們知道少吃（透過節食）和多動（在健身房鍛鍊）可達成短期減重，不過這些體重很快就會被人體代謝適應回來（降低新陳代謝和增加飢餓荷爾蒙），而讓體重回復到通常比節食前更高的體重，彷彿你的身體已被嚇得趕緊爬上更高的體重設定點。

因此，我們將嘗試一些不同的方法來代替節食。我們所要做的是改變身體得到的環境信號，讓這些信號把你的體重設定點重置為較低水平，然後讓荷爾蒙和新陳代謝信號把你的體重降下來（也就是朝向降低後的設定點）。結果你會發現胃口自然變小，新陳代謝也自然增加，讓你感到體力充沛，精神也更加活躍。

在我將要列出的計畫裡，包含一套簡單的步驟指導，方便你將體重設定點向下移動。每個步驟都會幫你逐漸降低設定點，就像越野賽跑一樣，剛開始的步驟很容易，中間的部分也很有趣，但是最後的步驟可能相當困難。而且每個人在體重控制方面都有不同的目標，有些人只想減重 5 公斤，有些人想減掉 20 公斤，由於每個人的基因不同，這也意味著某些人確實會比其他人更難減重。

如果你在這項計畫結束之前達到目標體重（才經過一兩個步驟就

達標）便可就此停下，不必參與整場比賽。不過無論如何，這都是一場終生的規劃。因此請把這些步驟納入你的日常活動和正規生活中，因為這不僅是在減輕你的體重，也是能讓你永保健康的唯一方法。

步驟一：吃多一點

第一個步驟要集中在降低你的「每日平均胰島素」水平，但同時也要讓你可以吃得很好。正如我們在第十章學過的，胰島素水平會讓你的體重設定點上升或下降；此外，我們還知道胰島素會受我們所吃食物類型影響。在現代的西式飲食中，胰島素飆升的主要驅動力是糖、小麥和玉米。因此我們要用更多天然食品，代替這些對新陳代謝造成損害的食品。

在整個計畫中的這一部分，將要在你的體內填滿許多美味可口的營養食物，這些食物不僅可以為你提供大量額外的維生素（尤其是可優化新陳代謝的 B 群維生素），還能使你身體的皮質醇平靜下來。我們絕不會用限制卡路里的方式驚擾到你的身體。

這個做法在計畫裡的目的是在幫助你擺脫對含糖食品的沉迷，同時也鼓勵你烹調美味可口的食物。因此，在繼續學習本課程後續的其他課程之前，我希望你可以先養成這種新習慣。

此步驟的簡單說明如下：

1. 每天要吃三餐
2. 多吃高脂肪、高蛋白和低碳水化合物的早餐
3. 自己煮飯與準備食材
4. 避免吃糖、小麥、玉米和果汁
5. 如有需要，吃一些點心沒關係

清理廚房

這個步驟最後的準備工作，便是確保你已經清除食物櫃和冰箱裡該避免的食物（包括含糖零食等），並用其他營養豐富的替代品來補充食物。家裡也不該有麵包，你也可能要丟掉麵包櫃（或麵包玻璃罩），因為你這輩子都不再會用到了，也許買一個攪拌器（煮湯用）來代替吧。

任何含有小麥的食物都要丟掉，包括餅乾、蛋糕、脆餅或其他類型的加工食品。含糖零食和糖果也要丟掉。你可以用看得到的新鮮水果盤來代替「甜點」盒，同時也要避免包裝果汁和水果乾，因為它們同樣會讓你的糖分突然飆高。

你可以在冰箱裡放些健康的零食：肉、乳酪、水煮雞蛋、優酪乳、全脂牛奶。素食主義者的選擇則包括鷹嘴豆泥或莎莎醬、切片蔬菜、酪梨、米糕、脫水蔬菜片，以及乾椰子，或甚至是黑（無糖）巧克力。新鮮水果也可以，但請限制自己每天最多吃兩片水果。接著，請隨手準備一本食譜和烹飪筆記的相關書籍。請記得從現在開始，你將要烹煮各樣食物，因此請先確保你擁有齊全的各種烹飪香料，你可以在窗台上種植香草類植物。對廚房進行這些變動相當重要，一旦家裡有不健康的「高糖」食物，你很可能會受不了誘惑。

如果家裡有孩子，應該讓他們一起適應這個新的飲食環境。雖然你無法強迫他們在外面也吃這些家裡烹煮的食物，但當他們見到你看起來更健康、更快樂、更苗條的時候，他們就會跟著一起慢慢轉變。

英式早餐

這個階段是希望讓血液中的葡萄糖波動平緩下來，因此從早餐開始做好規劃便非常重要。當你吃高碳水化合物早餐時，你的血糖水平會在早晨過一半時下降，讓你渴求攝入更多的糖和碳水化合物。這是高碳水化合物和低脂早餐所致。這會讓你搭上「糖分雲霄飛車」，讓

你一整天都處在較高的平均胰島素水平，因而提高你的體重設定點。我們應該要扭轉這種情況。

因此在計畫的第一個步驟中，我希望你能「避免」過去三十年營養專家告訴我們應該吃的、據稱健康的那種低脂早餐，亦即避免吐司、含糖穀物、小麥或玉米，還有含糖量過多的優酪乳（如果外包裝標示為「低脂」，通常就表示是「高糖」），並避免配上柳橙汁或任何果汁。如果你有時間，請放心享用傳統的全套「英式早餐」，[1] 甚至包括酪梨、鮭魚和雞蛋等。不過有個先決條件是，不要拿麵包來夾著雞蛋、培根、香腸和番茄一起吃。在新飲食計畫的第一天早上就吃一頓英式早餐似乎並不尋常，但你會發現這次的飲食感受絕對會有所不同（在身體適應較低的胰島素水平並達到較低的新體重設定點之前，你的體重甚至還可能會增加一些）。

其他可接受的低碳水化合物但高脂肪的蛋白質早餐內容，可能包含雞蛋（水煮蛋、煎蛋、荷包蛋或炒雞蛋）或類似歐式冷食早餐，包括肉、乳酪、優酪乳和橄欖、任何類型的魚或全脂牛奶、燕麥粥（加鹽或少許蜂蜜調味）等。早餐最好避免新鮮水果，因為水果的天然糖分含量很高，因此可以留著水果當成備用零食。飲料最好是喝水、牛奶、茶或咖啡，全脂拿鐵也可以喝。

你可能會注意到，在享用這樣豐盛的早餐之後，你的身體已準備好度過一整天了，早晨過一半時，也不再會想吃碳水化合物零食，午餐時間也不會想大吃一頓了。

---

1 不要害怕膽固醇或飽和脂肪。我們在第八章已經詳細討論這個領域的研究有其缺陷。天然飽和脂肪（不是人工的多元不飽和植物油）並不會使你發胖，引起心臟病的風險也比糖低得多。1980 年代時，傳統飲食中的這些飽和脂肪被植物油和糖替代了，因而導致目前氾濫的肥胖症。在本書的附錄一中，還會專門提到關於膽固醇科學爭論的部份。

提前為美食沙漠做好準備

如果你在城市裡工作，午餐可能不好選擇。儘管城市裡的商店處處都看得到食物，但我們依舊生活在「虛擬的真實食物」沙漠中。不添加糖或小麥的食物難以找到；許多食品標籤會告訴你「低脂」（含大量糖）或「不添加糖」（但添加大量果糖）。如果你沒有自己帶便當或做午餐，很可能就會被這些食物甚至被充滿樂趣的速食店所吸引。因此本計畫的午餐部分，你可能要想辦法養成事先規劃午餐的習慣，並在外出時攜帶午餐。

最簡單的方法是在前一天就事先準備好午餐。午餐可以是自製湯品、鷹嘴豆泥或義大利麵沙拉（pasta salad），或者裡面有花椰菜、蘑菇、肉或魚的蛋炒飯等。選擇不計其數，只要用一點思考和想像即可。嘗試養成食用新鮮蔬菜的習慣，利用蔬菜、乳製品、肉或魚來準備美味又營養的午餐。如果你不是素食者，也可以定期烤好一些牛排或羊排當做午餐和零食。

晚餐

你將使用這些新挪出來的時間烹煮晚餐。只要食材裡沒有過量的小麥、糖或玉米，就可以使用任何食材烹飪。計畫裡的這個部分並不是想讓你挨餓，也不會讓你進入飢餓的停止進食模式，因此馬鈴薯和米飯也還可以。如果你在本計畫開始之前的晚餐習慣會以甜點作為結束的話，便可考慮用開胃的自製湯品加以替代。

如果你與家人同住，請試著讓大家圍坐餐桌一起分享食物。最好把所有食物放在餐桌中間，讓大家自行取用，並在有需要時多吃點東西。我們的目的是讓你享受食物，仔細品嚐。因此請試著讓晚餐時間成為它本來該有的形式。從歷史上看晚餐是什麼情形呢：是愉快的社交場合，以及生活裡不可或缺的一段美好時光。

步驟二：多睡一會

這點聽起來很容易。「沒問題！」我彷彿可以聽到你對自己這麼說，不過我們希望你做的是改善你的休息品質，所以這可能不像表面上那樣容易。

一般人在想要休息時，通常都會陷入無意識的習慣中。最常見的情況便是坐在電視機前，打開電視並暫停自己的思考。在緊張忙碌的一天後，我在這方面也跟其他人沒什麼兩樣。根據報導，英國人每天的平均看電視時間為三小時十二分鐘。[2]「螢幕」前的總觀看時間估計約為五小時，隨著現在的 Netflix 和 YouTube 等頻道問世，晚上看螢幕的時間可能還在持續增加。

這種非生產性的螢幕時間，絕對會占用你的睡眠時間。此外，如果你終於決定關掉明亮的螢幕、趕緊上床睡覺時，入睡的過程還會變得更加困難。正如我們在第十三章中所說的，人體的「第三隻眼」——松果體，可以感知光線何時消失，然後刺激睡眠荷爾蒙「褪黑激素」的分泌（亦即環境越早變暗，越能讓你想早點睡覺）。夜班工作者的體重之所以增加，可以用「缺乏褪黑激素」來加以解釋。它對高皮質醇水平和瘦素抵抗具有相當大的影響，也就是會導致你的體重設定點增加。

睡眠不足也被證明會導致飢餓肽（食慾荷爾蒙）的增加，讓你不僅對瘦素抵抗、代謝上反應遲緩，還會對高熱量食物的食慾和渴望更加強烈。有研究比較了睡眠四小時與八小時的人，結果發現那些睡眠不足的人會比睡了好覺的人，多吃 300 大卡的熱量。在類似的實驗中，睡眠不足也會導致平均血糖升高，如同糖尿病初期的症狀（參 1）。

從演化的角度看，「睡眠剝奪」（sleep deprivation）可能是很久

---

2 英國 Ofcom Media Nations 2019 報告，2019 年 8 月 7 日出版。

以前人類因遷移到不同獵場而形成的致胖因素。我們的祖先在遷徙期間，身體的代謝效率變得更高（較不耗費能量），讓他們可以增加尋求食物的行為。這種演化是有道理的，因為可以協助人們在這種時候生存。然而不幸的是，現代的我們依然會對睡眠不足進行這些代謝反應，讓代謝效率變高而導致體重設定點上升。我們這副經過演化的身體，會對觀看電視時產生的「自願性睡眠剝奪」做出完全相同的反應，這與祖先經歷漫長艱苦的遷徙旅程，被迫剝奪睡眠時身體會做出的反應一樣：食慾增加、血糖升高、胰島素抵抗增加……最後是體重增加。

在這第二步驟裡，我們有點像是要倒轉這種變化，並以對身體如何減肥的理解為基礎，嘗試多睡點覺，藉此降低我們的體重設定點以及體重。

首先，你必須改變本來的夜間放鬆和睡眠習慣。請記住，只有當改變習慣會讓你更愉快和放鬆時，你才可能維持住這種習慣。人體會開始覺得疲倦想睡覺的關鍵因素，便是環境刺激褪黑激素分泌。因此，最好的方法便是隨著夜晚時間流逝，逐漸減少家庭環境的照明。

在這個世界上較缺乏電燈照明的地區，褪黑激素會在日落時就開始分泌，然後在兩小時內人們就會入睡（例如在非洲鄉下，睡眠時間大約是晚上九點，起床時間是凌晨五點，也就是光線開始出現的時候）。為了幫助自己入睡，你應該嘗試一種例行程序（就像生活在接近大自然的時序一樣，讓松果體自動感應到夜幕降臨），亦即在睡覺前兩小時開始調暗燈光，並且要避免在睡前盯著明亮的螢幕。

在準備這個步驟時，你可能要安裝瓦數較低的燈泡、低矮的檯燈，甚至為電燈安裝調光器。也可以在某些照明處使用沒有味道的蠟燭來取代，使整個環境更加原始，因而更加有效（請小心火燭！）。只要經過一兩個小時的光線昏暗，你就會開始感到困倦。

有時要適應比平常更早睡的上床時間確實並不容易。這時來點輕鬆的熱水澡、輕柔的音樂和一些花草茶會很有幫助。如果你沒有躺在

床上閱讀的習慣（或甚至從來沒在床上看過書），請再次找回這個好習慣。書可以把你帶入另一個世界，因為閱讀通常會對人產生催眠般的影響。

即使你無法立刻入睡也不必擔心，只要好好享受身體的休息狀態，並嘗試以愉快的想法和美好的回憶來幫助休息，睡眠便會來臨。在你醒來時會感到容光煥發，讓你可以開始享受美好的一天。

上述這些新習慣，應該成為你日常生活的一部分。或許有時候你出門在外，一直待到深夜才回家。但你仍然可以嘗試融入這種新生活，享受夜晚令人期待的例行入睡過程。隨著時間經過，每天逐漸將睡眠時間增加到八小時左右，這樣一定會對你的情緒、健康和新陳代謝有所幫助，你的體重設定點將會下降，而且會很自然地減輕體重。

第十六章
專屬你的「藍色寶地」
改善細胞和肌肉的新陳代謝

步驟三：回復你的細胞狀態

丹‧布特尼（Dan Buettner）在他的《藍色寶地》（*The Blue Zones*，2008）一書中，確定了世界上人們壽命最長的五個地區。他造訪這些長壽地區，研究當地人口的生活方式和習慣，以期發現他們健

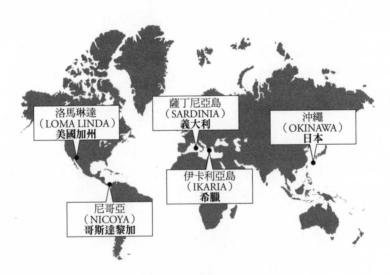

圖 16.1　五個原始藍色寶地

資料來源：圖片概念來自丹‧布特尼《藍色寶地》（2008），國家地理雜誌。

康長壽的秘密。他歸納了每個區域共有的幾項特徵並藉此得出結論，這些特徵便是居住在這些區域的人們之所以明顯健康的原因。這些特徵包括：以植物為基礎的飲食、適度但不過度的運動、壓力低且具有良好社交互動的家庭式社區。

藍色寶地分別位於沖繩（日本）、尼哥亞（哥斯達黎加）、薩丁尼亞島（義大利）、伊卡利亞島（希臘）和洛馬琳達（美國加州）。當我們在地圖上查看這些地點時，還會看出其他共同點：它們都是靠海的地區，日常飲食中會有很多魚。若你仔細觀察，你也會發現這些健康社區沒有肥胖問題。我猜這些地區在飲食中有大量魚類和蔬菜，且沒有人為的多元不飽和植物油之情況下，居民身體中的 omega-3 與 omega-6 比例是正常的（亦即 1：1 至 1：4）。跟西式飲食中 omega-6 的比例增加相比，這有助於當地居民的身體健康。這些地區人民的細胞膜（每個居住在那裡一段時間的居民的每個細胞膜）都會留下他們所種植、捕獲和食用的食物印記。由於身上這些脂肪酸的比例如此健康，也讓那些西方人的發炎性疾病發生率降到最低。這點可以解釋該地區人群的長壽原因，當然也可以解釋為何當地的胖子很少。

在計畫的第三步驟中，我們將嘗試模擬藍色寶地的食物環境，並在過程裡嘗試讓自己細胞中的 omega-3 與 omega-6 比例恢復正常。由於胰島素已經開始更有效地作用（亦即你只需要較少的胰島素），瘦素開始被大腦所感知，亦即你身上目前的能量儲備過多（體重過重）的訊息終將傳到大腦（下視丘）的體重控制中心。結果便是你的基礎代謝率毫不費力地提高，食慾也會自然減少，從而使體重下降到新的設定點。還有另一個好處是，你的身體在面對西式發炎疾病時能提供更好的保護。各位已經準備好讓身體健康苗條了嗎？

如果你現在已經按照步驟一和二進行了一段時間的認真操作，那就代表你已經放棄了糖和高度精製的碳水化合物（如小麥），而且每天睡足八小時。不過在你體內 omega-3 與 omega-6 的比例，很可能依

舊遠遠超出正常水平，這種促使發炎、刺激肥胖的 omega-6 早已過量許久。你目前體內的比例可能在 1：15 到 1：20 之間，甚至可能更高。因此在這個步驟裡，我們將嘗試透過食用比例更自然的含 omega 食物，來逐漸彌補這種不平衡。一旦開始按計畫進行後，我們身體裡的細胞膜就會像之前所說的那樣，會依據的目前攝食環境留下食物的印記。

「脂肪」維生素

再次提醒一下，自然界中有我們無法在體內製造的兩種脂肪，這就是為什麼它們會被稱為「必需脂肪酸」的原因。這兩種脂肪在我們的細胞膜中具有重要的代謝和發炎功能。如果飲食中缺乏它們，人體就會生病，因此它們可以說成是跟脂肪等價存在的維生素。

在談論體內的 omega-3 與 omega-6 比例時，我們必須牢記這兩種脂肪酸，一個是靈活但易被氧化的 omega-3，一個是頑固但穩定的 omega-6，這兩者會相互競爭每個細胞膜上的空間，這點非常關鍵。如果過量攝入某一種 omega，即使你攝入的另一種脂肪酸的份量足夠，也會因前一種過量而被稀釋掉，因此細胞膜上的組成也會跟著改變。

請把你體內的細胞膜想像成你打算粉刷的房間牆壁一樣。你想將牆壁塗成天空藍，用來搭配剛剛組好的宜家櫥櫃顏色，因此你現在必須把油漆拿進房間，然後把藍色和白色油漆的正確比例混合在一起。最後的顏色取決於兩種油漆的比例，如果加入太多藍色油漆，牆壁就會太暗，而且跟不是你想要的顏色。而 omega-3 和 omega-6 脂肪酸的情況就像是細胞膜上不同顏色的油漆，哪一種油漆太多，牆壁的顏色都不對。目前為止，你的細胞膜中大量殘留的 omega-6，足以淹沒 omega-3 的「顏色」。頑固和促進發炎的 omega-6 脂肪酸，已從你過往的食物轉移到細胞膜上，因此請將這種錯誤顏色從細胞膜上大量抽離，以實現最佳的人體健康狀態。

飲食計畫在這一步驟的目的，就是要導正此平衡狀態。就像油漆

中的比例一樣，我們必須將每種油漆的正確比例帶入體內。我們必須食用能使細胞以正確的 omega 顏色發出光芒的食物，才能刺激新陳代謝，改善我們的整體健康狀況，進而降低體重設定點。

陽光食物

要辨別含有大量 omega-3 或大量 omega-6 的食物非常簡單，如同我們在第九章所說，葉綠體中有 omega-3，其細胞引擎將陽光轉化為生物能。這就是大自然向我們傳達的訊息：夏天來了，食物很充足。因此任何含有「綠葉」的食物，都含有大量的 omega-3。食用這些葉子（或藻類）的任何動物（或魚），也將具有較高的 omega-3 水平。

我們應該注意並減少的 omega-6 食物是「秋季食物」，因為它們可能會導致新陳代謝減緩，並啟動冬季前該增加的能量儲備。一般堅果和種子（包括所有穀物）類食物中都含有大量的 omega-6。

我們在第九章提到過量但人為的 omega-6 脂肪酸，已經以植物油的形式進入我們的食品供應鏈中。這些植物油的出現與政府提倡減少飽和脂肪的建議相吻合，是非自然的人類食物（葵花籽、油菜籽等），也就是比較容易種植的種子作物之產物。為了使其可以安全食用，必須以類似於提煉原油的化學方式進行加工精製，然而在並不周全的營養研究支持下，它們竟被標記為健康食品，而且已經在我們的食品供應裡占據著強大堅實的基礎份量。[1]（參 1）

它們已經存在於廚房裡的大瓶食用油中，那裡面包含了大量的 omega-6，而且很快就會進入你的身體，造成新陳代謝減緩與發炎性破壞等症狀。這類油品還會被使用在大量的西方加工食品中：從人造奶油、各種油炸食品（洋芋片、甜甜圈）、烘焙食品到零食（如餅乾）

---

1 只有一項研究證明植物油可以降低罹患心臟病的風險，這項研究也經常被使用在食品標籤的說明上，然而有數十項更進一步的研究，並未發現植物油對心臟有任何保護作用。

和起酥油等。從食品工業的角度來看，omega-6 油品的優點在於它相對穩定，因此可以添加到需要長途運輸的食品中，並能在商店貨架上長期放置以供銷售。從另一方面看，若這些食物含有 omega-3，很容易會使食物過早腐爛（影響食品公司的利潤），因此必須從這些食物中移除 omega-3 脂肪酸。

因此，西方人的 omega-3 與 omega-6 比例存在巨大差異的原因，並不是因為突然缺乏含有 omega-3 的食物（如魚），而是在於飲食中的 omega-6 過量增加（以植物油和加工食品的形式存在）。許多健康評論家建議我們應該增加 omega-3 食物的攝取量來解決問題，但這種邏輯有其缺陷。如果我們已經攝取了如此大量的 omega-6 食物，那麼稍微增加一點 omega-3，其影響將微乎其微，依然會被嚴重稀釋掉。

一滴玉米油

為了瞭解這些植物油中的 omega-6 含量，讓我們看一下煎炒玉米油的平均食用量（兩匙）的成分，裡面包含的是大約 14000 毫克（14 公克）的 omega-6 以及僅有 300 毫克的 omega-3。如果我們食用 150 公克的大西洋鮭魚（omega-3 含量最高的食物之一），將會攝取 3000 毫克的 omega-3 和極少量的 omega-6。因此，每當你使用玉米油煎炒食物時，就等於要額外食用四大份富含 omega-3 的鮭魚，才能與玉米油中的 omega-6 含量相當，或者等於服用二十八粒由化學家製造出來的 omega-3 膠囊（通常每膠囊含 500 毫克）。這樣各位應該可以理解為何當我們攝入含有植物油的食物時，omega-3 與 omega-6 比例差異為何如此懸殊。

有種簡單的方法可以讓你的 omega-3 與 omega-6 比例保持平衡（比強迫吃魚或魚肝油膠囊簡單得多），而且還可以用來代替植物油。天然奶油（飽和脂肪）或初榨橄欖油（單元不飽和脂肪）的 omega-6 含量會比植物油少得多。因此，你可以先使用這些傳統的替代品來煎炒和烘烤食物。

你可能會問那芥花油呢，瓶上的標籤說它的 omega-3 含量很高？如果光看一湯匙芥花油中的 omega 數量（1200 毫克的 omega-3 和 2600 毫克的 omega-6），那 1：2 的比例還算不錯。不過雖然它包含很多 omega-3，但只要開始用這種油進行烹飪，就會出現問題。在煎炸所需的高溫下，大多數 omega-3 都會「降解」（degrade，因高溫造成碳鏈斷鍵）而失去效用。因此這種瓶子上的 omega-3 健康聲明，只是說服我們購買的一種行銷手段。

規則 1

使用奶油和橄欖油來代替植物油煎炸與烘烤：

- 丟掉廚房裡的植物油
- 購買奶油和橄欖油 [2]

植物油大量隱藏在西式飲食常見的許多不同食物裡。我們也要記得，前面提過含 omega-6 的食物會帶來大麻素而讓人成癮，因此你可能還必須使用我們在第十四章提到的心理技巧，以幫助自己擺脫這類食物。

規則 2

不要吃含有植物油或使用植物油烹製的食物：

- 速食
- 洋芋片、油炸零食、能量棒
- 現成的調味醬
- 人造奶油和油性抹醬

---

2 最好買錫罐裝的橄欖油，若只能買到玻璃瓶裝的橄欖油，請將其儲存在黑暗的櫥櫃中，因為陽光會降解橄欖油中健康的抗氧化劑。

街上的速食店大多使用植物油炸烤，因此每份食物都含有大量的 omega-6，例如：

- 肯德基炸雞（13,500 毫克）
- 漢堡王洋蔥圈（10,500 毫克）
- 漢堡王雙層起司華堡（10,300 毫克）
- 達美樂披薩（一片約 3,000 毫克）
- 薯條（約 4,000 毫克）
- 調味醬料，如麥當勞香濃牧場醬（每盎司 10,700 毫克）

你可能會認為 Subway 的鮪魚三明治，應該是很合理的 omega-3 健康食物而非 omega-6 食物吧。很不幸地，這是一份名列前茅、飽含 omega-6 的速食餐點（每份 14000 毫克 omega-6，因為鮪魚三明治沙拉裡的蛋黃醬是用植物油製成）。

你應該警惕的不只是大街上招牌明顯的速食店。許多可以外送的餐廳或快餐店，例如印度餐廳或中國餐廳，也都在食物和調味料中大量使用植物油。

零食也含有大量的 omega-6，例如一般的洋芋片（8,900 毫克）、玉米片（8,800 毫克）和燕麥棒（4,600 毫克）、微波爆米花（22,000 毫克），以及由烘乾馬鈴薯製成的非油炸洋芋片（18,000 毫克），裡面的 omega-6 含量特別高。

超市現在販售許多現成的烹飪醬料，讓你烹煮一頓美味佳餚變得更加容易，你只需把肉炒熟並加入這些調味料即可。不過我們必須慎防這些醬料，因為它們通常含有大量植物油，因此也含有大量的 omega-6。學會使用「有益健康的成分」來製作食物會比較好，你可以使用奶油、牛奶、橄欖油等材料在家中製作醬汁。雖然你沒辦法在製作完成後，放在架子上六個月都不腐壞，然而這是因為它們是含

有新鮮健康成分的真正食品。請記住，新鮮食物只能保存幾天，含有omega-6的食物則能保存幾個月，這是可以用來分辨兩者差異的方法。

規則 3

　　避免食物中含有很高的 omega-6：

肉和肉類替代品

　　還應該注意其他含有大量 omega-6 的食物包括醃肉和豆腐。例如：

- 雞肉香腸（5,900 毫克）
- 法蘭克福香腸（2,100 毫克）
- 義大利香腸（每 100 公克有 3,600 毫克）
- 豆腐（油炸，每 100 公克有 10,000 毫克）

堅果類

　　特別要提到的是，堅果和乾種子以及主要由堅果和種子組成的食品，通常會以「健康」零食棒的形式出售。堅果類 50 公克（相當於一小包）的 omega-6 含量為：

- 葵花籽（18,000 毫克）
- 杏仁（6,500 毫克）
- 腰果（4,200 毫克）
- 花生（烤，8,500 毫克）

　　核桃在新聞界經常被提及為 omega-3 的重要來源。它們的含量確實很高，50 公克的核桃中含有大約 4500 毫克健康的 omega-3（是鮭魚片中含量的兩倍）。不過，核桃有一個問題經常被這類健康文章所忽

略，亦即每 50 公克核桃中，同時也含有 19000 毫克的 omega-6。因此，omega-6 會使核桃所含大量健康的 omega-3 失去作用。

規則 4

選擇 omega-3 含量較高的肉類和魚類：

- 草飼牛肉（請仔細檢查肉品標籤）
- 羊肉（羊多半是草飼）
- 現釣的魚（養殖場的魚主食是穀物，因此 omega-6 含量更高）
- 魚罐頭（泡鹽水而非泡油的魚罐頭，也是健康的 omega-3 食物）
- 避免餵食穀物的雞肉

Omega-3 來自綠葉植物（和海中的綠藻）以及任何食用葉子、草或藻類的動物或魚類。許多農場是以非自然的穀物餵食，這些飼料含有 omega-6，可使動物更快變胖長大（對動物和人類都相當有效）。這些農場牲畜肉的 omega-3 含量較低而 omega-6 含量較高（就像人類一樣）。因此如果可能的話，請盡量避免食用來自這些農牧場的肉。不幸的是，現在以穀物飼料餵食的農場已是常態，因此我們必須謹慎地採購草飼動物肉。目前幾乎所有的雞肉、豬肉和大多數牛肉都是來自以穀物為食的動物，因此要盡量避免食用這些肉。幸好大多數的羊仍在草地上放牧，因此羊肉會是更好的選擇。

魚類養殖場也很常見，跟陸地動物一樣，餵食穀物的鮭魚，其 omega-3 與 omega-6 的比例分布，要比海洋捕撈的魚類差得多。

規則 5

盡可能多地吃新鮮蔬菜和乳製品。蔬菜和乳製品中的 omega 脂肪含量較低，因此它們帶來的比例較為健康，所以請多吃這些食物。

總結

若要優化 omega-3 與 omega-6 的比例，請遵循一些簡單的規則：吃很多蔬菜，吃很多主食為葉子、蔬菜或藻類的肉和魚；也可以多吃乳製品（奶油也可以）。拒絕植物油、種子（包括穀物）和加工食品。由於優質食物往往只有極短的當季才新鮮，因此你必須定期購物，還要自己烹煮。

麥可·波倫在他的著作《食物無罪：揭穿營養學神話，找回吃的樂趣！》中，建議了外出購物時，簡單易記的幾項規則：

- 不要買任何你的曾祖母不認為是食物的東西
- 不要買不會腐壞的食物
- 不要買包裝好的食物，尤其如果這食品裡包含五種以上成分，或貼著健康標籤標榜「低脂」、「不含糖」或「低膽固醇」等，通常就是你該警惕的「健康」食品

蔬果攤、肉店、魚販飲食

最簡單的食材規則便是盡量從蔬果攤（僅出售水果和蔬菜的傳統蔬果店）、肉店（包含出售乳製品及新鮮現切肉類的店）以及魚販或魚類櫃檯，購買所有打算烹飪的食物。如果你食用的大多數食物都是由新鮮蔬菜、肉、魚和乳製品製成，而且是自行烹飪（不放植物油），那麼你便是走在改善細胞代謝健康的正確道路上。

步驟四：鍛鍊肌肉

規律運動可以降低體重設定點，從而減輕體重嗎？

那些堅持「能量輸入／能量消耗」公式的人，認為運動與攝入卡

路里一樣重要，因為他們認為一切只是熱量進出身體的計算罷了，這也就是為什麼運動健身產業如此興盛的原因。然而我們已透過前面的說明知道了「代謝適應」，[3]絕對比任何健身房會員卡都來得更為強大，每天都會額外增加或減少幾百卡路里的消耗。如果你的身體不想改變體重，它就會自動適應運動強度並進入「節能模式」（減少熱量消耗）。此外，我們也知道當運動過度時，你的身體也會透過增加食慾荷爾蒙來引導你進行補充，這大概就是為何多數體育場館都會設置果汁吧或咖啡區的原因。

獵人與上班族

　　一項著名研究使用了稱為「雙標水法」（doubly labelled water method，參 2）的高精確能源消耗度量法，來比較坦桑尼亞從事狩獵／採集的部落（哈扎部落）與西方城市居民（紐約和倫敦）所消耗的能量。狩獵／採集者一天的大部分時間都在活動（不論散步或跑步），普通城市居民則大部分時間裡久坐不動，偶爾可能會從停車場或車站走一點距離到辦公室。當科學家比較他們在三十天期間消耗的總熱量時，發現竟然沒有差別！儘管一邊很活躍，另一邊久坐不動，但哈扎族獵人和城市居民卻消耗了相同的熱量。[4]研究人員得出結論，哈扎部落獵人在休息時的能量運用變得非常有效率（用更少能量做更多事），因此在夜間燃燒的能量比城市居民少得多。然而，科學家未能解決的問題是，城市居民可能全天都在過度代謝以補償他們暴飲暴食的熱量。我的假設（如同第三章所述）是如果進一步的研究，應該就會發現城市居民正在發生的過度新陳代謝，是透過較活化的交感神經系統（血

---

3 代謝適應是指因節食或暴飲暴食而導致新陳代謝減少或增加，如同本書第一部第一章和第三章所述。

4 這是拿相同體型的哈扎獵人與城市居民相比。事實上，狩獵／採集者應該會比城市居民消耗更少的能量，因為他們的體型通常較小。

壓升高）和代謝適應的發熱作用（讓能量藉由發熱來消耗）燃燒掉多餘熱量的。

這項研究帶來的訊息是運動之類的能量消耗，很容易就能得到補償，也就是身體一定會努力維持體重設定點。無論少吃多動的人有較高的新陳代謝效率（減少能量消耗，類似新陳代謝變慢），或者久坐且過量飲食的人有較低的新陳代謝效率（增加能量消耗，類似新陳代謝變快），體重設定點才是癥結所在。

壓力大、血壓高、過重的紐約人

這項研究至少證實了兩群研究對象之間的預期差異，也就是他們的體型不同。當你比較苗條的哈扎獵人和肥胖的紐約人時，並不光只是在計算攝入的總卡路里與運動消耗的總卡路里數的比較，因為這樣過於簡化。紐約人暴露在提高體重設定點的環境信號中，我們都知道紐約有許多世界上最好的餐廳，而且決定體重設定點的是食物的品質，而非消耗的總卡路里。紐約人本來就暴露於大量的加工食品和速食中，因而導致 omega-3 與 omega-6 在細胞膜上的比例發生重大變化，因此長期之下對胰島素的需求量很高，加上城市生活的壓力，以及晝夜差異而導致的褪黑激素混亂，這些都是紐約人遇到各種對體重不利的因素，讓體重設定值越來越高。

運動的作用？

因此我們遇到一個難題，也就是活躍的哈扎部落獵人並沒有比久坐的紐約人耗費掉更多能量。如果規律運動會藉由代謝適應來補償，讓我們在休息時更有效率地節約能量，因而不會消耗掉更多卡路里，這究竟是怎麼辦到的？

我可以肯定地說「運動」確實可以減輕體重（否則健身房不會那麼受歡迎），只是它並不像大多數人所想的透過簡單的「能量輸入／

輸出公式」減輕重量。運動減輕體重的原因是因為它會讓我們的體重設定點降低。因為只有發生這種情況，身體才會讓這些能量消耗掉（在健身房中），才能讓你的體重減輕。

這種定期規律的劇烈運動，會導致兩種主要變化來影響體重設定點：

1. 皮質醇（壓力激素）減少
2. 提高胰島素敏感性（胰島素分泌便會減少）

我們可以總結如下：

運動→皮質醇降低→體重設定點降低
運動→胰島素敏感性提高→胰島素水平降低
→體重設定點降低

變成較低的體重設定點，便會導引身體進行減重。

因此，運動的重要性並不在於消耗掉的熱量，而在於運動如何降低皮質醇和改善胰島素敏感性來影響你的代謝。如果你能在自己每日的時間表中，抽點時間像運動員一樣進行訓練，便能讓運動對體重的影響更有效。當然如果你每天進行兩小時劇烈運動，也就是一天多消耗 1000 大卡，絕對會是身體在代謝上「無法忽略」的事。不過對於多數人來說，在他們的日常生活裡並沒辦法做到。

運動的另一個好處是可以增加你的「好膽固醇」，也就是高密度脂蛋白 HDL。它不僅優於所有其他類型的不良膽固醇，還可以降低你罹患心臟病的風險。

運動的規則

- 選擇自己喜歡的運動
- 選擇適合自己的運動
- 每週運動兩到三次，每次至少二十分鐘
- 必須運動到出汗（關係到運動是否能有成效）
- 避免肌耐力型的運動

　　最重要的是，這項運動必須是你真正喜歡的運動。並非每個人都喜歡去健身房，就我個人而言，那些肌肉發達的壯漢在更衣室裡赤裸裸地走動，彷彿是在嘲笑我的身體（肌肉一點都不發達），會讓我感到有點害怕，而且我認為應該也有其他人在這種環境下會感到不舒服。因此，請找到你會期待並真正享受的一種運動，讓它豐富你的生活。也許可能是游泳、瑜伽、網球或壁球。如果實在抽不出時間，而你以前曾經喜歡騎自行車的話，可以考慮偶爾騎自行車上下班。如果你喜歡團體運動，也可以選擇足球、無板籃球（英式籃球）或曲棍球。如果你只想散步，稍微輕快地快走，也是種不錯且令人愉快的戶外運動。或者，也可以像我一樣只想慢跑，甚至可以一半散步、一半慢跑。倘若你並不擅長運動，也可以去上課或參加俱樂部，嘗試一些新的運動。當然你也可以購買划船機或跑步機待在家裡運動，邊運動邊看電視或聽音樂。運動的重點是它必須讓你感到愉快，否則你很可能會在一段時間後停止運動。各位也應牢記，運動的重點並不是消耗熱量，而是讓運動改善你的新陳代謝，降低胰島素和皮質醇水平，並且改善肌肉張力。我們即將學習到「肌肉健康」對於體重的調節來說相當重要。

保持強壯的肌肉

　　運動除了能改善新陳代謝的健康之外，還有助於肌肉的健康。世

界上有某些國家，尤其是中東地區的人，都有極度「久坐」的行為；而且對中東地區的女性來說，這是由她們的文化所規範的。如果你不常做家事，也不喜歡長途走路（除了逛街購物以外），時間一久，你的肌肉就會逐漸萎縮，並演變成為肌肉減少症（也就是真的肌肉萎縮）。然而正如我們在第三章所提的，透過肌肉中的新陳代謝適應，便可為你消耗多餘的卡路里（生熱現象）。因此，如果你的肌肉逐漸萎縮，身體燃燒多餘熱量的能力就會降低。而把變小的肌肉與大量卡路里結合在一起（如嗜吃含糖零食的久坐者），那就只會發生一件事：體重明顯增加。這也就是為何中東婦女目前的肥胖率，相當驚人地接近了 50%。

我們還必須記住一個關鍵訊息：請保持肌肉的力量和質量，亦即請維持必要的肌肉健康。如果每天一到晚上你就變成一個「沙發懶蟲」（couch potato，指呆坐不動），請記得在休息不動之前，先做一些簡短激烈的「肌肉運動」。如果沒時間去健身房或不喜歡健身房的話，也可嘗試照做類似「7-Minute Workout」（七分鐘鍛鍊）app 的建議運動，這樣就足以確保肌肉的健康，而且不會占掉你太多時間。

步驟五：減少胰島素分泌

現在我們已經到了優化體重的最後一步。如果你已經跟著本書逐步做到這裡，那麼恭喜你！我希望你很享受目前更健康的全新生活。到現在為止，你應該已放棄了高糖和高度精製的碳水化合物、改善了睡眠、優化了細胞健康程度，並開始規律從事自己喜歡的運動。在減重計畫的最後一部分，我們的目標是稍微減少你的碳水化合物攝入量，以便減少你的胰島素需求。如同之前所學過的，這種做法可以降低你的體重設定點。

低碳水化合物飲食種類繁多，從生酮飲食的極端情況（在第十二

章討論過）到更適度的「低 GI 飲食」（GI，Glycemic Index，升糖指數）都有。我們尋求的是兩者間的平衡，既有效果，又可以作為正常飲食習慣的一部分，得以維持下去。

短跑 vs. 長跑

你可能聽說過升糖指數（GI），這是用來描述食物將其碳水化合物能量釋放到血液中的速度。食物的 GI 值越高，釋放糖能量的速度就越快，因此可用來判別會導致出現胰島素激增的食物，這是第十章描述過的 GI 飲食之基礎。在這種飲食中，我們會要求參與者避免食用升糖指數高的食物，盡量選擇可緩慢釋放葡萄糖的食物。由於這類飲食可讓血糖的波動正常化，因此對於必須使用胰島素治療的糖尿病患者來說特別有用。低 GI 飲食的食物類型，包括葡萄柚（GI 為 25）、櫻桃（22）、蘋果（28）和地瓜（40）。

在低 GI 飲食中，應避免食用的食物類型包括白馬鈴薯（85）、白麵包（70）、西瓜（72）和胡蘿蔔（47）。

但光看升糖指數，並不能完整說明你所吃入食物的全部情況。

請思考以下問題：在尤塞恩・博爾特和莫・法拉（Usain Bolt 和 Mo Farah，前者為短跑好手，後者為長跑好手）的賽跑裡，誰會獲勝？（你可以想像他們在倫敦奧林匹克體育場的聚光燈下並排在一起，裁判已準備鳴槍。）許多人對於這問題可能想都不想就會說出「當然是博爾特」的結論，因為他們假設的是比賽距離很短，因此答案是關於「誰是跑最快的人？」但如果在槍響之後，閃電般的博爾特衝刺後一馬當先，但最後的終點線卻一直不出現……那麼耐力更高的跑者將有機會獲勝。也就是說，當博爾特的肌肉開始疲勞時，可想而知法拉終將越過他。因此我們必須將兩者一併考量（MoBot），才能贏得最後的勝利。

升糖負荷

就像不該只以「速度」來定義跑者的情況一樣，我們也不該只以「升糖指數」來定義食物。雖然食物將葡萄糖釋放到血液中的速度快慢很重要，但食物釋放的葡萄糖「總量」也很重要。因此我認為，在預測總胰島素分泌量時，「升糖負荷」（GL，glycaemic load，食物中可吸收碳水化合物的總量）會比升糖指數來得更為重要。

升糖負荷定義了食物對血糖水平（不只是升糖快慢）的全部影響。一單位的升糖負荷與攝入一公克葡萄糖（4 大卡）具有相同效果，它會受到所吃某特定食物的影響，因此若將該特定食物加倍的話，便會使升糖負荷增加一倍。

舉例來說，如果我們堅持低 GI 飲食原則，便會發現西瓜是葡萄糖的快速釋放劑。它的升糖指數 GI 值為 72，會快速地將糖分衝刺到你的血液中，而低脂優酪乳則慢得多（GI 為 33）。但我們必須考量與「MoBot」一樣的平衡狀態，因為 GL 較多（內含碳水化合物較多）的食物，一定會儲存更多能量，例如每罐優酪乳的升糖負荷（GL）為 16，而一片西瓜的 GL 則為 8，等於只有一半。因此從長遠看來，儘管西瓜本身的升糖指數高（快）得多，但是吃下「一罐」優酪乳比起吃等量的「一杯份」西瓜，會讓胰島素多增加一倍。

右頁上方便是一些常見食物中升糖負荷值：

在本書後面的附錄二中，列出了各種食品的升糖含量。各位可以看到肉、魚、蛋和乳酪的 GL 為 0，大多數水果和蔬菜的 GL 都很低，因為血糖主要來自我們的主食型碳水化合物食物（馬鈴薯、麵食、米飯和麵條等）。我並不希望各位放棄這些主食，然後巴巴地渴望它們，也不希望各位忍受生酮飲食令人不悅的副作用。不過，如果你能每天慢慢減少進入血液中的葡萄糖總量，便會對你的胰島素狀態有所助益，當然也有利於降低你的體重設定點（最終可減輕你的體重）。只要減少你的總升糖負荷，便能做到這一點。正如我在本書所解釋的，最重

表 16.1　常見食物的升糖負荷 GL 值

主食型碳水化合物		水果和蔬菜		肉類和乳製品	
白薯	29	柳橙	4	牛肉	0
地瓜	20	蘋果	5	雞肉	0
白米	24	香蕉	10	雞蛋	0
糙米	16	葡萄	9	牛奶	9
白麵包（小麥）	16	青豆	4	乳酪	1
黑麵包（黑麥）	10	番茄	2	豆類	
純米義大利麵	21	菠菜	2	白豆	12
純米麵條	21	胡蘿蔔	2	鷹嘴豆	20

注：份量大小：馬鈴薯（大號）、米、義大利麵、麵條（150 公克一份），麵包（兩片）、水果（一個）、葡萄（一把）、蔬菜（一中杯）、牛奶（250 毫升）、乳酪（半杯切丁）、豆類（半罐，200 公克）。
資料來源：美國農業部國家營養標準參考數據庫，2018 年 4 月。

要的並不是你攝入的卡路里總數，而是攝入食物的質量。一旦你開始減少主食型碳水化合物的份量時，便應多補充低 GL 蔬菜、高蛋白食物和高脂肪食物。

測量你的每日升糖負荷

　　在開始嘗試降低升糖負荷之前，應該先測量自己目前的情況。你可以使用 MyFitnessPal 這類手機 app 來計算每天消耗的碳水化合物總量。可能也要買個廚房秤（若沒有的話），以便瞭解按重量計算後的食物份量。這類應用程式可以詳細計算每種食物的份量，然後將每天食用的總和相加。

150、100、80 或 60 公克？

　　大多數不節食的人每天攝入的碳水化合物超過 300 公克，也就是說，總升糖負荷已超過 300 公克，而升糖負荷的理想起點應該是每天

150 公克。這點應該很容易實現，因為你在早餐時就已避免攝入大量碳水化合物。只要我們對飲食中的高碳水化合物食物有更多的瞭解，接下來便可將每日總 GL 降至 100 公克。但請不要急著進行，最好花幾週的時間（而非在幾天之內）進行緩慢的變更計畫。

你最終的目標可能低至 80 公克，不過這取決於身體對變化的反應方式和感覺，亦即是否能夠輕鬆地應對這些變化，並享受其所帶來的健康優點。請記住，只要這種變化的任何部分令你感到不悅，就不太可能成為你日常生活裡的一部分，也不會變成你身體的一部分。

不要嘗試生酮飲食

這項計畫的目的是透過減少總碳水化合物攝入量，以降低體內的胰島素水平。不過我們並不希望你的碳水化合物攝入量過低，以致肝臟的儲備能量不足而導致生酮（ketogenic）作用。如果你同時進行體能鍛鍊並減少每日碳水化合物的攝入量，便有可能發生這種情況。當你感覺特別虛弱，或出現諸如頭痛、噁心或嘔吐之類的「酮流感」（keto flu）症狀，就可能是肝臟中的碳水化合物已耗盡（電池沒電的情況）。所以我們應當注意，若不幫肝補充碳水化合物的話，一旦激烈運動便可能消耗掉肝臟儲存的能量，讓你陷入生酮的情況。

也因此，我要告訴各位一個好消息：由於我們必須補充在運動中燃燒掉的碳水化合物能量，因此你可以把這項補充添加到你的日常食物中。大多數中等強度的運動如慢跑、健身房鍛鍊、踢足球或打網球等，每半小時約消耗 250 至 350 大卡。由於這種能量是從你的肝臟獲得，因此你可以補充 300 大卡約等於 75 公克的碳水化合物，相當於超大號的烤馬鈴薯加上部分米飯和一根香蕉，這些全都可以列入你的日常生活 GL 目標上。看起似乎還不錯，很值得一場運動所做的努力……而且肯定比用一個巧克力棒（270 大卡）的補充來得更為飽足。

終點線

　　我希望你會喜歡這個計畫裡的每個步驟和順序，並能在最後贏得飲食大戰，一勞永逸。計畫裡的每一個步驟，都會對你身體的工作方式造成變化，而且可能需要幾週甚至幾個月的時間來適應。但只要你持守本書所制定的飲食和生活方式，這些變化很快就會在你體內根深蒂固。直到最後，你的身體將忠實反映你的生活方式，你的體重設定點也會永久降低。這便意味著輕鬆、無間斷的體重調節，而且可以長期改善你的代謝健康。

結語

我們為何吃太多？

幫了我非常多的企鵝出版集團編輯，建議我將這本書命名為「我們為何吃太多」時，我不得不坐下來仔細思考。因為對於這本書更合適的書名應該是「為何我們當中的某些人會儲存過多能量（其他人卻不會）」，但這樣的書名顯然太冗長，不會引起潛在讀者的關注，也不利於將書中訊息發布到公共領域（這是撰寫本書的主因）。

在閱讀本書之前，許多嘗試回答這個問題的人可能都會說：「因為人類太貪心了啊」或是「因為現在的食物實在太美味了」。然而正如我們從本書裡所學到的，真正的答案要比表面上複雜許多。

事實上，正如我們在第一章所說的，現代人吃得太多，比起三十年前要多上許多（每天多 500 大卡）。然而我們也瞭解到，儘管吃得更多，但身體代謝掉的能量也會更多。我們可以適應暴飲暴食，並且毫不費力地燃燒掉大部分多餘的能量。因此，你的體重並不會像你預期的那樣劇烈增加。還記得第一章中在火裡加入木頭的例子嗎？木頭的數量越多，往往會燃燒掉更多。也就是說，當你吃得越多，新陳代謝掉的熱量也會更多。不過這點尚無法解釋為何有很多人似乎會把其中的一些額外能量，儲存起來？

三間房屋

請想像一下在鄉下有三間完全相同的房屋。每間房屋都是用柴火

來加熱保暖，因此每間房屋的前門外都設有一個存放木料的柴棚。所有房屋每天都會收到供保暖用的大量木頭。

第一間房屋的柴棚裡只有少量木頭，但煙囪卻持續不斷地飄出黑煙，房屋的某些窗戶也開啟著，讓熱量可以散逸出去。

第二間房屋的柴棚裡幾乎擺滿木頭，煙囪飄出來的黑煙少於第一間房子，而且它的窗戶緊閉。房屋主人很顯然是在節省木頭，直到他收到更多木頭來填滿柴棚為止。

第三間房屋的柴棚壞了，原來是被之前塞滿的木頭擠爆了，然而在房屋的側面卻堆著一堆木頭。儘管如此，房屋主人似乎又將木頭的訂單增加一倍。

因此，雖然是三間完全相同的房屋，但為什麼會有三套想法完全不同的木頭儲存量呢？

第一間房屋就座落在森林旁，它的主人知道永遠不會缺少木頭，所以不必儲存太多。事實上，他經常會燒掉多餘的木頭。

第二間房屋的主人比較謹慎。因為去年送木頭的送貨員罷工，讓他的木頭存量減少，結果過了一個寒冷的冬天。此外，他最近還在收音機裡聽到天氣正在變冷，因此我們可以理解他為何希望自己的柴棚裡充滿木頭。

在第三間房屋裡，當柴棚損壞時，木材商的送貨員幫忙清理了大部分木頭，並將它們堆放在房子側面，也就是在屋主的視線之外。屋主完全不知道這件事，因此擔心自己的木頭供應不足，還加購了額外的木頭。不幸的是，這些額外訂單最後都被送貨員堆在屋旁不斷長高的木頭堆上，然而屋主卻看不見。

這三間房屋的屋主對於外界的理解以及對木頭的儲存方式截然不同。但是請注意，第一間和第二間屋主所訂購的木頭數量並沒有差異。一號屋主燃燒掉多餘的木頭，二號屋主則比較節儉，將其儲存以備寒冬來臨。唯一訂購過量木頭的是第三間的屋主，因為屋主認為自己的

柴棚是空的，他完全不知道自己已擁有大量木頭，因為這些木頭放在他的視線範圍之外。

當我們思考肥胖症的情況時，這個三間房屋的例子相當有用。肥胖症是一種目前被誤解的疾病，其影響範圍高達到 1/4 至 1/3 的人口。我們可以把下視丘（大腦中的體重控制中心）比喻成案例中的屋主，食物就是送貨員送來的木頭，脂肪則代表儲存的木頭，送貨員罷工便是節食，寒冷的恐懼就是西式食物的信號。而人類的身體就是這三間房屋：第一間房屋是吃天然食物而苗條的人，第二間房屋是體重過重的人，第三間房屋便是對瘦素產生抵抗的人（他們的木頭儲藏量過多，但主人卻看不見），因而導致肥胖。

我們對肥胖症的過時理解正逐漸受到挑戰。有許多科學家意識到，影響人群肥胖程度的並非食物所提供的卡路里數量，因為天然食物並不會使人變胖，致胖的實際原因是食物的「質量」。如果把以穀物、植物油和糖為基礎的飲食，餵給任何種類的人群、牛群、生活在實驗室或人類環境下的小鼠，都會產生相同的效果——也就是高比例的肥胖症。

傳統上，把肥胖理解成是某些人選擇了錯誤的生活方式，這讓許多利潤豐厚的行業獲得巨大的財富，如瘦身行業、健身運動業、食品工業和製藥業等，都為了維護其既得利益而維持這種觀點。正如本書所探討的，食品工業會大量生產致胖的加工食品；而沒有肥胖，就不會有健身運動業和瘦身行業（一百年前並沒有這種行業）；如果沒有肥胖，更不需要製藥業所出售的各種高利潤藥物。

如果大家都能發現肥胖的主流觀點是有缺陷的，就可以更快意識到西方食品正在慢慢對他們「下毒」，大家便可直接轉向天然食品，而完全無需計算卡路里。然而，如此巨大的認知轉變並不容易，我們也很難想像政府對加工食品進行額外「課稅」的做法，但這些稅收其

實可以為宣導健康飲食提供資金，而非我們現在看到只算「半成熟」的卡路里計算活動。[1]我們需要的是大規模且專業的媒體攻勢，鼓勵人們多吃天然食物而非加工食品，並鼓舞自行烹飪和奉行健康飲食文化的大眾心理建設。這種做法可能有效，更是肥胖症的徹底解決方案，只是時機尚未來臨……

然而你不必等待時機來臨，你可以按照本書所提的步驟，嘗試變更自己的生活和體重。雖然不能保證你在十週內減少 10 公斤，但可能可以讓你在兩三年後減少 20 公斤或 30 公斤。而且我可以保證，你會改善身體的長期健康，帶來幸福與希望。最後的獎勵就是：你永遠不必購買另一本新的奇蹟減肥書了！

---

1 食品業每年用於廣告產品的宣傳費用，是政府在健康飲食運動宣傳支出的一百倍以上。

附錄一
膽固醇之爭

在本書的「致謝」頁面裡,我想再多加一句:「如果沒有膽固醇,這本書不可能完成。」不過,由於膽固醇的辯論非常重要,因此我決定獨立一篇加以介紹並闡明一些內容,以便對感興趣的讀者提供科學上的依據。

如果不是 1960 年代的飲食建議將膽固醇與心臟病聯繫起來,也就是如果心臟病假說並不存在(請參閱第八章),如果科學家沒有說服政府相信他們的理論,如果政府沒有建議人們放棄飽和脂肪,那麼我們就不需要本書了。「飲食—心臟假說」原本想要阻止心臟病的發作機率,結果卻導致了一系列事件的發生,最終導致了另一場公共健康危機,也就是「肥胖」。

所有人都看到了公衛運動和媒體報導,解釋了飽和脂肪如何導致心臟病,而且這種說法已經影響了五十年。一旦占總人口 10 至 25%的「臨界人口」成為某個想法的信奉者,其餘人口就會跟著採納這種想法(參 1)。這就是「飲食—心臟假說」的結果,也是為何現代人患有「肥胖恐懼症」的緣由。

多數西方人(包括醫生)都以這種方式看待膽固醇與心臟病的關係:如果你吃含有飽和脂肪的食物(如紅肉),就會導致血液裡的膽固醇水平升高而可能阻塞你的血管,導致冠狀動脈狹窄,因而提高罹患心臟病的風險。這種思維根深蒂固於整個社會的群體心理中,而且也出現在日常對話裡關於生活與健康的茶餘飯後話題中。現在當你看

到高脂肪的牛排或香腸（或大量內臟脂肪）時，你往往會想起這種畫面：食物中的油膩脂肪阻塞著你的血管。因此，現代人會非常警惕地食用牛排、雞蛋、乳酪和全脂牛奶等（法國人例外）。隨著膽固醇訊息的不斷強化（因為相信的人數如此之多），紅肉和所有乳製品，亦即幾千年來在我們的飲食中占有很大比例的天然食品，都被視為對健康不利。

政府還建議我們，如果改吃低飽和脂肪的飲食，並用穀物（植物種子）和植物油（植物種子）代替原來的飲食內容，將對身體的健康更有幫助。食品公司也順勢遵循政府的低脂建議，不過它們必須添加更多的精製小麥和糖，好讓低脂加工食品更加可口，才具有銷售的可行性。我們的新飲食內容富含精製碳水化合物，還讓我們必須發展出「零食」文化，以幫助我們應付兩正餐之間的血糖雲霄飛車般的波動。

這種飲食上的變化，讓加工食品從添加的植物油裡加入大量的omega-6，而且還從糖和零食的攝取造成胰島素增加，這些都會導致細胞中的新陳代謝變化（形成胰島素減敏和瘦素抵抗等），造成你的體重增加（第九章和第十章），如果沒有當年的飲食假說把飽和脂肪「妖魔化」，我們的身體就不會多出這些不良的變化。

目前「飽和脂肪導致心臟病」的觀念，已和「吸菸導致肺癌」的知識一樣根深蒂固。然而，吸菸與癌症有無法辯駁的科學關聯，「飲食—心臟假說」卻是基於事後被抹黑的證據。凱斯的原始研究雖然是把一國人的飽和脂肪攝入量與該國心臟病發病率聯繫起來，但這項研究僅選擇符合假設的國家（攝入大量脂肪但並未有較高的心臟病發病率的國家如法國和德國，其數據都被排除了，參2），而且研究中的「複雜因子」，如「在飽和脂肪攝入量高的國家中，糖的攝入量同樣很高」的問題也被刻意忽略。最近甚至發現製糖業支付了大筆經費給科學家，將心臟病的飲食責任從糖分轉移到脂肪（參3）。因此，這些科學家所發表具影響力的評論，便將研究的重點轉移到「飲食—心臟假說」，

而讓大眾普遍接受，成為事實。

　　目前這假說的可靠性開始受到質疑，有越來越多的證據證明，新鮮食物（如紅肉和乳製品）中的飽和脂肪與心臟病，並沒有任何強而有力的關聯（參4）。然而不幸的是，這類研究的結論並沒有傳達正確訊息到政府的相關決策者那邊。而且正如我們在本書中所述，頂尖研究人員、科學家以及有影響力的醫生都是既得利益者。如果多年來宣傳的重要公衛訊息遭到反駁，他們的聲譽便會大打折扣，實驗經費也可能缺乏贊助。這也是我們難以改變公衛建議的原因：有太多人的聲譽和生計跟「飲食─心臟假說」緊密聯繫在一起。

　　讓我們用最新的證據來揭開「飲食─心臟假說」的面紗，看看我們現在到底可不可以吃飽和脂肪？

　　當「飲食─心臟假說」越來越受到關注時，唯一可用的相關血液檢查，就是血液中總膽固醇的測量。現在我們已經知道在評估心臟病風險時，重要的並非血液中膽固醇的總量，而是血液中攜帶膽固醇的媒介。由於膽固醇是一種脂肪，並不會溶解在血液中（就像醋和橄欖油不會混合一樣），因此當膽固醇在血液中移動時，必須想辦法把自己放入親水性的「貨車」裡。這些運載膽固醇的貨車稱為 LDL（low density lipoprotein，低密度脂蛋白）和 HDL（high density lipoprotein，高密度脂蛋白），其中的 LDL 可以是 A 型（小而密的顆粒）或 B 型（大而蓬鬆的）。

晨間通勤

　　請大家把血液中的膽固醇分子想成是從家裡出來準備通勤上班的人。有些人乘坐的是大型而人少的紅色公車（由受過訓練的公車司機安全駕駛），另一些人則選擇搭乘較緊密型的小客車（由較魯莽的兼職司機駕駛）。接著，請把心臟病發作的風險想成發生交通事故。各

位應該馬上就可以發現，如果每個人都乘坐安全的紅色公車上班，事故將會較少發生，但是當越來越多人搭乘小客車，交通事故率就會上升。影響交通事故數量的並非搭乘人數，而是他們選擇的交通工具類型。心臟病的風險便是類似的情況：重要的並非膽固醇在血液中傳播的總量，而是膽固醇「運輸的類型」。如果膽固醇需要更多的 LDL-B 型運輸（紅色公車），則心臟病風險不會增加；但如果膽固醇透過 LDL-A 型運輸（魯莽的小客車），則罹患心臟病的風險確實就會增加。血液中的膽固醇總量只會影響本身具有遺傳性高膽固醇的人，這種遺傳的發生率約為 1／500，而且會在生命早期（三十多到四十多歲時）導致心臟病。也正是這種遺傳條件，讓研究人員誤以為膽固醇總量是導致人們心臟病風險的重要因素。

接著，我們要介紹第三輛車：警車，它穿插在公車和小客車的通勤道路上進行巡邏。每當警車一到，即使是最魯莽的駕駛也會有一段時間表現正常。因此以我們的例子做類比，警察巡邏便代表 HDL 對心臟病風險的影響。路上行駛的警車越多，發生事故的機會就越少：血液中的 HDL 越多，罹患心臟病的風險也就越小。警車數量是影響事故發生率的最重要變量：當 HDL 數字下降時，事故就會急劇增加。同樣的情況，健康的 HDL 水平會比任何其他方式，都能為心臟提供更多的保護。

因此，接下來的問題應該是：什麼情況可以決定膽固醇使用的運輸類型？如果最初的「飲食─心臟假說」是正確的，也就是飽和脂肪真的會導致心臟病，那麼我們便可以得出結論，亦即這些飽和脂肪的增加，會導致膽固醇使用 LDL A 型膽固醇（小客車）作為運輸方式的首選。但是當初提出這項假說時，科學界還不知道膽固醇運輸的媒介類型，當時只能測量血液中膽固醇的「總量」。因此從這些早期研究中，我們知道攝入高膽固醇的食物，確實會稍微增加血液中的膽固醇總量（也就是舉例中通勤者的數量），因此需要更多攜帶膽固醇的媒

介。不過此處有一個必須注意的問題：與 B 型 LDL（公車）相比，飽和脂肪帶來的高膽固醇運輸，並不會增加 LDL-A 型（小客車）的比例。LDL 的總數（公車和小客車總和）增加了，但事實上是良性的 B 型 LDL（公車）比例增加了，而不良的 A 型 LDL（小客車）比例卻減少了。吃下飽和脂肪後，「好」的高密度脂蛋白膽固醇 HDL（警車）的數量也會增加，因此更能預防心臟病的發生。經過這些新的醫學證據證明，攝入飽和脂肪並不是引起心臟病的主因，所以「飲食—心臟假說」是錯誤的。

還有哪些其他因素可以改變血液中膽固醇的交通流量呢？讓我們進一步擴展這個例子：假設通勤者必須自行走到公車站才能搭上公車，然而大量擁擠的小客車會主動去到他們家門口載客。當天氣驟變為狂風暴雨時，通勤者不太可能會冒著被雨淋濕的危險，因此小客車的交通流量會增加，而導致更多事故發生。從飲食上來看，突如其來的暴雨是由跟膽固醇不同的脂肪所產生，也就是「反式脂肪」（trans-fats）。根據我們的瞭解（詳見第八章），反式脂肪存在於許多加工食品中，包括蛋糕、餅乾和加工肉品等，植物油加熱至高溫時也會產生。較早一些研究將飽和脂肪與心臟病聯繫起來，並未考慮到反式脂肪對膽固醇通勤者的影響，因而只強化了人們對飽和脂肪具有危險性的觀念（參5）。

如果暴風雪來臨，該怎麼辦呢？一樣情況下，通勤者會搭乘更方便的小客車，而不會冒著走到公車站途中滑倒的風險。由於天氣險惡，因此事故再度增加。對於這些膽固醇顆粒來說，飲食中的暴風雪是指什麼呢？你猜到了，就是糖分（參6）。

那如果太陽出來了，又會變成什麼情況呢？（如果你是在一個陽光燦爛的國家閱讀本書的話，請記住在英國很少出現陽光燦爛的日子）通勤者會想享受走路到公車站的樂趣，並且會避免搭乘悶熱擁擠的小客車。此外，也會有更多警車在街上巡邏（因為警察不太可能在這種

好天氣裡打電話請病假）。所以通勤的結果會是：安全出行無意外。只要透過運動，便可以在血液裡重現這些如同田園詩般的膽固醇運輸狀況（參7）。

　　總而言之，有許多種飲食和生活方式的因素，都會影響膽固醇的運輸方式，進而影響罹患心臟病的風險。其中最危險的因素便是糖和加工食品中的反式脂肪（我們在上述例子比喻為暴雨和暴風雪天氣）。反過來看，最近的研究證明天然食物中的飽和脂肪，並不會帶來很大的心臟病風險，我們也瞭解到運動（陽光燦爛的日子）對心臟具有保護作用。

好警察……

　　過去的十年中，人們已逐漸接受膽固醇總量並非判斷心臟病風險的可靠因素，因此我們的日常詞彙裡多增了兩個名詞：好膽固醇和壞膽固醇。「好膽固醇」便是 HDL（警車），而「壞膽固醇」仍被用來同時描述兩種低密度脂蛋白 LDL（A 型和 B 型）。也就是把我們體內的魯莽小客車和安全的紅色公車混為一談，而且還直接統稱為壞膽固醇。這點等於混淆了飲食風險的分析，尤其是誤判飽和脂肪的飲食風險，讓整個研究範圍變得更為混亂，彷彿有些科學家是在濃霧中尋找要搭的車。為什麼會有濃霧將對公衛如此重要的真相掩蓋住了？我個人無法確定，不過我相當懷疑那些頂級科研機構的既得利益者，可能從中發揮了影響力。不幸的是，整個研究方向仍會被為研究機構提供資金的公司影響。雖然現在科學家必須公開他們的贊助資方，但即使公開也無法影響他們的研究方向，充其量只是讓大眾比較容易發現研究結果是否偏頗。

　　他汀類藥物是全世界銷量最大的藥物。根據最新的訊息醫學統計（IMS）報告，包括他汀類在內的降膽固醇藥物收入，在 2010 年達到

了三百五十億美元。這些藥物經證明可阻斷肝臟中的某些膽固醇生成，降低血液中的總膽固醇水平；亦即他汀類藥物不僅可以降低總膽固醇水平，還可以降低某些患者罹患心臟病的風險。不過現在已有許多研究人員，懷疑他汀類藥物對心臟病的影響是否真與膽固醇有關：因為有越來越多的證據證明，他汀類藥物之所以有效，是因為可減輕心血管疾病的發炎情形。如果都已證明如此，為何美國心臟協會（AHA）仍然支持「飲食—心臟假說」、堅信 LDL 膽固醇（兩種類型都是）是導致心臟病的原因？況且 AHA 目前仍是指導世界各地相關研究的專家團體，卻還在堅持低飽和脂肪飲食對降低心臟病發生率有益呢？

事實上，在 AHA 最近的指南裡還建議在血液膽固醇的治療上，降低他汀類藥物的適用門檻（參 8），而且這項建議是基於整合分析（所有先前研究的總結）而來，也就是根本排除了有關 LDL 兩種亞型的重要研究（參 9）。如果這種研究無法存在，就代表 AHA 的指南一定存在著某種程度的「偏見」。世界各地的許多醫生都遵循這些指南，以決定是否要開他汀類藥物的處方。如果「飲食—心臟假說」仍然有效，那麼被大眾認為是減少膽固醇而非減少心血管發炎的他汀類藥物，當然也會在治療心臟病的有效藥物處方上繼續暢銷。

還有一種引起關注的特定飽和脂肪便是「棕櫚酸」（palmitic acid）。世衛組織的一份報告（參 10）指出，有可信證據證明食用這種類型的脂肪會導致心臟病。棕櫚酸確實存在於所有類型的肉類和乳製品中，不過含量很少。純棕櫚酸可透過簡單地把棕櫚油加熱到高溫而製成，而且可以直接用火加熱，因此也成為非洲村莊的主要食用油。把棕櫚油加入食品後，質地和味道都變得很好，而且價格相當便宜，因此加工食品也會大量使用棕櫚油。我相信從這些加工食品，一定會出現棕櫚酸與心臟病的關聯性，而不是天然脂肪（如紅肉、乳酪和牛奶）中少量存在的棕櫚酸所致。

最近一項針對所有先前相關研究的獨立整合研究裡，分析了飲食

中飽和脂肪與死亡風險的關聯性，並未顯示出任何風險的增加，尤其是心臟病、中風或糖尿病的風險都沒有任何增加的情況（參 11）。

　　總結來說，他汀類藥物當然在某些情況下有效，但我很懷疑醫師開這種處方的醫學根據（只要高 LDL 和總膽固醇水平略微升高就可以開），而且門檻降低意味著它們會被過度開藥。這種研究當然適合生產他汀類藥物的製藥公司，但為什麼某些醫學協會（如 AHA）會刻意忽略其他有用的相關科學研究？這樣對他們來說到底有什麼好處？就留給各位決定吧。不過很不幸的是，由於這些結論矛盾的研究，讓「飲食─心臟假說」一直存在於這個世界上，也讓政府的飲食指南始終建議人們避食天然食物中的飽和脂肪，而要用穀物和人造植物油來代替。只要這個問題不解決，就會一直指導人們食用這些根本上會致胖的飲食，而讓肥胖依舊成為目前最大的公衛問題。

一般食品的升糖負荷和 omega-3
與 omega-6 的比例

食物	份量	烹飪	重量（g）	升糖負荷	OMEGA-6（mg）	OMEGA-3（mg）
蔬果類						
白馬鈴薯	1 大塊	烤	300	29	129	39
白馬鈴薯去皮	1 大塊	水煮	300	26	96	30
馬鈴薯泥＋全脂牛奶	1 杯	水煮	210	16	81	35
地瓜	2 中片	烤	300	20	103	6
烤馬鈴薯薄片	10 片	烤	133	13	232	21
芋頭	1 杯	水煮	145	13	43	8
法國洋薊	1 杯	水煮	168	5	264	100
胡蘿蔔	1 杯	水煮	78	2	67	1
青花菜	1 大莖	水煮	280	8	143	333
菠菜	1 杯	水煮	180	2	30	166
花椰菜	1 杯	水煮	120	2	31	104
小白菜	1 杯切絲	水煮	170	1	52	70
結球甘藍	1 杯切絲	水煮	145	3	26	33
球芽甘藍	1 杯	水煮	155	5	91	200
蘆筍	1 杯	水煮	180	1	183	15
綠豆	1 杯	水煮	125	4	70	111
豌豆	1 杯	水煮	160	9	301	31
芹菜	1 大莖	生吃	64	1	50	0
番茄	1 杯	生吃	150	2	119	5
罐頭番茄	½ 罐	水煮	200	6	108	5

食物	份量	烹飪	重量 （g）	升糖 負荷	OMEGA-6 （mg）	OMEGA-3 （mg）
黃瓜	½ 杯	生吃	52	1	14	2
甜菜根	2 中片	水煮	100	4	58	5
香菇、蘑菇	1 杯	烤	121	3	242	0
柳橙	1 個	生吃	140	4	43	15
柳橙汁	1 杯	榨汁	250	9	124	34
蘋果	中等大小 1 個	生吃	180	5	78	16
蘋果汁	1 杯	榨汁	250	6	82	17
梨	1 個	生吃	120	2	66	1
香蕉	中等大小 1 根	生吃	120	10	54	31
葡萄	1 杯	生吃	150	9	55	16
鳳梨	1 杯	罐頭	181	8	41	30
肉類						
飼料牛肉切碎	1 塊牛排份量	生吃	200	0	600	40
草飼牛肉切碎	1 塊牛排份量	生吃	200	0	171	44
牛肉漢堡	1 塊肉餅	乾煎	82	0	270	56
烤牛肉	1 份	烤	200	0	660	240
烤雞肉	1 份	烤	200	0	1,380	140
小羊肉	1 片	烤	230	0	1,631	1,095
火腿肉	1 份	烤	200	0	1,800	290
乳酪類						
奶油	1 茶匙		14	0	382	44
人造奶油	1 茶匙		14	0	4,357	42
天然巧達起司	½ 杯切丁		76	1	381	241
加工巧達起司	½ 杯切丁		112	7	295	162
布里起司	½ 杯切丁		72	1	369	225
卡門貝爾起司	½ 杯切丁		123	1	553	336
牛奶						
全脂 3.25%	1 杯		250	9	300	200
半脫脂，脂肪含量 2%	1 杯		250	9	111	71
脫脂	1 杯		250	9	12	5

食物	份量	烹飪	重量（g）	升糖負荷	OMEGA-6（mg）	OMEGA-3（mg）
低脂優酪乳	1 盒		125	12	12	7
原味優酪乳	1 盒		113	4	73	30
蛋						
籠飼雞蛋	1 大個	水煮	50	0	572	37
蛋黃	1 大個	生	17	0	600	38
蛋白	1 大個	生	33	0	0	0
亞麻籽雞蛋（omega-3 雞蛋）（注 1）	1 大個	生	50	0	948	224
魚油雞蛋（注 2）	1 大個	生	50	0	624	229
油類						
葵花油	1 茶匙		14	0	3,905	5
橄欖油	1 茶匙		14	0	1,318	140
芥花油	1 茶匙		14	0	3,217	812
麻油	1 茶匙		14	0	5,576	40
魚肝油	1 茶匙		14	0	126	2,664
大豆油	1 茶匙		14	0	6,807	917
豬油	1 茶匙		14	0	1,428	140
棕櫚油	1 茶匙		14	0	1,228	27
魚類						
鱈魚	1 片	烤	180	0	10	310
黑線鱈	1 片	烤	150	0	18	400
野生鮭魚（釣）	½ 片	生	200	0	408	3,000
養殖鮭魚	½ 片	生	200	0	555	2,037
明蝦	大段	煎	150	0	31	520
裹粉明蝦	大段	油炸	150	0	5,751	682
黑色魚子醬	1 大匙	生	16	0	13	1,086
新鮮藍鰭鮪魚	中份	生	100	0	53	1,300
鹽水罐頭鮪魚	1 杯	生	154	0	14	433
油罐頭鮪魚	1 杯	生	146	0	3,917	295
番茄醬罐頭沙丁魚	1 杯	生	89	1	109	1,507
油罐頭沙丁魚	1 杯	生	149	0	5,280	2,205
超級市場						
義大利麵	中份	水煮	150	21	560	52

食物	份量	烹飪	重量（g）	升糖負荷	OMEGA-6（mg）	OMEGA-3（mg）
白米飯	中份	煮熟	150	24	98	20
糙米飯	中份	煮熟	164	16	195	156
麵條	1 杯	水煮	160	21	835	44
白麵包	2 片		50	16	304	34
全麥麵包	2 片		56	10	161	7
白糖	1 茶匙		4	3	0	0
白糖			100	70	0	0
麵粉			100	53	828	17
小麥餅乾	4 塊		50	17	1,350	70
黑麥脆餅	4 塊		44	16	156	20
洋芋片	1 小包		28	11	3,010	53
洋芋片	1 大包		60	23	6,100	120
可口可樂	1 罐		330	11	0	0
海綿蛋糕	1 片		63	23	350	22
豆類食品						
紅腰豆	½ 罐		200	12	212	164
鷹嘴豆	½ 罐		200	20	982	38
焗豆	½ 罐		200	16	186	154
穀類						
香果圈	1 杯		30	18	343	17
香甜玉米片	1 杯		39	26	34	2
原味玉米片	1 杯		28	17	84	6
營養麥片	½ 杯		56	25	497	25
堅果類						
杏仁	1 小袋	烤	50	0	7,400	0
腰果	1 小袋	烤	50	4	4,240	34
澳洲堅果	1 小袋	烤	50	0	645	102
花生	1 小袋	油烤	50	0	7,609	0
花生醬	2 大匙		32	0	4,709	26
加工肉製品						
歐式臘腸	4 片	冷凍	100	0	1,940	420
牛肉香腸	1 條	煎熟	100	0	430	0

食物	份量	烹飪	重量（g）	升糖負荷	OMEGA-6（mg）	OMEGA-3（mg）
豬肉香腸	1 條	煎熟	70	0	2,430	80
速食						
雙層起司漢堡	1 個		400	27	10,353	1,564
起司漢堡	1 個		133	16	1,818	164
雞肉華堡	1 個		272	24	11,523	1,423
薯條	1 中包		177	26	1,310	31
巧克力奶昔	兒童杯		267	39	507	42
馬鈴薯泥	1 杯		150	27	6,800	527
12 吋起司披薩	1 片		95	15	1,563	188
14 吋義大利辣香腸比薩	1 片		85	13	2,482	299
炸雞胸肉	1 塊		140	6	2,800	143
高麗菜沙拉	1 份		112	6	4,840	634
薯塊	1 份		134	22	2,303	107

資料來源：美國農業部國家營養數據庫所提供的國家標準參考營養數據；https://nutritiondata.self.com

---

1 天然食物的 omega-3：omega-6 比例為 1：1 至 1：4。

多數西式飲食的 omega-3：omega-6 比例為 1：15 或更高。

我們的目標是要將 omega-3：omega-6 的比例降低至天然食物中的比例。

2 食物的升糖負荷取決於份量；即一個大烤馬鈴薯的升糖負荷為 29，兩個大烤馬鈴薯的升糖負荷即為 58。

在本書計畫的第五步驟裡，我們希望你從每天最多 100 公克的升糖負荷開始，然後逐漸降低到每天 80 公克的升糖負荷。如果感覺還不錯的話，也可再低一些。請記住，當替換含碳水化合物多的食物時，請不要避開肉類或乳製品這些含有飽和脂肪的天然食物。另外也請記住，大多數蔬菜的升糖負荷較低且 omega 特性良好。

參考資料

第一章 寫給初學者的「代謝學」

1. USDH（1998）。Clinical guidelines on the identi cation, evaluation, and treatment of overweight and obesity in adults: the evidence report.（成人過重和肥胖的鑑定，評估和治療的臨床指南：證據報告），美國國家衛生研究院（NIH）出版，編號 98-4083，9 月。

2. R. Bailey（2018）。*Evaluating Calorie Intake for Population Statistical Estimates（ECLIPSE）Project,* 2 月 .（評估人口統計估計值項目的卡路里攝入量），國家統計局數據科學區。

3. P. Miller（2015）。The United States food supply is not consistent with dietary guidance: evidence from an evaluation using the Healthy Eating Inde×-2010.（美國的食物供應與飲食指南並不相同：使用「2010 年健康飲食指數」進行評估而得出的證據），*J Acad Nutr Diet*，115（1），1 月，95-100 頁。

4. J. Speakerman（2004）。The functional significance of individual variation in basal metabolic rate.（個體基礎代謝率變化的功能性意義），*Physiol Biochem Zool*，77（6），900-915 頁。

5. G. Koepp（2016）。Chair-based fidgeting and energy expenditure.（久坐者的煩躁感與能量消耗），*BMJ Open Sport Exerc Med*，2（1）。

6. E. Sims 和 E. Horton （1968）。Endocrine and metabolic adaptation to obesity and starvation.（肥胖和飢餓的內分泌與代謝適應），*Am J Clin Nutr*，21（12），12 月，1455–70 頁。

7. R. Leibel 等（2000）。Effects of changes in body weight on carbohydrate metabolism, catecholamine e×cretion, and thyroid function.（體重變化對碳水化合物代謝、兒茶酚胺分泌和甲狀腺功能的影響），*Am J Clin Nutr*，71（6），6 月，1421-32 頁。

8. A. Harris 等（2006）。Weekly changes in basal metabolic rate with eight weeks of overfeeding.（過度餵食八週下，每週基礎代謝率所發生的變化），*Obesity（Silver Spring）*，14（4），4 月，690-95 頁。

9. C. Weyer 等（2001）。Changes in energy metabolism in response to 48 h of overfeeding and fasting in Caucasians and Pima Indians.（白人和皮馬族人在進食和

禁食 48 小時所引起的能量代謝變化），*Int J Obes Relat Metab Disord*，25（5），5 月，593-600 頁。

10. A. Keys 等（1950）。*The Biology of Human Starvation*, Vol. 1.（人類飢餓生物學，第一卷）明尼阿波利斯，明尼蘇達大學出版社。

11. R. Leibel 等（1995）。Changes in energy expenditure resulting from altered body weight.（體重變化導致能量消耗的改變），*N Eng J Med*，332（10），621-8；S. Roberts 和 I. Rosenberg（2006），Nutrition and aging: changes in the regulation of energy metabolism with aging.（營養與衰老：隨著身體衰老，能量代謝調節發生的變化），*Physiol Rev*，86（2），651-67 頁，4 月。

12. A. Evans 等（2016）。Drivers of hibernation in the brown bear.（棕熊冬眠的驅動者），*Frontiers in Zoology*，13，2 月，文章編號 7。

13. R. Keesey（1997）。Body weight set-points: determination and adjustment.（體重設定點：確定與調整），*J Nutr*, 127（9），9 月，1875S-1883S。

第二章　聖牛

1. B. Levin 等（1989）。Initiation and perpetuation of obesity and obesity resistance in rats.（小鼠肥胖症的發生與存續以及肥胖抵抗性），*Am J Physiol Regul Integr*，256（3，Pt 2），R766-71 頁。

2. M. Butovskaya 等（2017）。Waist-to-hip ratio, body-mass inde✕, age and number of children in seven traditional societies.（七個傳統社會的腰臀比例、BMI 值、年齡和兒童數量），*Sci Rep*，7（1），5 月，1622 頁。

3. M. Ashwell 等（2014）。Waist-to-height ratio is more predictive of years of life lost than body mass index.（腰與身高的比例，會比 BMI 值更能預測減少的壽命），*PLoS One*，9（9），9 月。

4. V. Eshed 等（2010）。Paleopathology and the origin of agriculture in the Levant.（黎凡特地區的古病理學與農業起源），*Am J Phys Anthropol*，143（1），9 月，121-33 頁。

5. 世界衛生組織（2016）。全球衛生觀測站數據。

6. J. Wardle 和 D. Boniface（2008）。Changes in the distributions of body mass index and waist circumference in English adults, 1993/1994 to 2002/2003.（1993/1994 年至 2002/2003 年英國成年人 BMI 指數和腰圍的分布變化），*Int J Obes*（Lond），32（3），3 月，527-32 頁。

7. 路透社／益普索（2012）。5 月 7 日至 10 日，益普索市場研究公司對一千一百四十三名成年人進行的網路調查，路透社。

8. C. Haworth 等（2008）。Childhood obesity: genetic and environmental overlap with normal-range BMI.（兒童肥胖：遺傳和環境與正常範圍的 BMI 重疊），

Obesity，16（7），7月，1585-90 頁。

9. Q. xia 和 S. F. Grant（2013）。The genetics of human obesity.（人類肥胖的遺傳學），*Ann N Y Acad Sci*，1281，4月，178-90 頁。

10. B. Gascoigne（2001）。Retrieved 2018, from HistoryWorld: www.history world.net.（從 HistoryWorld 檢索 2018 年），www.history world.net。

11. J. Terrell（ed.）（1988）。*Von den Steinen's Marquesan Myths*, translated by Marta Langridge. Canberra: Target Oceania.（馮・丹・施泰能的《馬奎桑神話》），瑪塔・朗里奇（Marta Langridge）翻譯。坎培拉：目標大洋洲，太平洋歷史雜誌。

12. R.O'Rourke（2015 年）。Metabolic thrift and the genetic basis of human obesity.（代謝節儉和人類肥胖的遺傳基礎）*Ann Surg*，259（4），4月，642-8 頁。

13. J. Neel（1962）。Diabetes mellitus: a "thrifty" genotype rendered detrimental by "progress"?（糖尿病：一種「節儉」的基因型會因「進步」而變得有害嗎？）*Am J Hum Genet*，14，12月，353-62 頁。

14. 世界衛生組織（2016 年）。全球衛生觀測站數據。

15. P. Manning（1992）。The Slave Trade: The Formal Demography of a Global System，（奴隸貿易：全球系統的形式人口統計學），J. E. Inikori 和 S. L. Engerman（編輯）；*The Atlantic Slave Trade*. Durham。北卡羅來納州達勒姆市：杜克大學出版社。

16. A. Quasim 等（2018）。On the origin of obesity: identifying the biological, environmental and cultural drivers of genetic risk among human populations.（關於肥胖的起源：找出影響人類遺傳風險的生物學、環境和文化驅動因素）。*Obes Rev*，19（2），2月，121-49 頁。

17. Y. Wang 和 M. Beydoun（2007）。The obesity epidemic in the United States – gender, age, socioeconomic, racial ∕ ethnic, and geographic characteristics: a systematic review and meta-regression analysis.（美國的肥胖流行病 – 性別、年齡、社會經濟、種族／民族和地理特徵：系統性評論與綜合迴歸分析），*Epidemiol Rev*，29，6-28；疾病控制與預防中心（CDC）（2012）。全國健康與營養檢查調查，*NHANES* 2011-2012 概述。國家衛生統計中心。

18. S.van Dijk 等（2015）。Epigenetics and human obesity.（表觀遺傳學和人類肥胖），*Int J Obes*，39（1），85-97。

19. Z. Stein 和 M. Susser（1975）。The Dutch famine, 1944–1945, and the reproductive process.（1944-1945 年荷蘭飢荒及後續生殖方面的研究），I. 對六個指標的影響，*Pediatric Research 9*，2月，70-76 頁。

20. M. Hult 等（2010）。Hypertension, diabetes and overweight: looming legacies of the Biafran famine.（高血壓、糖尿病和過重：比弗拉飢荒的影響遺留），*PLoS One*，5（10），10月，e13582。

21. B. Weinhold（2006）。Epigenetics: the science of change.（表觀遺傳學：變革的科學），*Environ Health Perspect*，114（3），3月，A160-A167。

22. I.Ehrenreich 和 D.Pfennig（2016）。Genetic assimilation: a review of its potential proximate causes and evolutionary consequences.（基因同化：對其潛在近因和演化後果的評論），*Ann Bot*，117（5），4月，769-79頁。

23. A. Samuelsson 等（2008）。Diet-induced obesity in female mice leads to offspring hyperphagia, adiposity, hypertension, and insulin resistance: a novel murine model of developmental programming.（飲食誘發的雌性小鼠肥胖導致後代食慾亢進、肥胖、高血壓和胰島素抵抗：發展程序的新小鼠模型），*Hypertension*，51（2），2月，383-92頁。

24. A. Kubo 等（2014）。Maternal hyperglycemia during pregnancy predicts adiposity of the offspring.（孕婦在懷孕期間的高血糖預測後代的肥胖），*Diabetes Care*，37（11），11月，2996-3002頁。

25. A. Sharma 等（2005）。The association between pregnancy weight gain and childhood overweight is modified by mother's pre-pregnancy BMI.（母親的孕前 BMI 指數對孕婦體重增加與兒童過重之間的變動關聯），*Pediatr Res*，58，1038。

26. F. Guenard 等（2013）。Differential methylation in glucoregulatory genes of offspring born before vs. after maternal gastrointestinal bypass surgery.（產婦在胃繞道手術前後，後代的糖調節基因的甲基化差異），*Proc Natl Acad Soi USA*，110（28），7月，11439-44頁。

27. R. Waterland 和 R. Jirtle（2003）。Transposable elements: targets for early nutritional effects on epigenetic gene regulation.（轉位因子：對表觀遺傳基因控制早期營養作用的標靶），*Mol Cell Biol*，23（15），8月，5293-300頁。

28. Waterland 和 Jirtle（2003）。Transposable elements.（轉位因子）。

第三章　節食與《減肥達人》

1. E. Fothergill 等（2016）。Persistent metabolic adaptation for 6 years after「The Biggest Loser」competition.（在《減肥達人》競賽後持續追蹤六年的代謝適應），*Obesity*（*Silver Spring*），24（8），8月，1612-19頁。

2. H. Yoo 等（2010）。Difference of body compositional changes according to the presence of weight cycling in a community-based weight control program.（基於社群的體重控製程序所表現的體重循環，來觀察身體組成變化的差異），*J Korean Med Sci*，25（1），1月，49-53頁。

3. S. Dankel 等（2014）。Weight cycling promotes fat gain and altered clock gene expression in adipose tissue in C57BL/6J mice.（體重循環可促進 C57BL/6J 小鼠脂肪組織中的脂肪增加和週期基因表現的改變），*Am J Physiol Endocrinol Metab*，

306（2），1 月，E210-24。

4. J. Speakerman 等（2004）。The functional significance of individual variation in basal metabolic rate.（個體基礎代謝率差異的功能性意義），*Physiol Biochem Zool*，77（6），11 至 12 月，900-915 頁。

5. L. Arone 等（1995）。Autonomic nervous system activity in weight gain and weight loss.（自律神經系統活動對體重增加或降低的影響），*Am J Physiol 269*（1，Pt 2），R222-5。

6. K. O'Dea 等（1982）。Noradrenaline turnover during under- and over- eating in normal weight subjects.（正常體重受試者在飲食不足和暴飲暴食的去甲基腎上腺素更新率），*Metabolism*，31（9），9 月；S.Welle 等（1991）。Reduced metabolic rate during beta-adrenergic blockade in humans.（降低人類 β- 腎上腺素阻斷期間的代謝率），*Metabolism*，40（6），6 月，619-22 頁；A. Thorp 與 M. Schlaich（2015）。Relevance of sympathetic nervous system activation in obesity and metabolic syndrome.（肥胖和代謝症候群在啟動交感神經系統的關聯性），*J Diabetes Res*，2015，341583。

7. J. Grundlingh 等（2011）。2,4-dinitrophenol （DNP）: a weight loss agent with significant acute to xicity and risk of death.（2,4- 二硝基酚 DNP：具有明顯的急毒性和死亡風險的減肥藥），*J Med To xicol*，7（3），9 月，205-12 頁。

第四章　我們為何而吃

1. D. Cummings 等（2002）。Plasma ghrelin levels after diet-induced weight loss or gastric bypass surgery.（飲食引起的體重減輕或胃繞道手術後的血液飢餓肽水平），*N Eng J Med*，346（21），5 月，1623-30 頁。

2. P. Sumithran 等（2011）。Long-term persistence of hormonal adaptations to weight loss.（體重減輕的長期持續荷爾蒙適應），*N Eng J Med*，365（17），1 月，1597-1604 頁。

3. J. Cirello 與 J. Moreau（2013）。Systemic administration of leptin potentiates the response of neurons in the nucleus of the solitary tract to chemoreceptor activation in the rat.（瘦素的系統性回應促進了大鼠孤束核中神經元受體的啟動），*Neuroscience*，229，1 月，89-99 頁。

4. Y. Zhang 等（1994）。Positional cloning of the mouse obese gene and its human homologue.（小鼠肥胖基因及其人類同源物的位置複製），*Nature*，372（6505），12 月，425-32 頁。

5. C. Montague 等（1997）。Congenital leptin deficiency is associated with severe early-onset obesity in humans.（先天性瘦素缺乏症與人類嚴重的早發性肥胖有關），*Nature*，387（6636），6 月，903-8 頁。

6. S. Heymsfield 等（1999）。Recombinant leptin for weight loss in obese and lean adults: a randomized, controlled, dose-escalation trial.（重組瘦素用於肥胖和瘦弱成年人的體重減輕：一項隨機、對照、劑量遞增試驗。）*JAMA*，282（16），10 月，1568-75 頁。

第五章　暴食者

1. F.Chehab（2014 年 ）。20 years of leptin: leptin and reproduction: past milestones, present undertakings, and future endeavours.（瘦素 20 年：瘦素和生殖：過去的里程碑，現在的事業和未來的努力），*J Endocrinol*，223（1），十月，T37-48。

2. Chehab（2014 年）。20 years of leptin.（瘦素 20 年）。

3. R.Lustig（2013 年）。*Fat Chance: Beating the odds against sugar, processed food, obesity and disease.*（肥胖契機：擊敗糖分、加工食品、肥胖和疾病），紐約：Hudson Street Press。

4. S.Ramirez 和 M.Claret（2015）。Hypothalamic ER stress: a bridge between leptin resistance and obesity.（下視丘內質網壓力：瘦素抵抗和肥胖之間的橋樑），*FEBS Lett*，589（14），6 月，1678-87 頁。

5. R. Lustig等（2004）。Obesity, leptin resistance and the effects of insulin reduction.（肥胖、瘦素抵抗和胰島素的作用減少），*Int J Obes Relat Metab Discord*，28（10），10 月，1344-8 頁。

6. B. Wisse和M. Schwartz（2009）。Does hypothalamic inflammation cause obesity?（下視丘炎症會引起肥胖嗎？），*Cell Metab*，10（4），10 月，241-2 頁。

7. I. Nieto-Vazquez 等（2008）。Insulin resistance associated to obesity: the link TNF-α.（與肥胖相關的胰島素抵抗：TNF-α 的連結），*Arch Physiol Biochem*，114（3），7 月，183-94 頁。

8. Chehab（2014）。20 years of leptin.（瘦素 20 年）。

9. J. Wang 等（2001）。Overfeeding rapidly induces leptin and insulin resistance.（過量餵養會迅速誘導瘦素和胰島素抵抗性），*Diabetes*，50（12），12 月，2786-91 頁。

第七章　主廚

1. R. Dawkins（1989）。*The Selfish Gene*, 2nd edn.（自私的基因第二版），牛津：牛津大學出版。

2. L. C. Aiello 與 P. Wheeler（1995）。The expensive-tissue hypothesis: the brain and the digestive system in human and primate evolution.（昂貴組織假說：人類和靈長類動物演化的大腦和消化系統），*Current Anthropology*，36（2），4 月，199-221 頁。

3. F. Berna 等（2012）。Microstratigraphic evidence of in situ fire in the Acheulean strata of Wonderwerk Cave, Northern Cape province, South Africa.（南非北開普省 Wonderwerk 洞穴 Acheulean 地層中原位用火的微觀地層學證據），*PNAS*，109（20），5 月，E1215-20。

4. C.Koebnick 等（1999）。Consequences of a long-term raw food diet on body weight and menstruation: results of a questionnaire survey.（長期生食飲食對體重和月經的影響：問卷調查的結果），*Ann Nutr Metab*，43（2），69-79 頁。

5. I. Olalde 等（2014）。Derived immune and ancestral pigmentation alleles in a 7,000-year-old Mesolithic European.（7,000 年前的中石器時代歐洲人所衍生的免疫和祖先色素沉澱等位基因），*Nature*，507（7491），3 月，225-8 頁。

6. D. Bramble 和 D. Lieberman（2004）。Endurance running and the evolution of Homo.（耐力跑步和人類演化），*Nature*，432（7015），11 月，345-52 頁。

7. P. Williams（2007）。Nutritional composition of red meat.（紅肉的營養成分），*Nutrition and Dietetics*，64（4），八月，113-19 頁。

8. P. Clayton（2009 年）。How the mid-Victorians worked, ate and died.（中維多利亞時期的人們如何工作、飲食與死亡），*Int J Environ Res Public Health*，6（3），3 月，1235-53 頁。

第八章　事件的核心

1. 美國農業經濟研究部「糧食供應」；美國統計摘要。美國政府印刷局，763 頁。

2. J. Yudkin（1972）。*Pure, White and Deadly: How sugar is killing us and what we can do to stop it.*（純白且致命：糖如何殺死我們以及該如何阻止），倫敦：Davis-Poynter；重新發行倫敦：Penguin Books，2012 年。

3. R. McGandy 等（1967）。Dietary fats, carbohydrates and atherosclerotic vascular disease.（膳食脂肪、碳水化合物和動脈粥樣硬化血管疾病），*N Eng J Med*，277（4），7 月，186-92 頁。

4. C. Kearns（2016）。Sugar industry and coronary heart disease research: a historical analysis of internal industry documents.（製糖業和冠狀動脈疾病研究：對內部產業文獻的歷史分析），*JAMA Intern Med*，176（11），11 月，1680-85 頁。

5. A. Keys（1980）。*Seven Countries: A multivariate analysis of death and coronary heart disease.*（七國研究：死亡和冠狀動脈關聯性的心臟病多元分析），麻州劍橋市：哈佛大學出版社。

6. A. Keys（1980）。同 5。

7. N. Teicholz（2014 年）。*The Big Fat Surprise: Why butter, meat and cheese belong in a healthy diet.*（令人大感意外的脂肪：為什麼奶油、肉類、乳酪應該是健康飲食），紐約：Simon & Schuster。

8. R. H. Lustig（2013）。*Fat Chance: The hidden truth about sugar, obesity and disease.*（肥胖契機：擊敗糖分、加工食品、肥胖和疾病），倫敦：Fourth Estate。

9. Teicholz（2014 年）。同 7，101 頁。

10. E. Steele 等（2016）。Ultra-processed foods and added sugars in the US diet: evidence from a nationally representative cross-sectional study.（美國飲食中的超加工食品和糖分：一項全國代表性的橫切面研究證據），*BMJ Open*，6（3），3 月。

11. P.Clayton（2009）。How the mid-Victorians worked, ate and died.（維多利亞中期的人們如何工作、飲食與死亡），*Int J Environ Res Public Health*，6（3），3 月，1235-53 頁；J.E.Bennett 等（2015）。The future of life expectancy and life expectancy inequalities in England and Wales: Bayesian spatiotemporal forecasting.（英格蘭與威爾斯的預期壽命和預期壽命不平等的未來：貝氏推論時空預測），*The Lancet*，386（9989），7 月，163-70 頁。

第九章　Omega 密碼

1. D.Arnold（2010）。British India and the「Beriberi Problem」, 1798–1942.（1798–1942 年的英屬印度和「腳氣病問題」），*Med Hist*，54（3），7 月，295-314 頁。

2. A. Hawk（2006 年）。The great disease enemy, Kak'ke（beriberi）and the Imperial Japanese Army.（疾病的大敵 Kak'ke 腳氣病和日本帝國陸軍），*Military Medicine*，171（4），333-9 頁。

3. N. Raizman（2004）。Review of S. R. Bown, Scurvy: How a Surgeon, a Mariner, and a Gentleman Solved the Greatest Medical Mystery of the Age of Sail（New York: St Martin's Press, 2003）.（S. R. Bown 評論《壞血病：外科醫生、水手和紳士如何解決航海時代最大的醫學難題》，紐約：聖馬丁出版社，2003），*J Clin Invest*，114（12），12 月，1690 頁。

4. J. Lind（1753）。*A Treatise of the Scurvy.*（壞血病專著），Edinburgh: A. Kincaid 與 A. Donaldson.。]

5. S. Allport（2006）。*The Queen of Fats.*（脂肪女王），加州：加州大學出版。

6. C. E. Ramsden 等（2013）。Use of dietary linoleic acid for secondary prevention of coronary heart disease and death: evaluation of recovered data from the Sydney Diet Heart Study and updated meta-analysis.（膳食亞麻油酸用於冠狀動脈疾病和死亡的二級預防：從雪梨飲食心臟研究和更新的綜合分析中評估恢復的數據），*BMJ*，346，2 月，e8707。

7. A. P. Simopoulos（2004）。Omega-6/omega-3 essential fatty acid ratio and chronic diseases.（Omega-6/omega-3 必需脂肪酸比例與慢性病），*Food Reviews International*，20（1），77-90 頁。

8. H. Freitas 等（2017）。Polyunsaturated fatty acids and endocannabinoids in health and disease.（多不飽和脂肪酸和內生性大麻素在健康和疾病中的作用），*Nutr Neurosci*，21（1），7 月，1-20 頁。

9. A.P.Simopoulos（2016）。An increase in the omega-6/omega-3 fatty acid ratio increases the risk for obesity.（omega-6/omega-3 脂肪酸比例的增加會增加肥胖的風險），*Nutrients*，8（3），三月，128 頁。

10. S.Banni 和 V.Di Marzo（2010）。Effect of dietary fat on endocannabinoids and related mediators: consequences on energy homeostasis, inflammation and mood.（膳食脂肪對內生性大麻素和相關介質的影響：對能量穩態，炎症和情緒的影響），*Mol Nutr Food Res*，54（1），1 月，82-92 頁；I. Matias 和 V.Di Marzo（2007）。Endocannabinoids and the control of energy balance.（內生性大麻素和能量平衡的控制），*Trends Endocrinol. Metab*，18（1），1-2 月，27-37 頁。

11. Allport（2006）。*The Queen of Fats.*（脂肪女王）。

12. A.Evans（2016）。Drivers of hibernation in the brown bear.（棕熊冬眠的驅動原因），*Frontiers in Zoology*，13，2 月，文章編號 7。

13. T. Ruf 和 W. Arnold（2008）。Effects of polyunsaturated fatty acids on hibernation and torpor: a review and hypothesis.（多不飽和脂肪酸對冬眠和蟄伏的影響：審查和假設），*Am J Physiol Regul Integr Comp Physiol*，294（3），3 月，R1044-52；D.Munro 和 D.W.Thomas（2004）。The role of polyunsaturated fatty acids in the expression of torpor by mammals: a review.（多不飽和脂肪酸在哺乳動物蟄伏表現的作用：綜述），*Zoology*，107（1），29-48 頁。

14. G. L. Florant（1998）。Lipid metabolism in hibernators: the importance of essential fatty acids.（冬眠者中的脂質代謝：必需脂肪酸的重要性），*Amer Zool*，38，331-40 頁。

15. V. Hill 和 G. L. Florant（2000）。The effect of a linseed oil diet on hibernation in yellow-bellied marmots（Marmota flaviventris）.（亞麻籽油飲食對黃腹土撥鼠冬眠的影響），*Physiol Behav*，68（4），2 月，431-7 頁。

16. Allport（2006 年）。*The Queen of Fats.*（脂肪女王）。

第十章　血糖雲霄飛車

1. P. Evans 和 R. Lynch（2003）。Insulin as a drug of abuse in body building.（健美運動的濫用藥物——胰島素），*Br J Sports Med*，37（4），8 月，356-7 頁。

2. R. Henry 等（1993）。Intensive conventional insulin therapy for type II diabetes. Metabolic effects during a 6-mo outpatient trial.（第 2 型糖尿病的強化常規胰島素治療。6 個月門診試驗期間的代謝效果），*Diabetes Care*，16（1），1 月，21-31 頁。

3. R. H. Lustig 等（2003）。Suppression of insulin secretion is associated with weight loss and altered macronutrient intake and preference in a subset of obese adults（在部分肥胖的成年人中，胰島素分泌的抑制與體重減輕和大量營養素攝入及偏好的改變有關），*Int J Obes Relat Metab Disord*，27（2），2 月，219-26 頁。

4. C. S. Lieber 等（1991）。Perspectives: do alcohol calories count?（觀點：酒精卡路里也要算嗎？），*Am J Clin Nutr*，54（6），976-82 頁。

5. P. Suter（2005）。Is alcohol consumption a risk factor for weight gain and obesity?（飲酒是體重增加和肥胖的危險因素嗎？），*Crit Rev Clin Lab Sci*，42（3），197-227 頁。

6. L.Cordain 等（1997）。Influence of moderate daily wine consumption on body weight regulation and metabolism in healthy free-living males.（每天適量飲酒對健康自在生活男性的體重調節和代謝的影響），*J Am Coll Nutr*，16（2），4 月，134-9 頁。

7. A. Arif 和 J. Rohrer（2005）。Patterns of alcohol drinking and its association with obesity: data from the Third National Health and Nutrition Survey 1988–1994.（飲酒模式與肥胖的關聯：來自 1988-1994 年第三次全國健康與營養調查的數據），*BMC Public Health*，5，12 月，126 頁。

8. T. Stalder 等（2010）。Use of hair cortisol analysis to detect hypercortisolism during active drinking phase in alcohol-dependent individuals.（酒精依賴型個體在活躍飲酒階段使用毛髮皮質醇分析檢測皮質醇過多症），*Biol Psychol*，85（3），12 月，357-60 頁。

第十一章　法國悖論

1. P. MacLean 和 R. Batterham 等（2017）。Biological control of appetite: a daunting complexity.（食慾的生物控制：艱鉅的複雜性），*Obesity*（Silver Spring），25（1），3 月，S8-S16。

2. D. Treit 和 M. L. Spetch（1986）。Caloric regulation in the rat: control by two factors.（大鼠的熱量調節：控制兩種因素），*Physiology & Behavior*，36（2），311-17 頁。

第十三章　大地的脂肪

1. M. Sladek 等（2016）。Perceived stress, coping, and cortisol reactivity in daily life: a study of adolescents during the first year of college.（日常生活的壓力、應對和皮質醇反應：一項針對大學一年級學生的研究），*Biol Psychol*，117，5 月，8-15 頁；A. Bhende 等（2010）。Evaluation of physiological stress in college students during examination.（考試期間大學生的生理壓力評估），*Biosc Biotech Res Comm*，3

（2），12 月，213-16 頁。

2. S. Gropper 等（2012）。Changes in body weight, composition, and shape: a 4-year study of college students.（身體重量、組成與外形的變化：為期 4 年的大學生研究），*Appl Physiol Nutr Metab*，37（6），1118-23 頁。

3. L. Dinour 等（2012）。The association between marital transitions, body mass index, and weight: a review of the literature.（婚姻期間、體重指數和實際體重之間的關聯性：文獻綜論），*J Obes*, 2012（294974），5 月。

4. T. Robles 和 J. Kiecolt-Glaser（2003）。The physiology of marriage: pathways to health.（婚姻生理學：健康的途徑），*Physiol Behav*，79（3），8 月，409-16 頁。

5. P. B. Gray 等 人（2004）。Social variables predict between-subject but not day-to-day variation in the testosterone of US men.（美國男性睪固酮的個體間差異而非日常差異的社會變量預測），*Psychoneuroendocrinology*，29（9），10 月，1153-62 頁；E. 巴雷特等（2015）。Women who are married or living as married have higher salivary estradiol and progesterone than unmarried women.（已婚或同居中婦女的唾液雌二醇和黃體激素高於未婚婦女），*Am J Hum Biol*，27（4），7-8 月，501-7 頁。

6. B. Leeners 等（2017）。Ovarian hormones and obesity.（卵巢荷爾蒙和肥胖），*Reprod Update*，23（3），5 月，300-321 頁。

7. J. Cipolla-Neto 等（2014）。Melatonin, energy metabolism, and obesity: a review.（褪黑激素、能量代謝和肥胖綜述），*J Pineal Res*，56（4），5 月，371-81 頁。

8. Cipolla-Neto 等。同 7。

9. M. Mankowska 等（2017）。Confirmation that a deletion in the POMC gene is associated with body weight of Labrador Retriever dogs.（確認 POMC 基因的缺失與拉布拉多犬的體重相關），*Res Vet Sci*，112，六月，116-18 頁。

10. H. Eicher-Miller 等（2012）。Contributions of processed foods to dietary intake in the US from 2003–2008: a report of the Food and Nutrition Science Solutions Joint Task Force of the Academy of Nutrition and Dietetics, American Society for Nutrition, Institute of Food Technologists, and International Food Information Council.（2003-2008 年美國加工食品對飲食攝入的貢獻:營養與營養學研究院，美國營養學會，食品技術人員學會和國際食品訊息理事會食品與營養科學解決方案聯合工作組報告），*J Nutr*，142（11），11 月，2065S-2072S。

11. C.Monteiro 等（2018）。Household availability of ultra-processed foods and obesity in nineteen European countries.（在十九個歐洲國家裡，家庭可取得的超級加工食品和肥胖症），*Public Health Nutr*，21（1），1 月，18-26 頁。

第十四章　準備自己動手做

1. Z. T. Segal 等（2012）。*Mindfulness-Based Cognitive Therapy for Depression*, 2nd edn.（基於正念的憂鬱症認知療法第二版），紐約：The Guilford Press。

第十五章　多吃多休息

1. M.Walker（2017）。*Why We Sleep: Unlocking the power of sleep and dreams.*（為什麼要睡覺？：睡出健康與學習力、夢出創意的新科學），倫敦：Penguin Books。

第十六章　專屬你的「藍色寶地」

1. R. De Souza 等（2015）。Intake of saturated and trans unsaturated fatty acids and risk of all cause mortality, cardiovascular disease, and type 2 diabetes: systematic review and meta-analysis of observational studies.（攝入飽和脂肪酸和反式不飽和脂肪酸，以及所有引起死亡、心血管疾病和第 2 型糖尿病的風險：對觀察性研究的系統評論與綜合分析），*BMJ*，351，8 月，h3978。

2. H. Pontzer 等（2012）。Hunter-gatherer energetics and human obesity.（狩獵／採集者能量與人類的肥胖），*PLoS One*，7（7），7 月，e40503。

附錄一　膽固醇之爭

1. M. Gladwell（2000）。*The Tipping Point: How little things can make a big difference.*（引爆流行：小事如何產生大變化），倫敦：Little, Brown。

2. A. Keys（1980）。*Seven Countries: A multivariate analysis of death and coronary heart disease.*（七國研究：死亡和冠狀動脈關聯性的心臟病多元分析），麻州劍橋市：哈佛大學出版社。

3. C. Kearns 等（2016）。Sugar industry and coronary heart disease research: a historical analysis of internal industry documents.（製糖業和冠狀動脈疾病研究：內部產業文獻的歷史分析），*JAMA Intern Med*，176（11），11 月，1680-85 頁。

4. S.Hamley（2017 年 ）。The effect of replacing saturated fat with mostly n-6 polyunsaturated fat on coronary heart disease: a meta-analysis of randomised controlled trials.（用 n-6 多不飽和脂肪代替飽和脂肪對冠狀動脈疾病的影響：一項隨機對照試驗的綜合分析），*Nutr J*，16（1），5 月，文章編號 30；S.Berger 等（2015）。Dietary cholesterol and cardiovascular disease: a systematic review and meta-analysis.（飲食膽固醇和心血管疾病：系統評論和綜合分析），*Am J Clin Nutr*，102（2），8 月，276-94 頁。

5. R. De Souza 等（2015）。 Intake of saturated and trans unsaturated fatty acids and risk of all cause mortality, cardiovascular disease, and type 2 diabetes: systematic review

and meta-analysis of observational studies.（攝入飽和脂肪酸和反式不飽和脂肪酸，以及所有引起死亡，心血管疾病和第 2 型糖尿病的風險：對觀察研究的系統評論和綜合分析），*BMJ*，351，8 月，h3978。

6. P. Siri 和 R. Krauss（2005）。Influence of dietary carbohydrate and fat on LDL and HDL particle distributions.（飲食中的碳水化合物和脂肪對 LDL 和 HDL 顆粒分佈的影響），*Curr Atheroscler Rep*，7（6），11 月，455-9 頁；P.Siri-Tarino 等（2010）。Saturated fat, carbohydrate, and cardiovascular disease.（飽和脂肪、碳水化合物和心血管疾病），*Am J Clin Nutr*，91（3），3 月，502-9 頁。

7. J. Durstine 等（2002）。Lipids, lipoproteins, and exercise.（脂質、脂蛋白和運動），*J Cardiopulm Rehabil*，22（6），11-12 月，385-98 頁。

8. F. Sacks 等（2017）。Dietary fats and cardiovascular disease: a presidential advisory from the American Heart Association.（膳食脂肪和心血管疾病：來自美國心臟協會的總統顧問建議），*Circulation*，136（3），7 月，e1-e23。

9. R. Krauss（1995）。Dense low density lipoproteins and coronary artery disease.（緊密關聯的低密度脂蛋白和冠狀動脈疾病），*Am J Cardiol*，75（6），2 月，53B-57B。

10. 世界衛生組織（2003 年）。*Diet, Nutrition and the Prevention of Chronic Diseases.*（飲食、營養與慢性病的預防），世衛組織技術報告叢刊，916，10，88。

11. De Souza 等（2015）。Intake of saturated and trans unsaturated fatty acids.（飽和與反式不飽和脂肪酸的攝入）。

附錄二　一般食品的升糖負荷和 omega-3 與 omega-6 的比例

1. S.A.Khan（2017）。Comparative study of fatty-acid composition of table eggs from Jeddah food market and effect of value addition in omega-3 bio-fortified eggs.（吉達食品市場食用雞蛋中脂肪酸組成的比較研究以及 omega-3 生物強化雞蛋中增值的影響），*Saudi J Biol Sci*，24（2），929-35 頁。

2. Khan（2017）。Comparative study of fatty-acid composition of table eggs.（食用雞蛋中脂肪酸組成的比較研究）。

詞彙表

三磷酸腺苷（ATP）：ATP 是地球上所有活著的生物體細胞內都能發現的化學物質，也是細胞可以理解與使用的能源。ATP 會儲存食物分解後所釋放的能量，並將能量運輸到需進行建構和修復的細胞區域。

ATP 電池：ATP 分子就像微型電池一樣，藉由食物充電，並在細胞需要處釋放能量。

自律神經系統（ANS）：自律神經系統是神經系統的某一部分，該部分並不會受到我們的意識控制（會自動運作）。自律神經系統分為交感神經系統（SNS）和副交感神經系統（PNS）兩部分，這兩個系統可以優化身體的行動力（遇到危險時）或保存能量。

基礎代謝率（BMR）：BMR 描述了人體在靜止狀態下使用的能量，包括細胞的化學反應（建立和修復細胞）、溫度控制、呼吸和心跳所需的能量等。

二硝基酚（DNP）：一種化學物質，可將 ATP 中儲存的能量釋放為熱能，而非變成可利用的化學能。

表觀遺傳學：研究 DNA 遺傳性狀如何在懷孕期和幼兒期回應將來可能環境而進行改變的方式。

飢餓肽：胃（和上胃腸道）產生的一種荷爾蒙，可透過對下視丘的作用，讓人產生旺盛的食慾和覓食行為。飢餓肽在飢餓（和節食行為時）時增加反應，進食後則減少。

GLP-1：類升糖素胜肽 -1 是消化食物時由小腸釋放的荷爾蒙。它一樣是透過對下視丘的作用來增加飽足感，因此也是停止進食信號的一部分，同時能提高胰島素的效率。

下視丘：大腦裡一個豌豆大小的腺體，負責處理水分和營養狀況所傳入的感覺訊息。並可依據傳入的信號，回應口渴、飢餓或新陳代謝速率快慢。

胰島素：胰腺面對食物時（尤其是碳水化合物）所產生的一種荷爾蒙。它可以打開細胞中吸收葡萄糖的通道，清除血液中多餘的葡萄糖（糖分）。

瘦素：一種由脂肪細胞產生的荷爾蒙。瘦素是人體體重的「主要調節器」。當脂肪堆積時，瘦素水平上升，向下視丘發出信號，表達已儲存足夠的能量，因而可以讓新陳代謝增加並讓食慾下降。而當脂肪減少時，瘦素水平會跟著下降，導致下視丘決定食慾增加而讓新陳代謝減緩。

瘦素抵抗：指下視丘無法感知到瘦素水平已高，因為瘦素信號被胰島素和 TNF-α（發炎）阻斷。因此儘管體內脂肪含量很高，但下視丘無法感知這一點，因此也無法加以糾正。

代謝適應性：為回應攝入的能量多寡而改變能量的消耗量，以捍衛體重設定點，阻止體重劇烈波動。在回應卡路里限制方面，新陳代謝率降低以回應卡路里限制（對付體重減輕）的情況，新陳代謝率提升以回應卡路里過多（對付體重增加）的情況。

新陳代謝率：在本書中，新陳代謝率指的是靜態代謝率，亦即身體在休息狀態下所需的能量（低或慢會增重，高或快則會減重；另一種用法是新陳代謝「效率」高則增重、低則減重）。

微型電池：本書談到「微型電池」時，是用來描述 ATP 的功能。ATP是一種小型電池式化學物質，可以不斷補充能量，釋放能量，就像可移動的細胞充電器一樣。

負回饋系統：透過將偏離預期的平衡狀態「自動修正」的方式，藉以維持秩序的一項系統。

致胖：導致發胖的因子。

omega 脂肪酸：指兩種多不飽和脂肪酸 omega-3 和 omega-6。omega 脂肪酸對於細胞健康相當重要。人類無法在體內製造，因此健康的飲食應該包括含有它們的食物。

副交感神經系統（PNS）：自律神經系統的一部分。PNS 透過降低脈搏和血壓來節約能量。

肽 -YY（PYY）：一種源自小腸的荷爾蒙，在腸內感受到食物湧入後便會釋放。它同樣作用於下視丘，以促進飽足感或腹脹感，並構成停止

進食信號的一部分。

交感神經系統（SNS）：自律神經系統的一部分。SNS 可增加流向肌肉和大腦的血液（和氧氣），增強力量、速度和思考清晰度，以觸發面對危險時的打或跑反應。

生熱作用：將 ATP 形式的細胞能轉化為熱能（熱），而非轉為化學能或機械能。

TNF-α：腫瘤壞死因子 -α（Tumour necrosis factor-α）是發炎細胞回應攻擊威脅（不論真實發生或感知）所釋放的一種蛋白質。它會在遇到感染和自身免疫性疾病中，刺激產生發炎反應。

體重控制中心：本書是指下視丘。

體重設定點：人體本身感覺到最為安全的體重，俾以保證生存和繁殖。體重設定點是由遺傳、表觀遺傳和環境因素所共同決定。

參考書目

蘇珊・奧爾波特（Susan Allport），*The Queen of Fats*，加州柏克萊大學出版社，2006 年

約翰・布里法（John Briffa），*Escape the Diet Trap*，倫敦：Fourth Estate，2012 年

丹・布特納（Dan Buettner），*The Blue Zone*，華盛頓特區：國家地理雜誌，2008 年

威廉・戴維斯（William Davis），*Wheat Belly*，倫敦：HarperThorsons，2014 年

史蒂芬・蓋伊奈特（Stephen Guyenet），*The Hungry Brain*，倫敦：Vermilion，2017 年

彼得・霍夫曼，*Life's Ratchet*，紐約：Basic Books，2012 年

大衛・路易斯和瑪格麗特・里奇（David Lewis, Margaret Leitch），*Fat Planet*，倫敦：蘭登書屋，2015 年

羅伯・魯斯提（Robert Lustig），*Fat Chanc*，倫敦：Fourth Estate，2014 年

莎朗・莫艾倫（Sharon Moalem），*Survival of the Sickest*，倫敦：HarperCollins，2008 年

蘭道夫內斯、喬治・威廉斯（Randolph Nesse, George Williams），*Why We Get Sick*，紐約：Vintage Books，1996 年

麥可・波倫（Michael Pollan），*In Defence of Food*，倫敦：Allen Lane，2008 年

西森・馬克（Mark Sisson），*The Primal Blueprint*，倫敦：Ebury Press，2012 年

蓋瑞・陶伯斯（Gary Taubes），*The Case against Sugar*，倫敦：Portobello Books，2017 年

妮娜・泰柯茲（Nina Teicholz），*The Big Fat Surprise*，倫敦：Scribe，2014 年

理查・朗厄姆（Richard Wrangham），*Catching Fire*，倫敦：Profile Books，2009 年

致謝

正如我在本書一開始中所說的，撰寫本書的靈感來自我在診所裡聆聽病情並結交成朋友的多位患者。他們就是我寫這本書的原因，我真心感謝他們帶來的鼓勵，也希望本書能報答他們對我的信任。特別值得一提的是，我第一位動手術的患者賈克，還有他的母親迪娜及家人和社群朋友，包括潘妮、傑瑞、薩蒂許、阿利夏、伊麗莎、楊蒂、諾瑪和所有人，感謝你們的支持。

準備材料及撰寫出版一本書，必須花上很多時間。幸好我家有充滿愛心的三位女人——蕊娜、潔西卡和漢娜，你們除了支持我，也為我帶來不間斷的笑話。還要感謝閱讀初稿後毫不意外地說出喜歡的媽媽，以及在書房默默做著 DIY 的爸爸（已經八十歲）；還有理查和莎拉（及其家人）的支持。

如果沒有從 NHS 休十八個月的假，這本書便不可能完成，因此我要感謝 UCLH（倫敦大學學院醫院）的李察·柯恩和莎拉·蕭兩人促成了這個假期，希望這本書的出版，可用來報答他們對我的信任。

我還要感謝啟發和培訓我的外科醫生，尤其是大衛·麥克連、唐曼·齊思、阿布里·柏薩和凱薩·瓦曼奴。如果沒有諾曼·威廉姆斯教授介入幫助，我的研究論文便不可能完成，謝謝以上諸位。同時也要感謝我在實驗室裡的朋友：史瑞、愛蘇羅、史考地、大衛·伊凡斯，當然一定還要謝謝查理·諾斯（現為教授）。

感謝過去和現在的 UCLH 減肥團隊的支持，尤其是我的朋友馬可·阿達莫、瑞秋·巴特漢、莫、馬吉德、奈姆、安德烈、安德里亞·

普契、海曼德‧馬克、穆則‧穆哈爾、比利‧懷特、詹姆斯‧哈丁、傑基‧道爾、凱特‧華勒、艾莉森以及倫敦最安全、最有趣的麻醉師馬安‧哈桑醫師。我也不會忘記 UCLH 過去和現在的管理團隊，包括傑克‧威利斯，安德烈‧斯曼、傑德‧奧康納和馬利卡‧彼得森，謝謝你們所有人。

謝謝目前和我一起在 UCLH 研究飲食對靜態代謝率影響的研究團隊：比林達‧杜里、潔西卡‧莫克、洛‧史蒂芬和瑞秋‧巴特漢（再次感謝）。

特別值得一提的是娜塔莉‧科爾，這是我在哈雷街（Harley Street）執業診所裡的高效率經理，每天維持寄給我二到三十封電子郵件；因為必須有人時時提醒我！

我也很感謝阿拉伯聯合大公國的朋友和同事們，對於本書的堅定支持和熱情，包括羅拉‧加里、麥克‧史特勞德、阿拉，以及比萊、索墨、梅德哈特、法赫梅達和尚尼‧夏爾馬醫師。

感謝作家兼家醫的約翰‧布里法醫師所提出的「就像說話一樣的寫作」這個建議，謝謝約翰。還有凱文‧哈維閱讀初稿並給我寶貴的建議。

我還要衷心感謝我的作品經紀人伊麗莎白‧謝克曼（Elizabeth Sheinkman）對本書所投入的熱情，而且建議（從各種提議裡）推薦「企鵝生活」（Penguin Life）作為出版商。就 Penguin 出版而言，我要感謝威尼莎巴特‧菲爾德以及瑪麗安‧塔特波，將本書編輯製作為現在的成品。最後，我要感謝我的文字編輯珍‧羅伯森，為這本書增添了清楚而明確的重點。

ALPHA 48

我們為何吃太多？
全新的食慾科學與現代的節食迷思
Why We Eat (Too Much)：The New Science of Appetite

作者	安德魯‧詹金森醫師 DR. ANDREW JENKINSO
譯者	吳國慶

總編輯	富　察
副總編輯	成怡夏
責任編輯	成怡夏
行銷企劃	蔡慧華
封面設計	莊謹銘
內頁排版	宸遠彩藝

社長	郭重興
發行人兼出版總監	曾大福
出版發行	八旗文化／遠足文化事業股份有限公司
地址	新北市新店區民權路 108-2 號 9 樓
電話	02-22181417
傳真	02-86611891
客服專線	0800-221029

法律顧問	華洋法律事務所／蘇文生律師
印刷	成陽彩色印刷股份有限公司

出版	2021 年 1 月（初版一刷）
出版	2022 年 5 月（初版五刷）
定價	480 元

國家圖書館出版品預行編目 (CIP) 資料

我們為何吃太多？：全新的食慾科學與現代節食迷思 / 安德
　魯．詹金森 (Andrew Jenkinson) 作；吳國慶譯 . -- 初版 . -- 新
　北市：八旗文化，遠足文化事業股份有限公司, 2021.01
　面；　公分 . -- (Alpha；48)
　譯自：Why we eat (too much) : the new science of appetite
　ISBN 978-986-5524-37-1(平裝)

　1. 減重　2. 新陳代謝

411.94
109018997